JAMT技術教本シリーズ

血液細胞症例集

監修 一般社団法人 日本臨床衛生検査技師会

丸善出版

JAMT技術教本シリーズについて

　本シリーズは，臨床検査に携わる国家資格者が，医療現場や検査現場における標準的な必要知識をわかりやすく参照でき，実際の業務に活かせるように，との意図をもって発刊されるものです。

　今日，臨床検査技師の職能は，医学・医療の進歩に伴い高度化・専門化するだけでなく，担当すべき業務範囲の拡大により，新たな学習と習得を通じた多能化も求められています。

　"臨床検査技師による臨床検査技師のための実務教本"となるよう，私たちの諸先輩が検査現場で積み上げた「匠の技術・ノウハウ」と最新情報を盛り込みながら，第一線で働く臨床検査技師が中心になって編集と執筆を担当しました。

　卒前・卒後教育は言うに及ばず，職場内ローテーションにより新たな担当業務に携わる際にも，本シリーズが大きな支えとなることを願うとともに，ベテランの臨床検査技師が後進の教育を担当する場合にも活用しやすい内容となるよう配慮しています。さらには，各種の認定制度における基礎テキストとしての役割も有しています。

一般社団法人　日本臨床衛生検査技師会

本書の内容と特徴について

　『血液細胞症例集 第2版』は，JAMT技術教本シリーズ『血液検査技術教本 第2版』の補足書として，ページ数の都合で十分に掲載できなかった症例を中心に構成されています。したがって，前書同様に，臨床検査技師を目指す学生から臨床現場で働く卒後5年程度までの臨床検査技師が，学内および臨地実習や臨床検査室の現場で手に取って使える実践的な技術書を目指しました。

　本書は，末梢血と骨髄標本の観察方法，正常細胞，赤血球の形態異常と症例，白血球の形態異常と症例，血小板の形態異常と症例，造血器腫瘍・その他の各章で構成されています。そして，各章ごとに概要，症例ごとの知識と検査データ，形態学的な観察ポイントが，ベテラン技師の視点で系統的に整理されています。また，第2版では，WHO分類第5版に則って造血器腫瘍分類の記述を更新しました。

　したがって，学校教育の現場や臨地実習および新人教育のサブテキストとしてだけでなく，中堅・ベテラン技師の実践テキストとしても十分に活用できます。

　本書が血液検査を学ぶ学生はもとより，臨床検査の現場に就いて経験の浅い技師の学習や経験あるベテラン技師のスキルアップのために活用していただけることを願っています。

「血液細胞症例集 第2版」編集部会

※**本書における単位表記について**
　日本では白血球数，赤血球数，血小板数にさまざまな表記方法（$\times 10^3/\mu L$，$\times 10^4/\mu L$，$\times$万$/\mu L$ など）が用いられているが，本書では，国際単位系（SI）に準じた表示を採用した。L（リットル）はSIの7つの基本単位には属していないが，国際度量衡委員会（CIPM）がSIとの併用を認めた単位である。

編集委員および執筆者一覧

●編集委員

有賀　　祐	国立がん研究センター中央病院	臨床検査科
安藤　秀実	日本大学病院	臨床検査部
常名　政弘	東京大学医学部附属病院	検査部
新保　　敬	獨協医科大学病院	臨床検査センター
仙波　利寿	千葉大学医学部附属病院	検査部
野木岐実子	帝京大学医学部附属病院	中央検査部
藤巻　慎一*	国際医療福祉大学　保健医療学部	医学検査学科
手登根　稔	日本臨床衛生検査技師会	
大本　和由	日本臨床衛生検査技師会	
白波瀬浩幸	日本臨床衛生検査技師会	

[*は委員長]

●執筆者

荒井　智子	慶應義塾大学病院	臨床検査技術室
有賀　　祐	国立がん研究センター中央病院	臨床検査科
安藤　秀実	日本大学病院	臨床検査部
後藤　文彦	NTT東日本関東病院	臨床検査部
常名　政弘	東京大学医学部附属病院	検査部
新保　　敬	獨協医科大学病院	臨床検査センター
菅原　新吾	東北大学病院	診療技術部臨床検査部門
仙波　利寿	千葉大学医学部附属病院	検査部
野木岐実子	帝京大学医学部附属病院	中央検査部
藤巻　慎一	国際医療福祉大学　保健医療学部	医学検査学科

[五十音順，所属は2024年12月現在]

初版 編集委員および執筆者一覧

●初版（2018年）

編集委員 [*は委員長]

安藤　秀実	常名　政弘	新保　　敬	東　　克巳
藤巻　慎一*	小郷　正則	丸茂　美幸	

執筆者

安藤　秀実	後藤　文彦	常名　政弘	新保　　敬
野木岐実子	東　　克巳	藤巻　慎一	丸茂　美幸

［五十音順］

謝　辞

　本書の編集にあたっては，多くの皆様のお力添えをいただきました。

　本書は，2018年に出版され好評をもって迎えられた『血液細胞症例集』の基本構成および編集方針を踏襲しており，初版の記載内容を継承している部分も多くあります。『血液細胞症例集』初版の執筆者，写真提供者，査読者の貢献に対し，この場を借りて感謝申し上げます。

　第2版の執筆および査読には，全国の病院や教育機関等で活躍されている方々にご参加いただきました。業務で多忙な中，初版の内容を精査し，より有益かつ最新の内容になるよう多大なるご尽力をいただきました。また，研究上の貴重な資料やデータをご提供いただいた諸氏，企業各社，ならびに，初版に対する種々のご意見を頂戴した読者の皆様にも厚く御礼を申し上げます。

『血液細胞症例集 第2版』編集部会

目　次

1章　● 末梢血と骨髄標本の観察方法 ──────────────── 1
　1.1　形態検査……2
　1.2　血液細胞形態の観察……8

2章　● 正常細胞 ──────────────────────── 25
　2.1　正常細胞の概要……26
　2.2　赤芽球系……29
　2.3　顆粒球系……31
　2.4　単　球……36
　2.5　リンパ球系……37
　2.6　巨核球系……39
　2.7　形質細胞……41
　2.8　造血微小環境……42
　2.9　分裂像……43

3章　● 赤血球の形態異常と症例 ────────────────── 45
　3.1　貧血における形態学的スクリーニング……46
　3.2　奇形赤血球の概要……48
　3.3　小球性貧血……51
　3.4　正球性貧血……54
　3.5　大球性貧血……58
　3.6　赤血球の反応性変化……61
　3.7　赤血球の先天性変化……63
　3.8　赤血球への寄生……65

4章　● 白血球の形態異常と症例 ────────────────── 69
　4.1　白血球の形態異常の概要……70
　4.2　細胞質の形態異常……71
　4.3　核の形態異常……77

5章　● 血小板の形態異常と症例 ────────────────── 79
　5.1　血小板観察の概要……80
　5.2　血小板の形態異常（大型血小板，巨大血小板が出現する疾患）……82
　5.3　EDTAによる血小板凝集……87

6章 ● 造血器腫瘍・その他 — 91

- 6.1 造血器腫瘍の概要・・・・・92
- 6.2 急性白血病（WHO分類による）・・・・・・97
- 6.3 骨髄異形成腫瘍・・・・・132
- 6.4 骨髄増殖性腫瘍・・・・・143
- 6.5 骨髄異形成／骨髄増殖性腫瘍・・・・・・152
- 6.6 リンパ腫・・・・・157
- 6.7 その他・・・・・181

付録　基準範囲一覧・・・・・・199
略語一覧・・・・・・203
査読者一覧・・・・・・209
初版 査読者一覧・・・・・・210
索　引・・・・・・211

Q&A, 検査室ノート一覧

Q & A　　巨赤芽球の分類の決め手は？　正常赤芽球やほかの疾患との鑑別に困ったときのポイントは？…59／FAB分類のM0（急性骨髄性白血病最未分化型）は，なぜM0（ゼロ）なのか？…99／5q-症候群（5q欠失を伴う低芽球比率MDS）とは？…134／白赤芽球症とは何か？　なぜ起こるのか？…191

検査室ノート　　鎌状赤血球…50／特異的エステラーゼ（NASDCA）染色の染色態度…104／非特異的エステラーゼ（α-NB）染色陰性 AML-M4…107／APL発見のポイント！…125／骨髄標本作製時のEDTA-2K…151／薬剤性無顆粒球症の発症機序…186

本書における顕微鏡写真の倍率は，撮影条件の倍率を表記しており，印刷時の都合で拡大・縮小を行っているものがあります。

1章 末梢血と骨髄標本の観察方法

章目次

1.1：形態検査……………………………… 2
   1.1.1　標本作製法
   1.1.2　染色法：普通染色

1.2：血液細胞形態の観察………………… 8
   1.2.1　末梢血標本観察の手順
   1.2.2　骨髄像観察の手順

SUMMARY

　末梢血や骨髄塗抹標本の観察は基本的な血液検査手法の1つである。わずか5μLという試料から得られる情報量にははかりしれないものがある。その情報を得るためには適切な塗抹と染色が必須条件である。標本観察は主観の検査であり塗抹方法や染色方法が不適切な場合は，細胞判定の誤りやさらには誤った診断へとつながりかねない。
　また骨髄標本の観察は疑われる疾患を想定し，その確定診断などのために実施される。観察の手順をしっかりと把握し実施することが重要である。また末梢血標本の観察は，疾患すべてに対して気を配る必要があり，芽球や異常細胞の見逃しは許されない。本章では，いかに見逃しをなくすかを考慮した細胞観察のために必要な知識を記載する。

1.1 形態検査

1.1.1 標本作製法

● 1. はじめに

　血液疾患にかかわらず，種々疾患ではまず血球計数検査（血算）検査が行われる。これは患者の全身状態の把握に最適なためである。同時に末梢血液像検査（白血球分類）も行われる。また，骨髄像検査が実施される場合，標本作製は必須である。

　これらの標本からははかりしれない情報が得られるが，それには適切な標本作製と適切な染色が施されていなければ情報量は激減，場合によっては診断を誤る結果につながる。たとえば，細胞質が青いといっても染色が濃い場合と薄い場合ではその色合いが異なるため細胞所見の表現法も異なり，報告者と所見受領者では違う細胞として判定を誤る可能性がある。しかしながら標本作製法と染色法のガイドラインはまだ策定には至っていない。一刻も早い策定が必要である。

　標本作製法と染色法については『血液検査技術教本 第2版』（5.1節参照）に詳細が掲載されているが，本項では基本的な標本作製法と普通染色法を概説する。

● 2. 標本作製と普通染色の重要性

　末梢血液像はわずか5μLの全血で作製される塗抹標本から多数の情報を得ることのできる検査法である。熟練者は末梢血標本観察で白血球数や血小板数の概数，貧血の有無やマラリアなど寄生虫感染の有無などの情報を得ることはもちろんのこと，赤血球形態からは種々貧血や血栓症の推定まで可能である。1枚の末梢血塗抹標本観察の結果は診断に直結しており，1個の細胞の判定を誤ることで重大な事態を引き起こしかねない。すなわち不正確な細胞判定や不適切な細胞鑑別が患者の生命を左右することもあり得る。

　また，骨髄標本観察では，白血病など造血器悪性腫瘍や免疫性血小板減少症（旧称：特発性血小板減少性紫斑病；ITP）など血液関連疾患の診断はもとより，脂質代謝異常などに結び付く重要な情報を得ることができる。しかし，これらの情報は適切な塗抹標本と適切な染色が施されていなければ誤った診断結果を招きかねないことは末梢血液像以上に重要である。したがって，これらの手技は十分に習熟しておく必要がある。

　しかしながら，塗抹標本は細胞が血液や骨髄に存在しているそのままの状態を見ているのではなく，むりやり引き伸ばされた，いわゆるアーチファクトを見ていることも常に考慮しなければならない。したがって，観察用標本作製にあたっては，再現性のある塗抹標本を作製し，再現性のある染色を意識して実施することが重要である。

　これらの塗抹標本は抗凝固剤を使用しないで作製することが望ましい。しかし，現在の日常業務を考えると非現実的なため抗凝固剤EDTA-2K加末梢血を用いることが多い。抗凝固剤を使用して塗抹する場合，抗凝固剤による形態変化なのか疾患によるものなのかの判定が難しくなるため，形態的変化が惹起される前に極力速やかに作製する必要がある。少なくとも3時間以内に実施することが望ましい。もし，抗凝固剤加標本で形態異常が見られた場合，耳朶血や静脈血から直接塗抹標本を作製し確認する。ただし，骨髄穿刺検査は簡単にやり直しができないため抗凝固剤を使用しての塗抹はできるだけ避け，直接骨髄液から塗抹標本を作製することを推奨する。

● 3. 血液塗抹標本作製

　血液塗抹標本作製は目的によっていくつかに分けられる。一般的な方法としての血液形態観察用薄層塗抹標本はスライドガラスに血液を薄く塗抹し，細胞の詳細を観察する。また，濃塗（厚層）標本は血液中に出現率が低い寄生虫やマラリアなどの検査用として作製される。

　血液検査室での末梢血では一般的に薄層塗抹標本が用いられている。薄層塗抹標本作製には用手法のウエッジ（引きガラス）法とカバーガラススリップ（被いガラス）法がある。また，現在では自動塗抹装置も開発されており，ウ

用語　免疫性血小板減少症（immune thrombocytopenia；ITP），特発性血小板減少性紫斑病（idiopathic thrombocytopenic purpura；ITP），エチレンジアミン四酢酸（ethylenediaminetetraacetic acid；EDTA），カリウム（potassium；K）

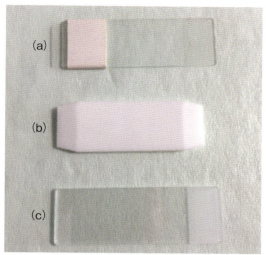

図1.1.1 引きガラスとスライドガラス
(a) 自家製引きガラス，(b) 市販品，(c) 塗抹用スライドガラス。

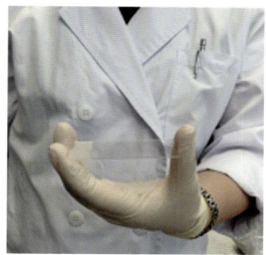

図1.1.2 スライドガラスの持ち方

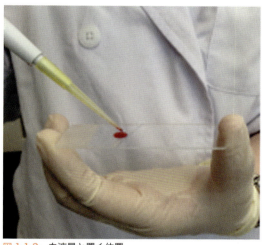

図1.1.3 血液量と置く位置

エッジ法とスピナー（遠心塗抹）法がある。骨髄標本の場合は，詳細な細胞観察のための薄層塗抹標本と骨髄の細胞密度を把握するための圧挫伸展標本が作製されている。

本項では最も汎用されている用手法によるウエッジ法について解説する。

(1) 器具
1) 引きガラス（塗抹用ガラス）には次のようなものが用いられる。
  ・スライドガラスに血球計算板用カバーガラスを貼り付けたもの（図1.1.1a）
  ・スライドガラスの両端を切り落としたもの
  ・塗抹専用ガラス（市販品）（図1.1.1b）
2) ドライヤーあるいは市販専用送風機など
3) 塗抹用スライドガラス（図1.1.1c）
  ・26×76mmで厚さが約1mmのものが一般的である。片方がフッ素加工（すりガラス加工）してあると種々情報が書き込めるので便利である。
  ・ガラスは保存・保管を良好にするためにできるだけ上質ガラスの使用を推奨する。洗浄なしに使用可能である。

(2) 検体
1) 抗凝固剤EDTA-2K（1mg/mL）で採取し用いる。
2) 形態異常が抗凝固剤の影響か判別できない場合は，耳朶あるいは静脈血採取時注射針から直接スライドガラスに血液を採り標本を作製する。

(3) 操作法
1) 標本のすりガラス部分に鉛筆で名前や染色名など情報を記入する[*1]。
2) 検体の入った試験管をフィブリン析出がないか確認する。
3) 少なくとも5～6回転倒混和する。
4) スライドガラスを親指と人差し指・中指で持つ（すりガラス部分側が人差し指・中指側，図1.1.2）。
5) スライドガラスのすりガラス部分から長辺側約1cm中央に血液5μLを滴下する（図1.1.3）。
6) 引きガラスの持ち方：両端を親指と中指で持ち，人差し指は引きガラスの中央に軽く添える（図1.1.4）。
7) 引きガラスを血液より親指側に置き，静かに血液に触れるまで移動し，血液に触れたら止める（図1.1.5）。
8) 引きガラスが血液に触れると左右均等に広がる。血液が左右均等に広がらない場合は引きガラスを上下に軽く動かし引きガラスの端まで血液を均一に広げる[*2]（図1.1.6）。

> 参考情報
> *1 鉛筆以外で情報を記入するとメタノールで消失してしまうことがある。
> *2 引きガラスは毎回消毒用エタノール綿で清拭し，さらにガーゼなどで拭き取っておくことが重要である。毎回清拭すると検体の持ち越しもなくなるので推奨する。

1章 末梢血と骨髄標本の観察方法

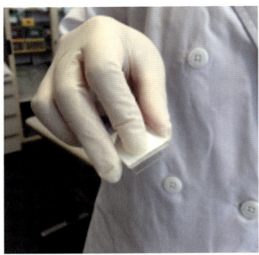

図1.1.4 引きガラスの持ち方

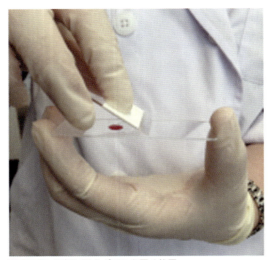

図1.1.5 最初に引きガラスを置く位置
ゆっくり後ろへ戻る。

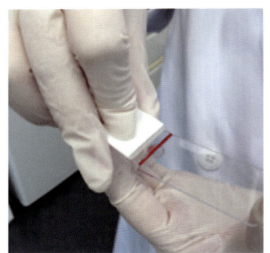

図1.1.6 引きガラスが血液に触れたら均等に拡散する

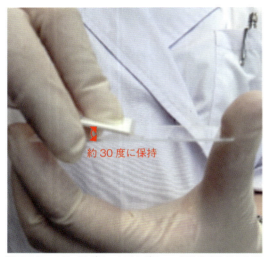

図1.1.7 スライドガラスと引きガラスの保持角度は約30度

9) 引きガラスとスライドガラスの角度を約30度に保持した状態（図1.1.7）でスライドガラスを押し付けることなく滑らせる感覚で親指まで一定速度で押し進める。途中で止めず親指にあたるまで進み，引き切ることが重要である。速度は引き始めから塗抹終了までの時間が約0.5秒となるようにする[*3]。

10) 塗抹が終了したら直ちに冷風で乾燥する。冷風の強さは塗抹面が約10秒で乾燥する程度が適切である[*4]。

(4) 標本のでき上がり

適切な標本の条件を以下に述べる。図1.1.8に適切な標本（a）と不適切な標本（b〜g）を示した。

①塗抹面の長さと厚さ

1) 塗抹面の全長はスライドガラスの1/2〜2/3とする。
2) 塗抹面の厚さは塗抹標本の引き終わりから約1/3付近で最適な血球観察部分[*5]ができるだけ広くなるように作製する（図1.2.2参照）。

②塗抹面の幅

1) スライドガラス短辺両脇が約10%残るよう塗抹する。

③塗抹面の引き終わり

1) 引き終わりは必ず引ききり途中で止めないこと。
2) 引き終わりは曲がることなく上下対称で直線になること。

④塗抹面の模様

1) 長辺方向に簾様の縞模様や塗抹面に穴ができていないこと。

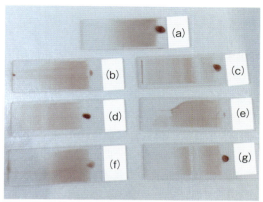

図 1.1.8　末梢血標本作製のいろいろ
(a) 適切な標本，(b) 引き終わりがまっすぐでない，(c) 簾様の縞模様でしかも引ききっていない，(d) 塗抹が長い，(e) 引き終わりが斜め，(f) 塗抹が弯曲し引き終わりに血液が残っている，(g) 塗抹が段になっている。

> **参考情報**
>
> *3　**塗抹標本作製ポイント**
> ・患者試料が貧血や多血の場合，血液量，角度や速度で調整する。
> ・角度が大きいと厚く短い標本に，小さいと薄く長い標本になる。
> ・速度が速いと厚く短い標本に，遅いと薄く長い標本になる。0.5秒は引き始めからスライドガラスの親指まで到達する時間である。
> ・塗抹用ガラスはスライドガラスに強く押し付けない。
>
> *4　至適条件で送風した場合，塗抹標本は約10秒で乾燥する。血液の塗抹標本は染色前によく乾燥させることが重要である。乾燥が不十分の場合，標本中に水分が残ることによりメタノールでの固定が悪くなる。
>
> *5　**最適な血球観察部分**：赤血球が均一で，かつ赤血球が2個以上重ならない部分が視野の50％以下のところである。

1.1.2　染色法：普通染色

　血液塗抹標本から個々の血液細胞を観察・判別するための基本となるのが普通染色である。普通染色には単染色であるWright染色，Giemsa染色と，二重染色であるWright-Giemsa二重染色，May-Grünwald-Giemsa（MG）二重染色（Pappenheim染色）がある。

　Giemsa染色では核の染色性がよく，Wright染色やMay-Grünwald染色は顆粒の染色性がよいため，これらを組み合わせた二重染色を推奨する。

　染色方法は，一度に大量染色する場合は染色バットを使用しキャリア（標本カゴ：図1.1.9）で染色する方が合理的で失敗がない。1枚ずつ染色する方法もあるが，染色色素が標本に付着したり標本が剝がれたりすることがあるため少量の標本染色でも染色バットを使用した方法を推奨する。末梢血塗抹標本，骨髄塗抹標本に限らず基本的な染色方法は変わらないが，細胞数が多い骨髄塗抹標本は染色時間を長めにする。

● 1. 染色原理

　普通染色の染色のメカニズムは現在のところ詳細はわかっていないが，イオン結合が最も大きく関与するとされている。

　染色液中の色素は水溶液中で塩基性色素であるチアジン系色素のメチレン青やアズールBなどは正（＋）に，酸性色素であるエオシンYは負（－）にイオン化する。

　固定された細胞で核はDNAリン酸基を有する核酸のため負（－）に荷電し，水溶液中で正（＋）に荷電するメチ

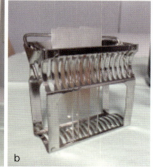

図1.1.9　（a）染色バット，（b）染色キャリア

レン青やアズールBと結合し紫色を呈する。また，同様に細胞質はRNAリン酸基をもつリボソームを多く含むため負（－）に荷電し，水溶液中で正（＋）に荷電する塩基性色素のメチレン青が結合し淡青色に染まる。

　固定された赤血球内ヘモグロビンや好酸性顆粒を有する好酸球[*6]などアミノ基を多く含む部位は正（＋）に荷電するため，水溶液中で負（－）に荷電したエオシンYと結合し赤色を呈する。

　好中球は好中性顆粒を有するため塩基性色素と酸性色素がそれぞれ結合するか，または両者の化合物である中性色素が顆粒中の脂質に溶け込むと考えられている。

　好塩基球は好塩基性顆粒を有するため塩基性色素のメチレン青やアズールB，その他種々チアジン系色素が結合し，本来ならば青染するはずであるが，好塩基性顆粒は異染性を示すために黒紫色に染まる。

　リンパ球や単球はリボソームRNAを含むため，前述し

📝 **用語**　ライト染色（Wright stain），ギムザ染色（Giemsa stain），ライト・ギムザ染色（Wright-Giemsa stain），メイ-グリュンワルド・ギムザ二重染色（May-Grünwald Giemsa 二重染色；MG染色），パッペンハイム染色（Pappenheim stain），デオキシリボ核酸（deoxyribonucleic acid；DNA），リボ核酸（ribonucleic acid；RNA）

た細胞質のようにメチレン青が結合し淡青色に染まる。反応性リンパ球の細胞質が青く染まるのは細胞質内のリボソームRNAの増加によりメチレン青が結合するためである。

幼若細胞の細胞質は塩基性に染色されるが，これは細胞分裂の際，2個分の細胞質を産生するためにmRNAからのリボソームRNA量が増加するためにメチレン青が結合し青染すると考えられる。

核のDNAは化学的官能基であるリン酸基を有するため塩基性色素のアズールBでその染色性は強まる。そのためGiemsa染色液はWright染色液やMay-Grünwald染色液に比較しその絶対量が多いため核の染色性がよい。Wright染色液には多染性メチレン青が多く，May-Grünwald染色液は中性色素（methylene blue eosianate）が主体であるため核の染色性が悪くなるが，細胞質の染色性はよいことになる。

> **参考情報**
> ＊6 顆粒球系細胞の名称で，好中球は中性の色素に，好酸球は酸性の色素に，好塩基球は塩基性色素に染まることにより命名された。

● 2. 器具

1）染色バット（図1.1.9a）
2）染色キャリア（図1.1.9b）
3）水洗用容器：染色用バットやビーカーなど水が溜まるものでよい。

● 3. 試薬調製

1）保存緩衝液：1/15mol/L pH6.4リン酸緩衝液＊7
2）使用緩衝液：1）の緩衝液を精製水で10倍希釈する。
3）Giemsa染色原液：市販試薬
・Giemsa染色希釈液：使用時，2）の緩衝液160mLに3）のGiemsa染色原液8mL（緩衝液10mLにGiemsa染色原液0.5mLの割合）を駒込ピペットで採り，その駒込ピペットで静かにパンピング混和する。
4）Wright染色原液：市販試薬をそのまま使用
5）May-Grünwald染色原液：市販試薬をそのまま使用

> **参考情報**
> ＊7 1/15mol/Lで使用すると染色性が悪くなることがある。

● 4. 操作法

(1) Wright染色

Wright染色はバット法では染色性が悪いので上載せ法を紹介する。

1）塗抹標本作製後，冷風乾燥する。
2）塗抹標本を染色箱の染色台に載せ，Wright原液を標本面が覆われるくらい載せ，2分間染色する＊8。
3）使用緩衝液をWright液と同量追加し，液をこぼさない程度に口で息を吹きかけるなどして両者をよく混和し，10分間染色する。
4）水洗する。その場合，染色液を一気に捨てることなくスライドガラスのすりガラス側から静かに水をそそぎ染色液を捨てる。さらに水洗用容器で15～30秒水洗する＊9。
5）標本裏面の色素をペーパーウエスなどで拭き取る。
6）冷風乾燥する＊10。

(2) Giemsa染色

1）塗抹標本作製後，冷風乾燥する。
2）染色キャリアに標本を収納し，メタノール170mL入り染色バットに入れ1～2分間浸漬する＊11。
3）メタノール入り染色バットから染色キャリアを取り出し冷風乾燥する。
4）Giemsa染色希釈液（上述）入り染色バットに染色キャリアを入れ，そのなかで染色キャリアを上下に数回出し入れし，15～20分間浸漬する。
5）水洗用容器で15～30秒水洗する。
6）冷風乾燥する。

(3) Wright-Giemsa二重染色

1）塗抹標本作製後，冷風乾燥する。
2）キャリアに標本を収納し，Wright染色原液170mL入り

> **参考情報**
> ＊8 Wright染色液とGiemsa染色液は同じ色素がメタノールに溶解しているが，Giemsa液の方が色素の量が多く，さらにグリセリンが添加してある。Wright液は原液をそのまま使用でき，標本の固定も兼ねることができる。
> ＊9 染色後水洗時，染色液を一気に捨てると染色色素が標本に付着する。標本に付着した染色色素はなかなか取れないので注意して水洗する。
> ＊10 温風で乾燥すると変色するので冷風で乾燥のこと。
> ＊11 Giemsa染色ではGiemsa染色原液を用いるのではなくGiemsa染色希釈液で染色するため，あらかじめメタノールによる固定が必要である。Giemsa染色原液はメタノールとグリセリンの混合液に上述の色素を溶解させてある。Wright染色原液より色素濃度が濃く調製してあるため，原液は使用せず希釈液を調製する。

用語 メッセンジャーリボ核酸（messenger ribonucleic acid；mRNA），水素イオン指数（potential of hydrogen；pH）

染色バットに染色キャリアを入れそのなかで染色キャリアを上下に数回出し入れし，5分間浸漬する（図1.1.10）。

3) Wright染色原液染色バットから染色キャリアを静かに引き上げ，Wright染色液と緩衝液を等量混合した染色液バットに入れ，5分間浸漬する。
4) Wright染色希釈液バットから染色キャリアを引き上げ，Giemsa染色希釈液（上述）入り染色バットへ移動後，そのなかで染色キャリアを上下に数回出し入れし，15分間浸漬する。
5) 水洗用容器で15～30秒水洗する。
6) 冷風乾燥する。

(4) May-Grünwald-Giemsa二重染色

Wright-Giemsa二重染色のWright染色液の代わりにMay-Grünwald染色原液を使用しまったく同様に実施する。

● 5. 注意事項

1) 未染色標本の保存：できるだけ速やかに染色することが望ましい。1日以上経過するととくに赤血球が青く染まる傾向がある。数日経過すると白血球の染色性も悪くなる。やむなく保管するときは多湿を避ける。
2) 染色時間：室温が低いときは長めに，高いときは短めに設定する。また，白血球が多い標本では長めに染色する。
3) 緩衝液のpH：pH6.4より酸性側に傾くと赤く，アルカリ性側に傾くと青く染色される。これは蛋白質側鎖にアミノ酸のリジンのアミノ基（NH_2）やカルボキシ基（$COOH$）をもつ場合，pHを低くすると水素イオン（H^+）がリジンのアミノ基の窒素原子につき窒素原子が（＋）に荷電（NH_3^+）するため，マイナスイオンを帯びてい

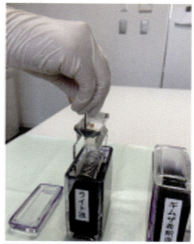

図1.1.10 染色キャリアを染色バットに入れる

るエオシンYのような酸性色素が結合しやすくなり赤みが強調されるのではないかとされている。

また，同様にpHが高くなると水素イオンの濃度が上昇し，カルボキシ基が負になり（COO^-），アズールBのような陽イオンの性質を帯びた塩基性色素が結合しやすくなり青みが強くなるといわれている。

4) 水洗後，乾燥前に染め上がりを顕微鏡で確認することが望ましい。染色性が弱いようであればGiemsa染色希釈液でさらに追加染色する。過染している場合は水洗を長めに行うが，その場合は使用緩衝液を用いることを推奨する。
5) 希少症例標本や長期保管する標本は鏡検する前に非水溶性封入剤で封入することを推奨する。封入前は標本を十分に乾燥させないと脱色することがある。

［荒井智子］

参考文献

1) 日本臨床衛生検査技師会（監）：JAMT 技術教本シリーズ　血液検査技術教本 第2版, 丸善出版, 2019.

1.2 血液細胞形態の観察

1.2.1 末梢血標本観察の手順

血液細胞形態検査は血液検査のなかで血球計数と同様、最も基本的な検査法の1つである。古くから行われている検査であるが、現在でも優れた検査法の1つとして実施され、その臨床的評価も高い。

また、本検査は特別な機器が必要でなく、どこの施設でも比較的簡単に実施できることから世界中で実施できるところも意義深い。

しかしながら近年、白血球分類は多機能を装備した多項目自動血球分析装置の白血球5分類に取って代わられた感がある。したがって血液検査担当技師が直接塗抹標本を観察することや分類することが少なくなってきた。そのために個人の正確な細胞判定や細胞鑑別の質の低下が危惧されるところである。

正確な細胞判定は細胞機能を含め、種々細胞の形態学的な特徴をしっかり把握しておくことが重要である。しかし、細胞判定の標準化ガイドラインの策定は好中球桿状核球と好中球分葉核球で行われているものの、幼若細胞や腫瘍細胞についての標準化はなされていない。現在、日本臨床衛生検査技師会(日臨技)をはじめ、各専門学会による種々細胞判定の基準化が検討中である。日臨技からすでに刊行されている『血液検査技術教本 第2版』には日本臨床衛生検査技師会・日本検査血液学会血球形態標準化ワーキンググループの細胞判定基準の詳細が掲載されているので参照されたい(p.262〜265 付録参照)。

本項では末梢血標本と骨髄標本の観察について基本的な血液細胞観察手技を概説する。

● 1. 血液細胞形態観察の重要性

血液細胞形態の観察は、白血病やリンパ腫など造血器悪性腫瘍はもちろんのこと、血球数の増減、赤血球、白血球や血小板の形態異常や血管内凝固の把握のためなど、多くの分野で重要な検査項目の1つである。

末梢血標本の観察は、造血能の評価、造血器悪性腫瘍を含む血液疾患や全身状態把握のスクリーニング検査として多くの診療科で利用されている。そのためには正しい観察の方法による正確な評価と細胞所見のとらえ方が重要である。

しかしながら、血液塗抹標本観察では細胞が血液や骨髄に存在しているそのままの状態を見ているのではなく、むりやり引き伸ばされたいわゆるアーチファクトを見ていることを考慮し観察しなければならない。また、アーチファクトとして得られた細胞判定は画像のマッチング(絵合わせ)と同様で、顕微鏡下に出てきた細胞と自分が記憶している既知の細胞の特徴とを比較し実施される。

血液塗抹標本観察では標本上で見られている形態異常を示す細胞にはそれなりの理由があり、形態変化が見られていることをよく理解しておくことが重要である。すなわち、観察されている形態変化がなぜそのような変化を示すのか、染色性の変化も含めて知識として知っておくことが重要である。そしてそのことが病態解析と矛盾していないことの確認も必要である。

● 2. 血球の分化・増殖

血液細胞の形態観察で重要なことの1つは血球の分化・成熟をよく理解しておくことである。すべての血球の起源は骨髄にごく少数存在する多能性幹細胞である。その細胞がそれぞれの細胞に分化・成熟し増殖する。それぞれの細胞が分化・成熟し増殖する際には、種々成熟段階で特異的な造血因子であるサイトカインのはたらきが必要である(図1.2.1)。

また、この理論の理解は血液細胞観察ではもちろんのこと、病態を把握するうえでも重要である。たとえば重症細菌感染症では好中球を観察し、細胞数増加、核左方移動や細胞質に中毒性顆粒、デーレ小体などの所見あるいは幼若細胞の出現も念頭に置かなければならない。この場合、どのように末梢血中に好中球が供給されてくるかの把握が必要である。なぜこのような形態変化が起こるのかには、原因があるから形態変化が見られるのであり、どのようなメカニズムでその細胞の形態変化や染色性の変化が起こるのかを知識として学ぶ必要がある。例は示さないが、同様に赤血球や血小板の増減についてもその病態を考察するうえで重要であり、その際それぞれの血球形態変化の所見把握は必須となる。

1.2 血液細胞形態の観察

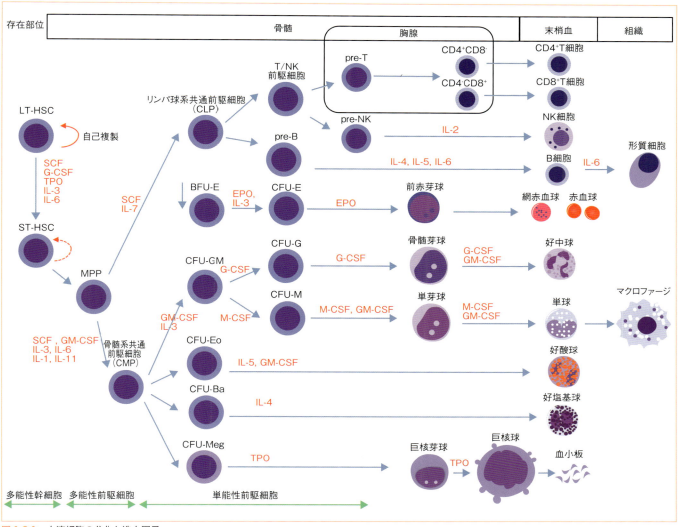

図 1.2.1 血液細胞の分化と造血因子

（藤巻慎一:「血液の基礎知識」, JAMT 技術教本シリーズ 血液検査技術教本 第2版, 6, 日本臨床衛生検査技師会（監）, 丸善出版, 2019 より）

● 3. 末梢血血液細胞観察の手順

血液塗抹標本観察の順序は, 末梢血標本ではまず染色された塗抹標本の肉眼での観察が重要である. 顕微鏡観察では弱拡大から始め, 強拡大で細胞形態の詳細を観察する. いきなり強拡大での観察は重要事項を見逃すことにつながるため, 鏡検順序は習慣付けることを心がける.

染色塗抹標本観察の順序は,(1)標本の目視での観察,(2)弱拡大〔×100・×200（対物レンズ10×・20×）〕による標本全視野の観察,(3)中拡大〔×400（対物レンズ40×）〕による観察,(4)強拡大〔×600・×1,000（対物レンズ60×・100×）〕による観察である. それぞれについて観察内容の視点が異なるので対応する形で解説する（『血液検査技術教本 第2版』5.3節参照）.

（1）染色塗抹標本の肉眼での観察

顕微鏡で観察する前に肉眼で確認する.
1) 塗抹標本はスライドガラスの1/2から2/3の長さに作製されていることを確認する（1.1節 p.4参照）.
2) 標本に引き終わりがあり, しかも最終引き終わり部分が

用語 長期自己複製型幹細胞（long-term hematopoietic stem cell；LT-HSC）, 短期自己複製型幹細胞（short-term hematopoietic stem cell；ST-HSC）, 多能性前駆細胞（multipotential progenitor；MPP）, 骨髄系共通前駆細胞（common myeloid progenitor；CMP）, リンパ球系共通前駆細胞（common lymphoid progenitor；CLP）, 赤芽球系バースト形成前駆細胞（burst-forming unit-erythroid；BFU-E）, 顆粒球・マクロファージ前駆細胞（colony-forming unit-granulocyte-macrophage；CFU-GM）, 好酸球前駆細胞（colony-forming unit-eosinophil；CFU-Eo）, 好塩基球前駆細胞（colony-forming unit-basophil；CFU-Ba）, 巨核球前駆細胞（colony-forming unit-megakaryocyte；CFU-Meg）, T-NK 細胞共通前駆細胞（T/NK progenitor）, B 細胞前駆細胞（pre B cell；pre-B）, 赤芽球コロニー形成単位（colony-forming unit-erythroid；CFU-E）, 好中球前駆細胞（colony-forming unit-granulocyte；CFU-G）, 単球前駆細胞（colony-forming unit-monocyte；CFU-M）, T 細胞前駆細胞（pre T cell；pre-T）, NK 細胞前駆細胞（pre natural killer cell；pre-NK）, CD（cluster of differentiation）, ナチュラルキラー（natural killer；NK）細胞, 幹細胞因子（stem cell factor；SCF）, 顆粒球コロニー刺激因子（granulocyte-colony stimulating factor；G-CSF）, トロンボポエチン（thrombopoietin；TPO）, インターロイキン（interleukin；IL）, 顆粒球・単球・マクロファージコロニー刺激因子（granulocyte monocyte-macrophage colony stimulating factor；GM-CSF）, エリスロポエチン（erythropoietin；EPO）, マクロファージコロニー刺激因子（macrophage colony stimulating factor；M-CSF）

正しくできているかを確認する（1.1節p.4参照）。
3）標本面に傷や汚れがないことを確認する。
4）適切な標本であれば，染色性が弱ければ貧血が，強ければ多血が考えられるので，末梢血の血球計数検査（血算）で確認する。また，標本全体が青みを帯びていると白血病などの造血器腫瘍のために白血球数増加や血漿蛋白の異常増加が考えられるので，血算データや臨床化学検査データで確認することが重要である。

(2) 弱拡大（×100・×200）による標本全視野の観察

1）細胞の分布状態や伸展状態を確認する。
2）白血球数の概数と赤血球観察による貧血の有無の観察をする。
3）3血球系統（赤血球，白血球，血小板）の凝集やフィブリン析出の有無を確認する。
4）標本の両脇（サイドエッジ）や引き終わり（エンドエッジ）を観察し，とくにがん細胞集塊や大型細胞出現の有無を確認する。
5）白血球分類に適した場所の選択を行う。

(3) 中拡大（×400）および強拡大（×600・×1,000）による観察

この倍率では3血球系統のそれぞれの細胞を詳細に観察し細胞所見を取る。
詳細な血液細胞観察の最適視野は図1.2.2に示すように標本の引き終わり約1/3付近で実施する。赤血球分布が均一であり隣接しているが重なり合わないか，赤血球2個の重なりが50%以下の場所とする。また，この場所は白血球百分率開始の目安点となる。

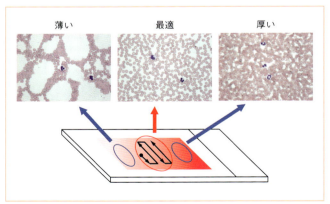

図1.2.2　標本の最適な鏡検部位と視野の移動
〔新保　敬：「最適な観察のための末梢血液塗抹標本の作製方法と末梢血液細胞形態の観察のポイント」，検査と技術，2014；42（11）：1206より〕

● 4. 各血球観察の基本と判定

末梢血に出現する血球には赤血球，白血球（好中球，好酸球，好塩基球，単球，リンパ球の5種類），血小板があるが，これらの詳細な記述にすでに刊行されている『血液検査技術教本　第2版』（5.2〜5.3節参照）にあるので基本的な形態のみ概説する。

(1) 赤血球形態の観察

健常人赤血球の形態は両側中央部分が窪んでいる円盤状で，直径が約7〜8μm，厚径は厚いところで約2μm，平均赤血球容積（MCV）が約90fLである。
両側中央部分が窪んだ円盤状の理由は，①表面積を大きくするため，②物理的な外力に対して強いこと，③変形能に優れることによる。
近年では自動血球分析装置が普及し，赤血球直径よりMCVに重きが置かれるようになってきた。しかし，赤血球形態観察は，血液疾患を考えるうえで病態把握には基本的で必須の情報となり，重要な項目の1つである。

①赤血球の大きさ
ⅰ）正常赤血球
直径は統計上6〜9.5μmであるから，それより大きいか小さいかを判別する。正常サイズ赤血球と小型サイズ赤血球との混在の大小不同と，大型サイズ赤血球との混在の大小不同では臨床的意義が異なるのでしっかり判別する必要がある。
ⅱ）小赤血球
直径が6μm以下をいう。鉄欠乏性貧血やサラセミアなどヘモグロビン合成障害で見られ，MCV（80fL以下）とも相関する。MCVと相関しない例外としては球状赤血球があり，赤血球直径は小さいがMCVは基準範囲内である。
ⅲ）大赤血球
直径が9.5μm以上をいう。巨赤芽球性貧血では赤血球直径が12μm以上で，やや楕円形で染色の濃いものを巨赤血球とよび，MCV（100fL以上）とも相関する。
最近は，上述したように赤血球直径を測定する方法（Price-Jones曲線）よりも自動血球分析装置のMCVで赤血球粒度分布幅（RDW）を利用するようになってきた。

②赤血球の色調
健常人赤血球の色調はピンク色から淡赤橙色で正色素性とよばれている。

用語　平均赤血球容積（mean corpuscular volume；MCV），fL ＝ 10^{-15}L，正常赤血球（discocyte），小赤血球（microcyte），大赤血球（macrocyte），プライス・ジョーンズ（Price-Jones）曲線，赤血球粒度分布幅（red cell distribution width；RDW），正色素性（orthochrcmasia） i）低色素性

鉄欠乏性貧血などのヘモグロビン合成障害のため赤血球の厚さが薄くなり，淡く染色された赤血球をいう。

ii）高色素性

巨赤芽球性貧血などの赤血球でヘモグロビンを多く含むために赤血球の厚さが増し，濃く染色された赤血球をいう。

iii）多染性

やや赤みがかった灰白色に染まる赤血球をいう。この赤血球は網赤血球に相当する血球で健常人でも1％前後見られる。

iv）二相性

低色素性と正色素性が混在している場合をいい，鉄芽球性貧血，あるいは鉄欠乏性貧血の鉄剤治療後に見られる。

③赤血球の形態

健常人赤血球の形態は両側中央部分が窪んだ円盤状のため，普通染色した末梢血塗抹標本で両側中窪み部分は中央がやや薄く染色された部分（セントラルパロー）として見られ，赤血球直径の1/3を占める。図1.2.3に示すように中心部分が薄く両側が濃く染色され，その比率が約1：1：1であれば正常な赤血球形態と判定する指標にされる。たとえば1：3：1では明らかに菲薄赤血球であり，ヘモグロビン合成障害を考える。中心部分がなく均一でやや小型であれば球状赤血球である。

赤血球形態の異常は，遺伝性と疾病に伴うものがある。形態異常はそれだけで診断と直結あるいはその端緒となることが多い。しかし，確定診断は多くの場合ほかの所見と併せて総合的に行われる。いずれにしても重要な疾患の手がかりとなり得ることには間違いないので注意して観察する必要がある。

ここでは日常遭遇する頻度が高い赤血球形態異常についてのみ概説する。表1.2.1，図1.2.4に『血液検査技術教本 第2版』の奇形赤血球の代表的な赤血球形態を示した。正常な赤血球の形態から逸脱した奇形赤血球が目立つ場合を奇形赤血球症という。詳細な形成機序については当該書を参照されたい。

i）菲薄赤血球

低色素性の程度が強く，全体にほぼ均等に薄く染まる赤血球をいう。たとえば，鉄欠乏性貧血では消化管出血・月経過多や鉄の需要増大などにより鉄の供給不足が生じ体内鉄が枯渇するためヘム合成障害となる。赤血球形態の特徴としては，菲薄，標的，奇形赤血球などが見られる。この形は体積に比較し細胞膜過剰な状態やヘモグロビンが中央で小山状に盛り上がるなどの現象が起こるためと考えられる。

ii）球状赤血球

正常赤血球に比較し，小型で赤血球全体の染色が濃く染色される。典型的な球状赤血球は中央部が濃く染色される。たとえば，遺伝性球状赤血球症では膜透過性異常のためNaイオンが赤血球内に蓄積され球状化し，血管外溶血を起こすことがわかっている。また，赤血球骨格蛋白のアンキリン，バンド3やバンド4.2の異常では8番染色体異常であることが証明されている。赤血球形態の特徴は表面積/体積の減少のための小球状赤血球である。

球状赤血球の出現は自己免疫性溶血性貧血でも見られるので注意が必要である。

iii）標的赤血球

射撃の標的のように中心部と辺縁部が濃く染色され，その中間部分が薄く染色される赤血球をいう。ヘモグロビン合成障害で出現するが，その際はMCVが低値を示す。また，閉塞性黄疸でも出現するが，その場合はMCVが高値（100fL以上）を示す。これは脂質代謝障害が起こり赤血球膜構造の脂質のバランス異常が生じるためとされている。

iv）分裂赤血球

正常赤血球より小さく，赤血球が機械的に壊れて生じた断片赤血球をいう。次項の破砕赤血球も含まれると考えられている。

v）破砕赤血球

破砕赤血球形態は一般的には有角赤血球とよばれ，赤血球に「角」ができた状態とされる。動脈のしかも細い血管内に血小板凝集塊やフィブリン糸が形成され，その中を赤血球が高速で通過する際，赤血球が細かく千切れるためといわれている。したがって，血栓性血小板減少性紫斑病（TTP）や溶血性尿毒症症候群（HUS）のような細い動脈に血栓（血小板血栓）が生じる病態で出現しやすい。

形状としては三角型，角型，ヘルメット型，不規則変形

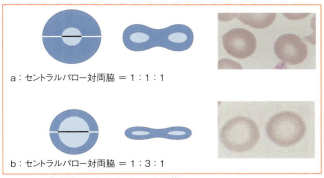

図1.2.3　赤血球セントラルパローと形態
(a) 正常形態，(b) 菲薄赤血球。

📝 **用語**　低色素性 (hypochromia)，高色素性 (hyperchromia)，多染性 (polychromia)，二相性 (dimorphism)，セントラルパロー (central pallor)，奇形赤血球症 (poikilocytosis)，菲薄赤血球 (leptocyte (hypochromic cell : ICSH))，球状赤血球 (spherocyte)，標的赤血球 (codocyte (target cell : ICSH))，分裂赤血球 (schizocyte)，破砕赤血球 (schizocyte (schistocyte : ICSH))，有角赤血球 (keratocyte)，血栓性血小板減少性紫斑病 (thrombotic thrombocytopenic purpura ; TTP)，溶血性尿毒症症候群 (hemolytic uremic syndrome ; HUS)

1章　末梢血と骨髄標本の観察方法

表 1.2.1　赤血球形態異常

名称	形状	原因・機序	疾患名
赤血球大小不同 anisocytosis	大小不同	赤血球大小不同を数値で表したのがRDW	巨赤芽球性貧血など種々の貧血
赤血球二相性 dimorphism	二相性	正常赤血球と低色素性赤血球または正常赤血球と高色素性赤血球が混在	鉄芽球性貧血 鉄剤投与後の鉄欠乏性貧血
多染性赤血球 polychromasia	多染性	骨髄での赤血球産生亢進により増加	増加は種々の貧血，髄外造血
球状赤血球 spherocyte	球状	細胞膜蛋白バンド4.2，バンド3，アンキリンなどの減少により球状化 抗体，補体などの感作により脾臓マクロファージに膜の一部が貪食され球状化	遺伝性球状赤血球症 自己免疫性溶血性貧血
楕円赤血球 elliptocyte	卵円形 棒状	先天性では細胞膜蛋白スペクトリン，バンド4.1の質的量的異常	遺伝性楕円赤血球症 巨赤芽球性貧血，鉄欠乏性貧血 骨髄線維症，サラセミア
有口（口唇状）赤血球 stomatocyte	口唇状	赤血球膜の陽イオン透過性異常（Na増加，K減少）により水分過剰の赤血球で膜の内表面の進展により生じる	遺伝性有口赤血球症， Rh null syndrome アルコール中毒，閉塞性肝疾患
標的赤血球 codocyte（target cell：ICSH）	標的状，ベル状	血球内Hb減少による膜の相対的増加 LCAT活性低下による細胞膜のコレステロール／リン脂質比上昇が膜面積を増大	鉄欠乏性貧血，サラセミア 異常ヘモグロビン症 肝疾患 LCAT低下：閉塞性肝疾患
菲薄赤血球 leptocyte（hypochromic cell：ICSH）	メキシコ帽子	Hb合成障害のため血球内に比較し細胞膜過多の赤血球の産生	鉄欠乏性貧血，サラセミア 異常ヘモグロビン症
ウニ状赤血球 echinocyte	ウニ状 突起は規則的 先端は尖る	血球内ATP減少に伴う脱水状態（Ca増加，K減少）にて赤血球膜の外表面の進展により表面に突起が生じる	ピルビン酸キナーゼ異常症 尿毒症，肝疾患
有棘赤血球 acanthocyte	イガ状 突起は不揃い 先端は鈍で丸み	血漿の脂質異常により細胞膜のコレステロール／リン脂質比が著増	無βリポ蛋白血症，肝疾患 神経・筋疾患に伴う acanthocytosis
涙滴赤血球 dacryocyte（teardrop cell：ICSH）	涙状 西洋梨状	血球放出機構が損われた骨髄での脱核時に一定外力により細胞膜が変形する	骨髄線維症，がんの骨髄転移 不安定Hb症，G-6-PD欠損症
鎌状赤血球 drepanocyte（sickle cell：ICSH）	鎌状，三日月状	低酸素状態でHbS分子の血球内重合により結晶状構造（タクトイド）を形成	HbS症，HbS/βサラセミア， HbS/HbC症，HbS/HbD症
破砕赤血球 schizocyte（schistocyte：ICSH）	小球状，三角形 ヘルメット形	血管内にて血小板凝塊やフィブリン糸により赤血球が切断され生じる	TTP，HUS，DIC， 移植後TMA， 人工弁置換後
小球状赤血球 micro spherocyte	小球状	火傷により赤血球膜の裏打ち蛋白であるスペクトリンの脱集合により生じる	火傷

〔坂場幸治：「血球の形態観察の基礎知識」，JAMT 技術教本シリーズ 血液検査技術教本 第2版，93，日本臨床衛生検査技師会（監），丸善出版，2019より．坂場幸治，他：「血液形態分野の標準化－赤血球形態」，平成17年度日臨技形態検査部門研修会テキスト，73，2005より改変〕

型，赤血球ゴースト（ゴースト以外は濃染されていること）がある。

　破砕赤血球の出現は赤血球形態異常のなかでパニック値に相当する。検査提出医師に直ちに報告することが重要である。とくに血栓症リスクの高い病態では緊急を要する。

　また，破砕赤血球は以下に示す疾患で見られる。ここでは推定される生成機序を解説する。

1) 行軍血色素尿症：重い荷物を背負い長い時間歩くと足底が長時間地面に打ち付けられて赤血球が押しつぶされて溶血を起こすことが知られている。また，皮膚への衝撃が真皮の毛細血管に及び赤血球が押しつぶされることによる。
2) 人工弁をはじめとする弁膜症：いかに精巧に作製された人工弁でも動きが固く乱流が生じるために赤血球が千切れる。また，弁の狭窄にも一因があるとされている。
3) 血栓性微小血管症：TTP，HUSで概説したように細い血管壁にフィブリン糸が沈着した結果，赤血球が千切れ溶血を生じることが知られている。

④赤血球封入体

　赤血球封入体は病態を反映するものが多いので詳細な観察が必要である。封入体は種々要因により赤血球内に異物として認められる。ここでは日常遭遇する頻度が高い赤血球形態異常についてのみ概説する。表1.2.2に『血液検査技術教本 第2版』の奇形赤血球の代表的な赤血球形態を示した。詳細な形成機序については当該書を参照されたい。

ⅰ）ハウエル・ジョリー小体

　直径約1μmの円形で核と同じ濃紫色に染色され，赤血球内に多くは1個，時に数個見られるものもある。

　悪性貧血など赤血球系の造血異常や摘脾後などで見られる。

用語　ナトリウム（sodium；Na），ヘモグロビン（hemoglobin；Hb），レシチンコレステロールアシルトランスフェラーゼ（lecithin cholesterol acyltransferase；LCAT），アデノシン三リン酸（adenosine triphosphate；ATP），カルシウム（calcium；Ca），グルコース－6－リン酸脱水素酵素（glucose-6-phosphate dehydrogenase；G-6-PD），ヘモグロビンS（hemoglobin S；HbS），ヘモグロビンC（hemoglobin C；HbC），ヘモグロビンD（hemoglobin D；HbD），播種性血管内凝固（disseminated intravascular coagulation；DIC），血栓性微小血管症（thrombotic microangiopathy；TMA），赤血球封入体（erythrocyte inclusion），ハウエル・ジョリー（Howell-Jolly）小体

1.2 | 血液細胞形態の観察

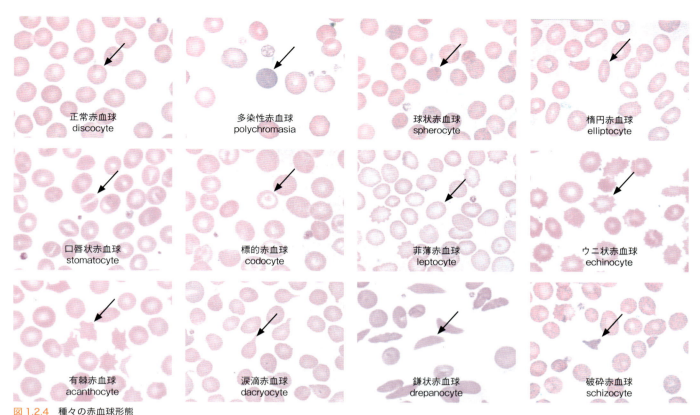

図 1.2.4　種々の赤血球形態
〔坂場幸治：「血球の形態観察の基礎知識」，JAMT 技術教本シリーズ 血液検査技術教本 第 2 版，94，日本臨床衛生検査技師会（監），丸善出版，2019 より．日本検査血液学会ホームページ（http://jslh2.kenkyuukai.jp/special/index.asp?id=20884）より改変〕

表 1.2.2　赤血球封入体など

名称	形状	原因・機序	疾患名
ハウエル・ジョリー小体 Howell-Jolly body	円形状 0.5 μm 以下 赤紫色	摘脾後や脾臓梗塞後の萎縮の際に出現 赤芽球に異常成が見られる場合に出現 Feulgen 反応陽性	摘脾後，機能的無脾状態 巨赤芽球性貧血，骨髄異形成腫瘍 抗がん剤の投与
好塩基性斑点 basophilic stippling	小物体（分散） 青色	リボソームやポリリボソームの凝集体	サラセミア，不安定 Hb 症， P5N 欠乏遺伝性溶血性貧血，鉛中毒
カボット環 Cabot ring	8 の字形 赤紫色	核膜の遺残物，細胞分裂時に出現する紡錘糸に由来する構造物	巨赤芽球性貧血，白血病 鉛中毒，摘脾後
ハインツ小体 Heinz body	小物体 1～2 μm 膜周辺に集合 紫色	酸化を受けやすい異常 Hb，大量の酸化剤による Hb の変性，酸化防御作用の低下 超生体染色（メチル紫）にて証明	不安定 Hb 症，G-6-PD 欠損症， 酸化作用を有する薬物中毒
HbH 小体 hemoglobin H body	微小物体	α 鎖の形成低下	α サラセミア，HbH（β_4）病
マラリア原虫 plasmodium	環状，分裂状	発育環に従い，輪状体，アメーバ体，分裂体，生殖母体に分類	三日熱，四日熱，熱帯熱，卵形マラリア
パッペンハイマー小体 Pappenheimer body	円形状 0.5 μm 以下 赤血球に対に出現	ヘム合成障害により過剰な鉄がミトコンドリア内に残存．脾臓は網赤血球内のミトコンドリアを除去するが摘脾後ではこの機序が消失．鉄染色にて青色	鉄芽球性貧血，鉛中毒 慢性アルコール中毒 摘脾後
有核赤血球 nucleated red blood cell	正染性赤芽球 多染性赤芽球	骨髄でのがんなどの異常組織の増加や髄外造血，摘脾後に末梢血に赤芽球が出現．芽球も出現する場合は白赤芽球症	がんの骨髄転移，骨髄線維症
連銭形成 rouleaux formation	数珠状	フィブリノゲン，γ グロブリン増加による赤血球表面の電気的反発力の抑制	フィブリノゲン：感染症，膠原病 γ グロブリン：形質細胞骨髄腫
寒冷凝集 cold agglutination	集塊状	寒冷凝集素（IgM）の架橋結合による赤血球の凝集塊	マイコプラズマ肺炎 寒冷凝集素症，リンパ腫

〔坂場幸治：「血球の形態観察の基礎知識」，JAMT 技術教本シリーズ 血液検査技術教本 第 2 版，94，日本臨床衛生検査技師会（監），丸善出版，2019 より．坂場幸治，他：血液形態分野の標準化―赤血球形態，平成 17 年度日臨技形態検査部門研修会テキスト，73，2005 より改変〕

ii）好塩基性斑点

　青色の斑点が赤血球全体にびまん性，散在性に見られるもの．急性鉛中毒などで見られるが，悪性貧血，不安定ヘモグロビン症や骨髄異形成腫瘍（MDS）でも見られることがある．リボソームとポリリボソームが凝集して生じたと考えられている．

iii）カボット環

　赤血球のなかに丸い輪または 8 の字形に白く抜けたり，逆に濃く染まって見られるもの．核分裂のときの紡錘糸のなごりとされ，悪性貧血などで時に見られるが，疾患特異

📝 用語　好塩基性斑点（basophilic stippling），骨髄異形成腫瘍（myelodysplastic neoplasms；MDS），カボット環（Cabot ring），フォイルゲン（Feulgen）反応，ピリミジン -5'- ヌクレオチダーゼ（pyrimidine 5'- nucleotidase；P5N），ヘモグロビン H（hemoglobin H；HbH），免疫グロブリン（immunoglobulin；Ig）

13

性はない。

iv) シュフナー斑点

三日熱マラリア原虫が寄生した赤血球にマラリア感染のある時期に淡紅色の斑点として見られる。

v) パッペンハイマー小体

球菌様の淡紫青色に染まる小体で赤血球内に1個から数個見られるもの。フェリチンやヘモジデリンなどの非ヘム鉄顆粒で，鉄染色陽性である。疑わしいときは鉄染色を施行し鉄顆粒を証明することが必要である。鉄芽球性貧血や不安定ヘモグロビン症などの溶血性貧血患者の摘脾後などで見られる。

vi) その他の赤血球形態

1) 赤血球凝集：赤血球自体の異常ではなく赤血球が不規則に大小不同の塊として観察される現象をいう。マイコプラズマ感染症などで寒冷凝集素が高値を示すときに見られるのが代表である。

2) 赤血球連銭形成：赤血球がコインを連ねたように観察される現象をいう。通常，赤血球表面は陰性荷電（ゼータ電位）しているので互いに反発するため凝集は起こらない。しかし，高フィブリノゲン血症や高γグロブリン血症のように陽性荷電物質が増加すると，赤血球とフィブリノゲンやグロブリンがサンドイッチのように重なるためコインを連ねたように観察されることから，連銭形成とよばれる。

(2) 血小板形態の観察

正常血小板形態は直径が2〜4μmで円形や楕円形を呈し，平均血小板容積は6〜7fLである。細胞質は無色か淡灰色に赤紫色の小さい無数のアズール顆粒が見られる。

血小板は骨髄中の巨核球から産生される。巨核球系は細胞の成熟段階で特徴があり3段階に分類できる。幼若なものから巨核芽球，前巨核球，巨核球の順で成熟し，巨核球の細胞質が千切れ血小板が産生される。

① 血小板の大きさ

血小板の大小不同も重要な臨床的意義がある。

血小板の大きさが5μm以上を大型血小板とし，8〜10μmを超えた血小板は巨大血小板とされている。大きな血小板は幼若な血小板が多いとされている。

大型血小板[*1]はMDS，悪性貧血（ビタミンB_{12}欠乏性貧血）などの無効造血時で見られる。また，巨大血小板はMDS，先天性異常ではMay-Hegglin異常やBernard-Soulier症候群で見られる。

小型血小板は2μm以下で，Wiscott-Aldrich症候群などで見られる。

> **参考情報**
> [*1] 大型血小板の場合，自動血球分析装置では血小板と認識されず血小板数減少となることがある。一方，破砕赤血球が血小板サイズの場合，自動血球分析装置では血小板として測定されることがあるので，いずれも病態と矛盾する血小板数が得られた場合は塗抹標本で必ず確認のこと。また最近の自動血球分析装置では，免疫学的血小板測定試薬（CD61）や蛍光色素を用いて血小板を特異的に染色し測定できるモードを搭載している機器もある。

② 血小板の色調

MDSやGray-platelet症候群では不整形顆粒の増減や顆粒分布異常のため，アズール顆粒が少なく灰白色色調を呈する。

③ 血小板の分布

健常人の場合，静脈血や耳朶血など血管から抗凝固剤を介することなく直接作製した標本ではほとんど血小板凝集塊が見られる。この状況で血小板凝集が見られなければ血小板機能異常症を疑う。一方，EDTA-2Kで凝固抑制した血液で作製した標本では血小板は個々がバラバラで凝集は見られない。したがって，血小板数が正確に計数できる。しかし，稀に抗凝固剤としてEDTA-2Kを使用した場合，血小板凝集をきたす例がある。このような例では自動血球分析装置で血小板数を正確に測定することができず，見かけ上の血小板数減少となる。これをEDTA依存性偽性血小板減少とよぶ。血小板膜蛋白に対する抗体による現象とされるが疾患特異性はない。

血小板形態異常については表1.2.3に『血液検査技術教本 第2版』の代表的な血小板形態異常を示した。形成機序についても参照されたい。

(3) 白血球形態の観察

健常人末梢血液像で見られる白血球細胞の種類は好中球，好酸球，好塩基球，単球，リンパ球の5種類であるが，好中球は好中球桿状核球と好中球分葉核球に分類されるので通常6種類の分類が行われている。白血球形態は健常人末梢血液像でも幅広い形態変化を示す。正常か異常かの判断基準は困難なことが多いが，それを決めるには多くの健常人に近い血液像を観察，分類することが必要である。

白血球形態の観察では，数の増減，種類の分類，異常形態の有無について行う。

白血球にはそれぞれ種類により独自の機能があり，増加した白血球は生体にとってその機能が必要とされていることが推察される。一方，減少した白血球ではその機能低下が推定され，いずれも病態を把握するために重要である。

用語 シュフナー（Schüffner）斑点，パッペンハイマー（Pappenheimer）小体，赤血球凝集（agglutination），赤血球連銭形成（rouleaux formation），血小板（platelet），巨核球（megakaryocyte），巨核芽球（megakaryoblast），前巨核球（promegakaryocyte），メイ・ヘグリン異常（May-Hegglin anomaly），ベルナール・スーリエ症候群（Bernard-Soulier syndrome；BSS），ウィスコット・アルドリッチ（Wiskott-Aldrich）症候群

表1.2.3 血小板の形態異常

形態の特徴	先天性疾患	後天性疾患
小型血小板	Wiscott Aldrich 症候群 X 連鎖血小板減少症	本態性血小板血症
大型〜巨大血小板	MYH9 異常症： 　May-Hegglin 異常，Sebastian 症候群 　Fechtner 症候群，Epstein 症候群 Bernard-Soulier 症候群	骨髄異形成腫瘍，慢性骨髄性白血病 原発性骨髄線維症，急性骨髄性白血病 免疫性血小板減少症 血栓性血小板減少性紫斑病 播種性血管内凝固
奇形血小板	May-Hegglin 異常 Bernard-Soulier 症候群	骨髄異形成腫瘍，慢性骨髄性白血病 原発性骨髄線維症
血小板顆粒異常	Gray platelet 症候群 Hermansky-Pudlak 症候群	骨髄異形成腫瘍，急性骨髄性白血病 骨髄異形成／骨髄増殖性腫瘍
EDTA 依存性血小板凝集		EDTA 依存性偽性血小板減少 血小板衛星現象

〔坂場幸治：「血球の形態観察の基礎知識」，JAMT 技術教本シリーズ 血液検査技術教本 第 2 版，103，日本臨床衛生検査技師会（監），丸善出版，2019 より改変〕

表1.2.4 正常末梢血に出現する各細胞の特徴

細胞種類		大きさ	核形	細胞質顆粒	細胞質顆粒色調	機能
好中球桿状核球		12〜15μm	ウインナーソーセージ状	好中性顆粒	小さく橙褐色	遊走能，貪食能，殺菌能
好中球分葉核球			2〜5分葉			
好酸球		13〜15μm	通常2分葉	好酸性顆粒	丸く大きな橙赤色	アレルギー反応，殺寄生虫
好塩基球		10〜13μm	不鮮明 （輪郭不鮮明が多）	好塩基性顆粒	大きな暗紫色 （異染性，水溶性）	I 型アレルギー反応
単球		15〜20μm	馬蹄形，腎形 （不整形が特徴）	アズール顆粒	微細な赤紫色	遊走能，貪食能，殺菌能
リンパ球		9〜16μm	類円形	ほとんどない あればアズール顆粒	明瞭な赤紫色	T 細胞：細胞性免疫 B 細胞：液性免疫

　白血球異常形態は，遺伝性と疾病に伴うものがあるため，観察上類似の異常形態を示す場合があるので注意が必要である。

①血球の種類の判別

　一般的に1個1個の細胞判別は基本的には表1.2.4に示す内容に留意して観察し，主観的な判断を交えることなく淡々と見たままを客観的に行う。

　細胞判定は前述したように正常細胞の画像とのマッチングで，顕微鏡下に出てきた細胞と自分が記憶している表1.2.4に示した既知の細胞の特徴と比較し実施する。既定の細胞と一致した場合は簡単に判別できる。しかし，異常

■ 1章　末梢血と骨髄標本の観察方法

表1.2.5　日本検査血液学会血球形態標準化小委員会および血球形態標準化ワーキンググループ※における骨髄幼若顆粒球・骨髄幼若赤芽球の2019年（新）分類基準
細胞の鑑別にあたっては，**ゴシック体**の部分を主要な鑑別点とし，観察する標本中の細胞の分化・成熟過程を把握したうえで分類する。

細胞名称	直径	N/C比	核の位置または形態	核クロマチン構造	核小体	細胞質
骨髄芽球 myeloblast（type I blast）	10～15 μm	60～80%程度	やや中央に位置する	**網状繊細**	**認められる** やや白みがかる	**青色，顆粒は認めない**
骨髄芽球 myeloblast（type II blast）	10～15 μm	60～80%程度	やや中央に位置する	**網状繊細**	**認められる** やや白みがかる	**青色，顆粒を認める**
前骨髄球 promyelocyte	15～20 μm	50～70%程度	偏在する	**繊細，骨髄芽球に比較しやや粗剛**	認めることが多い	**青色，アズール顆粒（一次顆粒），明瞭なゴルジ野を認める**
骨髄球 myelocyte	12～20 μm	30～50%程度	**類円形**	**粗剛**	認められない	**特異顆粒（二次顆粒）を認める。**青色が薄れアズール顆粒は残存可
後骨髄球 metamyelocyte	12～18 μm	20～40%程度	**陥凹を認める 長径と短径の比3:1未満**	粗剛，一部塊状	認められない	**ほとんどが特異顆粒で占められる**
前赤芽球 proerythroblast	20～25 μm	60～70%程度	比較的中央に位置する	**細顆粒状～顆粒状**	認めることが多い 濃紫色	**濃青色，狭く明瞭な核周明庭を認める**
好塩基性赤芽球 basophilic erythroblast	16～20 μm	50～60%程度	比較的中央に位置する	**顆粒状**	認められない	濃青色，前赤芽球に比べ濃い，核周明庭を認めることもある
多染性赤芽球 polychromatic erythroblast	12～18 μm	40～50%程度	比較的中央に位置する	粗大なクロマチン，一部塊状	認められない	灰青色～橙紅色（ヘモグロビン色調）を認める
正染性赤芽球 orthochromatic erythroblast	8～10 μm	20～30%程度	比較的中央に位置するが偏在することもある	濃縮し，構造はみられない	認められない	正常赤血球とほぼ同じ色調を呈する

※日本臨床衛生検査技師会と日本検査血液学会共同
幼若好酸球については，分類が必要なときは好中球の核の形態変化に準じ，好酸性骨髄球，好酸性後骨髄球に分類する。
好塩基性特異顆粒を有する細胞は，分類困難なものもあるため好塩基球として一括分類する。
血球形態標準化ワーキンググループ（日本検査血液学会と日本臨床衛生検査技師会）では，骨髄顆粒球系・赤芽球系細胞について，分化過程の連続画像のポスターを作成し，自学自習や教育などに利用することを想定して，日本検査血液学会標準化委員会HP（https://jslh-cs.com/）にて公開している。このPDFは自由にダウンロードできるので活用いただきたい。

〔坂場幸治，高見昭良 他：「血球形態標準化小委員会報告―2019年の提言」，日本検査血液学会雑誌 20：465-496，2019より改変〕

細胞が出現している場合は，その異常細胞が表1.2.4と一致しない，あるいはイレギュラーが生じた場合に判別困難となる。その場合は1個の細胞に固執することなく，再度標本全体を観察し，類似細胞を探す。類似細胞が見つかれば，またその細胞に類似した細胞を探し，移行形細胞をとらえて所見を観察する。自分が認識している既知の細胞と移行形細胞所見が一致するものがあれば，判別可能となる。

幼若細胞についても同様で，知識として知っておくべき内容は『血液検査技術教本 第2版』に記載があるので表1.2.5，図1.2.5，1.2.6に紹介する。細胞所見の取り方は後述するp.18「n. 白血病細胞」を参照されたい。

既知の血球にあてはめることが困難な細胞に遭遇した場合は，その細胞所見を報告するようにする。判定不能の細胞所見記載に関しては観察したままを淡々と記載することが重要で，主観的表現や叙情的表現は避けることが肝要である。あるいは写真撮影し，所見と一緒に報告することも推奨する。

②白血球細胞の形態異常

白血球細胞の形態異常については表1.2.6を参照されたい。また，画像については4章「白血球の形態異常と症例」を参照。
ここでは日常遭遇する頻度の高い項目について概説する。

a. 白血球の人工的変性
1）採血後のアーチファクトに注意が必要。
2）細胞破壊，核の形態，細胞質の空胞など。

b. 細胞質の空胞
1）正常：単球，好中球で見られる。
2）病的：先天性にJordans異常として観察される。脂質が染色の途中で抜けたもので顆粒球，単球に1～4μmの空胞として見られる。

c. デーレ小体
好中球の細胞質に直径1～2μmの類円形の塩基性斑点として観察される。部分的にリボソーム（RNA）が残留したもので，細胞質成熟遅延が原因で出現する。重傷感染症・火傷で見られ，中毒性顆粒を伴う[*2]。

> **参考情報**
> [*2] May-Hegglin異常では類似のデーレ様小体が観察される。この場合，中毒性顆粒は認められず，血小板減少と巨大血小板出現が認められれば発見の端緒となる。

d. 中毒性顆粒
好中球の細胞質に二次顆粒より大型で紫紅色として観察される。一次顆粒（アズール顆粒）に由来し，細胞質成熟遅延が原因で出現する。重傷感染症・火傷で見られる。

e. 脱顆粒好中球
二次顆粒がほとんど染まらないかまったく染まらない。

✎ **用語**　デーレ小体（Döhle body），中毒性顆粒（toxic granule），アズール顆粒（azrophil granule），脱顆粒好中球（degranulation of neutrophils）

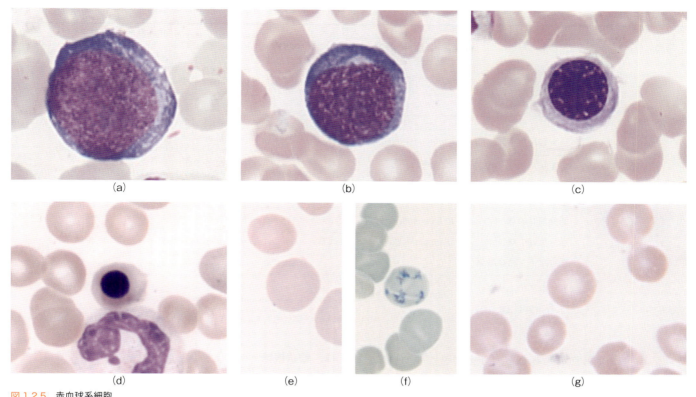

図 1.2.5　赤血球系細胞
(a) 前赤芽球，(b) 好塩基性赤芽球，(c) 多染性赤芽球，(d) 正染性赤芽球，(e) 網赤血球，(f) 網赤血球（超生体染色），(g) 赤血球。
〔坂場幸治：「血球の形態観察の基礎知識」，JAMT 技術教本シリーズ 血液検査技術教本 第 2 版，92，日本臨床衛生検査技師会（監），丸善出版，2019 より〕

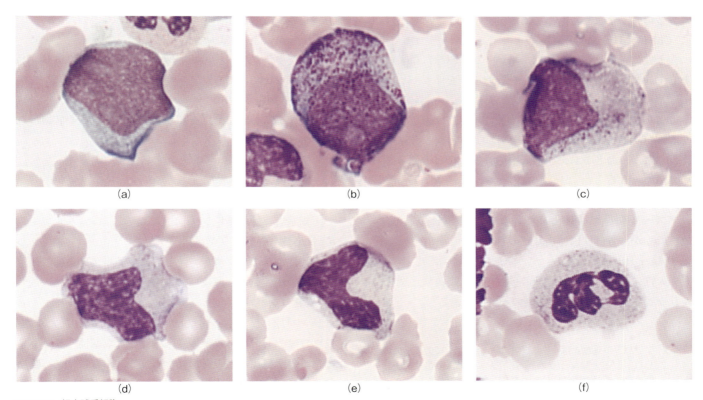

図 1.2.6　好中球系細胞
(a) 骨髄芽球，(b) 前骨髄球，(c) 骨髄球，(d) 後骨髄球，(e) 桿状核球，(f) 分葉核球。
〔坂場幸治：「血球の形態観察の基礎知識」，JAMT 技術教本シリーズ 血液検査技術教本 第 2 版，97，日本臨床衛生検査技師会（監），丸善出版，2019 より〕

1章 末梢血と骨髄標本の観察方法

表1.2.6 白血球系細胞の形態異常

	形態の特徴	先天性疾患	後天性疾患（病態）
1. 細胞質の異常	顆粒の増加	Alder-Reilly 異常 　Hurler 症候群，Hunter 症候群	中毒性顆粒 　重症感染症，G-CSF 投与
	脱顆粒		骨髄異形成腫瘍，急性骨髄性白血病 骨髄異形成／骨髄増殖性腫瘍
	アウエル小体		急性骨髄性白血病，骨髄異形成腫瘍 骨髄異形成／骨髄増殖性腫瘍
	ファゴット細胞		急性前骨髄球性白血病
	巨大顆粒	Chédiak-Higashi 症候群	偽 Chédiak-Higashi 顆粒 　急性骨髄性白血病，骨髄異形成腫瘍
	封入体	デーレ様小体 　May-Hegglin 異常，Sebastian 症候群	デーレ小体 　重症感染症，G-CSF 投与
	ラッセル小体		形質細胞骨髄腫
	空胞	Jordans 異常	重症感染症
2. 核の異常	低分葉好中球	Pelger-Huët 核異常	偽 Pelger-Huët 核異常 　骨髄異形成腫瘍，急性骨髄性白血病
	過分葉好中球	Undritz 異常，Davidson 異常	巨赤芽球性貧血，骨髄異形成腫瘍
	クロマチン濃染凝集		骨髄異形成腫瘍，急性骨髄性白血病 骨髄異形成／骨髄増殖性腫瘍
	ドラムスティック	Turner 症候群：陰性 Klinefelter 症候群：陽性	

形態異常は下線で示しその下に疾患名を記載した。
〔坂場幸治：「血球の形態観察の基礎知識」，JAMT 技術教本シリーズ 血液検査技術教本 第2版，98，日本臨床衛生検査技師会（監），丸善出版，2015より改変〕

また，細胞内で顆粒が偏るなどの分布異常が見られる。MDSや白血病で見られる。

f. Alder-Reilly 異常

先天性に見られる。種々の白血球に暗紫色の粗大顆粒を認める。酵素異常（ヒアルロニダーゼなど）のため，酸性ムコ多糖体が沈着したものである。

g. Chédiak-Higashi 症候群

先天性に見られる。顆粒球，単球，リンパ球に粗大顆粒として観察される。また，好中球機能不全を伴う。

h. ラッセル小体

形質細胞の細胞質に硝子様小体として見られる。grape cellは青紫色や灰白色の小体が充満し，ぶどうの房様に見えることから命名された。形質細胞骨髄腫などの骨髄標本中に認められる。

i. アウエル小体

アズール顆粒が結晶化したものでMPO陽性である[*3]。急性でしかも骨髄性白血病で認められる。

j. Pelger-Huët 核異常

先天性に見られる。好中球の核が円形，眼鏡状，ダンベル状など2核以上に分葉しないのが特徴である[*4]。

> **参考情報**
> *3　ファゴット細胞とは多数のアウエル小体が小枝の束様に見られ，FAB分類M3（6.2.13項「*PML::RARA* 融合遺伝子を伴う急性前骨髄球性白血病」参照）に特徴的である。
> *4　MDSや白血病で類似の好中球が見られる。これを偽Pelger-Huët核異常とよび，この好中球の存在はMDS診断のポイントの1つである。

k. 輪状核球

好中球の核がドーナッツ様（輪）に観察される。MDSや慢性骨髄性白血病で認められる。

l. 過分葉好中球

分節が6分節以上に観察される。5分節までは健常人でも観察される。巨赤芽球性貧血やMDSで認められる。

m. Gumprechtの核影

アーチファクトで核の破壊像のことをいう。慢性リンパ性白血病などで認められる。

n. 白血病細胞

病型に応じ特有な形態を示す。一般的な細胞の特徴は以下のようである。

・細胞径：大型
・N/C比：高
・クロマチン構造：繊細・緻密
・細胞質：好塩基性

o. 反応性（異型）リンパ球

活性化されたリンパ球で，とくにウイルス感染時に出現する（細胞性免疫と関連）。

p. 異常リンパ球

リンパ球，反応性（異型）リンパ球と比較し，大きさ，核クロマチン構造，核小体，細胞質の好塩基性，核膜不整，細胞質の空胞化などの異形成を有する。おもにリンパ腫などの腫瘍細胞であり末梢血に出現する頻度が高い。成人T細胞性白血病では花弁状の核，濾胞性リンパ腫は切れ込みなどの特徴を有している。またさまざまな形態をとる反応

用語　アルダー・レイリー（Alder-Reilly）異常，ハーラー（Hurler）症候群，ハンター（Hunter）症候群，アウエル（Auer）小体，ファゴット（faggot）細胞，チェディアック・東（Chédiak-Higashi）症候群，デーレ様小体（Döhle like bodies），セバスチャン（Sebastian）症候群，ジョーダン（Jordans）異常，ペルゲル・フェット（Pelger-Huët）核異常，ターナー（Turner）症候群，クラインフェルター（Klinefelter）症候群，ミエロペルオキシダーゼ（myeloperoxidase；MPO），FAB分類（French-American-British Classification），核／細胞質比（nuclear/cytoplasm ratio；N/C比）

性リンパ球に比べ，異常リンパ球はほぼ同様の形態を示す。異形成のあるリンパ球が出現している場合は多くのリンパ球を観察し評価すべきである。

③白血球観察の注意点

標本の染色性について，赤血球や好中球，好酸球の顆粒が染め出されているかを観察する。好酸球顆粒がくすんだ橙色や多くの正常リンパ球の細胞質がフレアースカート状に青染されていた場合は染色液を調製し直し染色すべきである。破壊された細胞は白血球分類には入れない。しかし，慢性リンパ性白血病などでは核陰影が特徴であるのでコメントとして記載する。

不明細胞が出現した場合は，その細胞と類似した定型的な細胞を探して両者間の移行形を観察し判別評価する。

1.2.2 骨髄像観察の手順

骨髄検査は末梢血液像と異なり，一部を除き確定診断のために実施されることが多い。血液疾患が疑われ実施されるのであって，末梢血液像よりは検査目的もはっきりしているので焦点は絞りやすい。しかし，いろいろな細胞と成熟段階が存在することから正確な細胞判定には苦慮することも多い。

骨髄像観察は骨髄での造血の状態を把握できるように思われるが，検体として採取される量はわずか0.5mL前後であり，全身で造血されているほんの一部でしかないことを念頭に置かなければいけない。さらに骨髄の造血の部位は年齢によって異なり，穿刺部位により造血状況は大きく異なることも理解しておかなければならない。したがって，標本1枚でなく複数の標本を観察することが重要であり，さらに観察部位も標本の一部に限らないで標本全体の評価を行うよう注意が必要である。

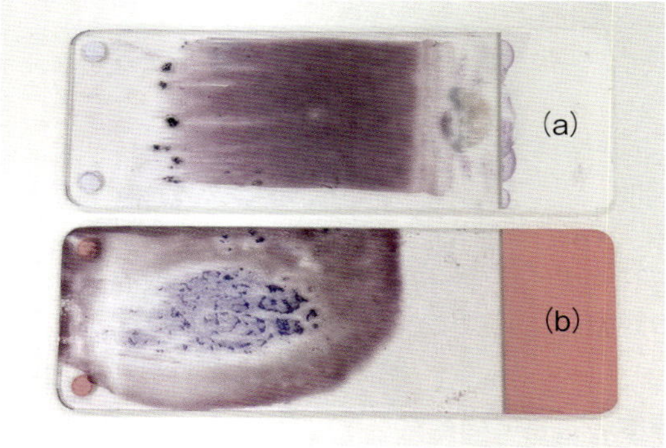

図1.2.7 骨髄塗抹標本の種々
(a) 薄層塗抹標本，(b) 圧挫伸展標本。

● 1. 標本の種類

骨髄塗抹標本は目的によって大きく2種類に分けられる。1つは細胞の詳細を観察する形態観察用の薄層塗抹標本，もう1つは骨髄での細胞密度の評価のための圧挫伸展標本である。薄層塗抹法は末梢血標本作製に準じるが，骨髄液は末梢血に比較すると凝固しやすいので手際よく塗抹する。また，有核細胞数が多いこと，粘稠度が高いことなどより末梢血標本より薄く塗抹するのがポイントである。造血器疾患が疑われる場合は特殊染色も考慮して10枚程度作製しておく必要がある。

圧挫伸展標本は2枚のスライドガラスの間に骨髄小組織（particle）を2枚のスライドガラスでサンドイッチのように挟み込み，押しつぶして伸展させる。押しつぶしながらスライドガラスを左右にゆっくり平行に動かし作製する。圧挫伸展標本は，骨髄採取時に末梢血の混入があると正確な骨髄の評価ができないこと，がんの骨髄浸潤がある場合などでは薄層塗抹標本より発見しやすいことなどの理由で，2枚程度必ず作製する。図1.2.7に薄層塗抹標本と同じ症例の圧挫伸展標本を示した。

● 2. 染色

普通染色法は末梢血普通染色法に準じるが，細胞数が多いときは染色時間を少し長めに行う。特殊染色は末梢血染色法に準じる。

● 3. 骨髄像観察の手順

末梢血標本の項で述べたように骨髄標本でもまず染色された塗抹標本の肉眼での観察が重要である。顕微鏡観察では弱拡大から始め，強拡大で細胞形態の詳細を観察する。前述したようにいきなり強拡大での観察は末梢血標本観察の場合より，さらに重要事項を見逃すことにつながるため鏡検順序は習慣付けることを心がける。

塗抹標本観察の順序は，(1)標本の目視での観察，(2)弱拡大（×100・×200）による標本全視野の観察，(3)中拡大（×200・×400）による観察，(4)強拡大（×600・×1,000）による観察である。それぞれについて観察内容の視点が異なるので対応する形で解説する。

用語 骨髄（bone marrow；BM），塗抹標本（smear），圧挫伸展標本（crushed particle smear）

1章 末梢血と骨髄標本の観察方法

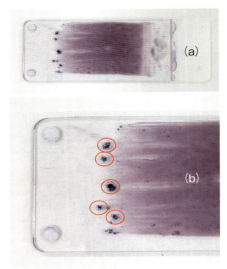

図1.2.8 標本に見られる骨髄小組織
(a) 全体像，(b) 拡大像。

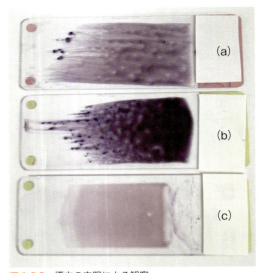

図1.2.9 標本の肉眼による観察
(a) 異常蛋白増加症，(b) 有核細胞増加症例，(c) 健常人末梢血。

薄層骨髄塗抹標本観察の順序は以下のようである。それぞれの観察の注意点について簡単に概説する。

(1) 標本の目視での観察

作製された標本でまず行うことは骨髄小組織（図1.2.8）が存在するかの確認である。骨髄小組織が存在すれば骨髄が採取された証拠でもある。骨髄小組織が見られない場合は骨髄が採取されていないか末梢血の混入が考えられる。また，標本に脂肪滴などが見られれば骨髄が採取されている。脂肪滴が大量に認められれば再生不良性貧血が疑われる。

普通染色された標本で標本全体がやや青みが強く見えるときは，たとえば白血病のような有核細胞数の増加や形質細胞骨髄腫のような血中蛋白（とくにγグロブリン）の増加が考えられる（図1.2.9）。

以上のように普通染色を施行した標本を肉眼で観察するだけでも骨髄の採取状況などの情報が得られるので必ず観察することを心がける。

(2) 弱拡大（×100・×200）による観察

弱拡大の観察は骨髄標本観察の最も重要な作業である。骨髄標本観察の70％を費やすくらい時間をかけて観察する。弱拡大観察の最大の目的はその標本が骨髄を評価するに値するか否かの判断である。

細胞の分布状況から骨髄が採取されているのか，末梢血の混入があるのかの判断を行う。通常，普通染色は2枚以上染色するが，すべての標本を観察する。標本の引き終わりには大型細胞が集まりやすく貪食像なども見受けられる。また，固形がんやリンパ腫の転移疑いで骨髄検査が行われた場合は標本の隅から隅まで観察することが重要である。

(3) 中拡大（×200・×400）による観察

骨髄標本の中拡大での観察の最大の目的は造血細胞の成熟状況を見ることである。多くの細胞を観察しその標本での特徴や異常所見など大まかな状況を把握することに専念する。また，骨髄標本分類のための適切な細胞観察場所を確認する。適切な場所は末梢血と同様赤血球が均等に分布し，赤血球が2個重なっているのが50％以下の部分とする。しかし，骨髄塗抹標本は末梢血塗抹標本と異なり細胞の分布が均一でない。図1.2.10に示すようにむらがあり，細胞の多く存在するラインとほとんど細胞が見られないラインがある。細胞が少ないラインは末梢血で希釈されている可能性があるので正確な細胞分類ができないことが推察される。したがって図1.2.11に示すような小骨髄片から流れ出た部分で細胞の観察やカウントを行うことを推奨する。

以下に観察のポイントを概説する。

①細胞密度の状況

骨髄検査では塗抹標本以外に有核細胞数や巨核球数などのカウントを行うが，その値と標本の細胞密度に矛盾がないか確認する。また，末梢血の血球数と矛盾がないか確認する。低形成の場合は骨髄小組織を探しその周辺の細胞の状況を確認し，末梢血の混入なのか本当に骨髄が低形成なのか判断する（図1.2.12a, b）。有核細胞数や骨髄の細胞密度の把握は凝固した骨髄穿刺液試料を病理検査へ依頼し，組織切片によるHematoxylin-Eosin染色（HE染色）標本で行うことが推奨される（図1.2.12d, e）。また，圧挫伸展標本を作製しておくと，塗抹標本に細胞が少なくても圧挫伸展標本の骨髄小組織を参考にできるので推奨する（図

📝 **用語** ヘマトキシリン・エオシン染色（Hematoxylin-Eosin染色；HE染色）

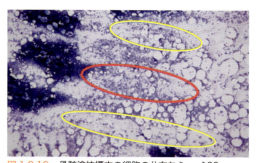

図1.2.10 骨髄塗抹標本の細胞の分布むら ×100 MG染色
黄丸は細胞の薄い部分，赤丸は細胞の多い部分。

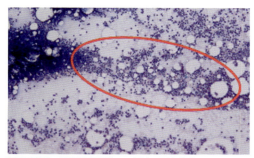

図1.2.11 観察推奨部位 ×200 MG染色

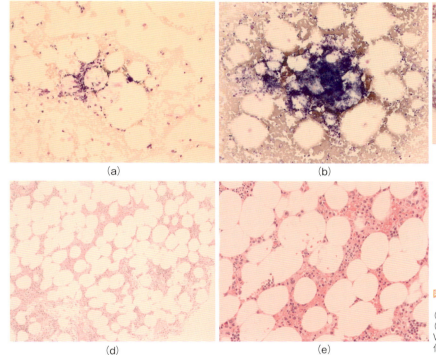

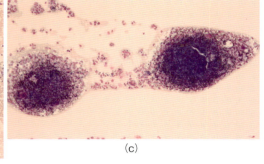

図1.2.12 骨髄小組織（particle）による骨髄細胞密度の把握
(a) 低形成（×100 Wright-Giemsa染色），(b) 正形成（×100 Wright-Giemsa染色），(c) 過形成（×100 Wright-Giemsa染色），(d) 低形成（×100 HE染色），(e) 低形成（×200 HE染色）

1.2.12）。

②顆粒球系細胞の把握

顆粒球，とくに好中球系細胞について幼若細胞から成熟細胞まで正常な成熟過程が整っているかを確認する。

③赤芽球系細胞の把握

顆粒球系細胞と同様，正常な成熟過程が整っているかを確認する。

④顆粒球系細胞と赤芽球系細胞の増殖状況の把握

顆粒球と赤芽球のおおよその比率〔顆粒球：赤芽球比（M：E）＝2～3：1〕の把握を行う。芽球の数，造血細胞の増殖状況や成熟状況の観察も行いながらだいたいのM：Eを推定しておく。

⑤異常細胞出現の把握

白血病細胞，がん細胞などの腫瘍細胞や細胞質に多量の空胞を認める異常なマクロファージの出現があるか，病原体の有無について確認する。

⑥間質細胞の把握

マクロファージ，線維芽細胞や肥満細胞の増加や形質細胞の増加があるかの確認を行う。

（4）強拡大（×600～×1,000）による観察

細胞観察の基本的な着眼点は細胞の大きさ，核のクロマチン構造，核小体，細胞質，顆粒である。

各細胞系列の成熟過程，異形成，異常細胞の検出とその細胞形態の観察を行う。正常骨髄の顆粒球系および赤芽球系の各成熟段階の鑑別は，日本検査血液学会が提唱している分類基準を参考にするとよい。また異形細胞の観察は，厚生労働省特発性造血障害に関する調査研究班「骨髄異形成症候群における形態学的異形成に基づく診断確度区分（第2版）」を参照されたい。

中拡大で適切な細胞観察場所を確認したら強拡大で骨髄像の百分率算定を行う。繰り返しになるが，手順は末梢血の白血球と違い観察場所は図1.2.11に示す部分から下流で細胞判定が可能な場所を選択する。骨髄標本では細胞数が多いため最低500個はカウントし百分率算定する。

1章 末梢血と骨髄標本の観察方法

骨髄検査所見用紙

症例No. _____　　提出者 _____

記入方法：該当する所見を〇で囲んでください。囲み用〇（　　　）〇［　　　　　］には所見を記入してください。

標本観察所見

1. 標本の評価　　　　良好　　　不良（理由：　　　　　　　　　　　　　　　　　　　　）
2. 細胞密度　　　　　無形成　　低形成　　正形成　　過形成
3. 脂肪滴　　　　　　減少　　　正常　　　増加
4. 骨髄巨核球　　　　著減　　　減少　　　正常　　　増加
5. M／E比　　　　　　低　　　　正　　　　高
6. 各細胞系統について
    1) 顆粒球系
        - (1) 分布密度　　　減少　　正常　　増加
        - (2) 成熟分化　　　正常　　異常
        - (3) 芽球細胞　　　正常　　増加
        - (4) 形態異常　　（　あり　・　なし　）　過分葉好中球（ − + ）　脱顆粒（ − + ）　デーレ小体（ − + ）
            - ペルゲル核異常・低分葉好中球（ − + ）　小型好中球（ − + ）　巨大好中球（ − + ）
            - 輪状核好中球（ − + ）　二核骨髄球（ − + ）　中毒性顆粒（ − + ）　空胞化（ − + ）
        - (5) 異形成の合計　　　　1+　10%未満　　2+　10〜50%未満　　3+　50%以上
            - ペルゲル核異常　　　1+　10%未満　　2+　10〜50%未満　　3+　50%以上
            - 脱顆粒　　　　　　　1+　10%未満　　2+　10〜50%未満　　3+　50%以上
        - (6) その他・特記事項
    2) 赤芽球系
        - (1) 分布密度　　　減少　　正常　　増加
        - (2) 形態異常　　（　あり　・　なし　）　巨赤芽球（様）変化（ − + ）
            - 多核赤芽球（ − + ）　核辺縁不整（ − + ）　核融解像（ − + ）　核断片化（ − + ）
            - 核間架橋（ − + ）　細胞質の狭小化（ − + ）　空胞化（ − + ）
        - (3) 異形成の合計　　　　1+　10%未満　　2+　10〜50%未満　　3+　50%以上
        - (4) その他・特記事項
    3) 巨核球・血小板系
        - (1) 巨核球形態　（　あり　・　なし　）　微小巨核球（ − + ）
            - 小型巨核球（ − + ）　単核巨核球（ − + ）
            - 分離多核巨核球（ − + ）　幼若巨核球（ − + ）
        - (2) 血小板産生像　　減少　　正常　　増加
        - (3) 異形成の合計　　　　1+　10%未満　　2+　10〜50%未満　　3+　50%以上
        - 微小巨核球　　　　　　1+　10%未満　　2+　10〜50%未満　　3+　50%以上
        - (4) その他・特記事項
    4) リンパ球系・その他
        （所見自由記載）
7. 異常細胞の出現あり
    1) 形態的特徴
        - (1) 細胞の大きさ　　小　　　中　　　大　　（正常小リンパ球を小、好中球を中とする）
        - (2) N/C比　　　　　<60%　　60〜80%　　>80%
        - (3) 核の形状（不整、切れ込みなどの有無を記載する）
        - (4) クロマチンの性状　網状繊細　　顆粒状　　粗剛　　塊状
        - (5) 核小体　　　　　不明瞭　　明瞭　　（明瞭の場合、特記すべき事あれば記載する）
        - (6) 細胞質　　1) 好塩基性　　強い　　弱い
            - 2) 顆粒（顆粒の大きさ、色調、大体の個数を記載）
            - 3) 細胞質辺縁　　不整　　不明瞭　　偽足様突起
            - 4) その他の構造
        - (7) その他（集簇性の有無など）
8. 細胞所見・考察（細胞所見のまとめ、診断根拠となる他の検査所見、考えられる疾患名、追加すべき検査と期待される結果など）

_____
_____
_____
_____
_____
_____
_____
_____
_____
_____

2017.08.11

図 1.2.13　骨髄検査所見用紙

〔日本検査血液学会ホームページ（http://jslh22.umin.jp/kotuzuishoken.pdf）より〕

(5) 分析結果の評価

　分析・解析報告書はできる限り速やかに送付するよう心がける。結果の遅れは臨床診断の遅れや治療開始の遅延となることもある。報告書の内容は前述した骨髄像の評価をまとめたものでよい。

　所見記載用に日本検査血液学会から推奨されている骨髄所見用紙を示す（図1.2.13）。学会のホームページ（http://jslh22.umin.jp/kotuzuishoken.pdf）からダウンロードできるので使用されたい。また，適宜改訂されるため最新版を使用する。

　骨髄標本の所見は，上記の所見用紙に沿って各細胞系列の増減，細胞形態の異形成や形態的特徴を記載する。また全血球計算（CBC），凝固検査，生化学検査などの末梢血液検査所見を含め評価する。さらに骨髄標本所見から必要とされる追加検査としてMPO染色，Fe染色，エステラーゼ染色などの特殊染色，細胞表面形質解析，染色体検査，遺伝子検査などを進める。

［荒井智子］

用語　全血球計算（complete blood count；CBC），MPO染色（myeloperoxidase；MPO）

参考文献

1) 日本検査血液学会ホームページ　http://jslh2.kenkyuukai.jp/special/index.asp?id=20884
2) 坂場幸治，高見昭良，他：「血球形態標準化小委員会報告―2019年の提言」，日本検査血液学会雑誌，2019；20：465-496.
3) 日本検査血液学会ホームページ　http://jslh22.umin.jp/kotuzuishoken.pdf
4) 日本臨床衛生検査技師会（監）：JAMT技術教本シリーズ　血液検査技術教本　第2版，丸善出版，2019.
5) 奈良信雄，他：最新臨床検査学講座　血液検査学　第2版，医歯薬出版，2021.
6) 日本検査血液学会（編）：スタンダード検査血液学　第4版，医歯薬出版，2021.

2章 正常細胞

章目次

2.1：正常細胞の概要 …………… 26

2.2：赤芽球系 …………………… 29

2.3：顆粒球系 …………………… 31
    2.3.1 好中球系
    2.3.2 好酸球系
    2.3.3 好塩基球系

2.4：単 球 ……………………… 36

2.5：リンパ球系 ………………… 37
    2.5.1 リンパ球
    2.5.2 異型リンパ球（反応性リンパ球）

2.6：巨核球系 …………………… 39

2.7：形質細胞 …………………… 41

2.8：造血微小環境 ……………… 42

2.9：分裂像 ……………………… 43

SUMMARY

　健常成人の血液細胞（血球）の産生の場はおもに骨髄であり，血液細胞は自己複製能力とすべての血球系へ分化する能力を併せもつ造血幹細胞を起源とする。造血幹細胞は各血球系の前駆細胞へと分化したあと，骨髄間質細胞などとの直接的な細胞接触やそれらの細胞が産生する造血因子の作用を受けて各血球系成熟細胞へと分化・増殖・成熟する。

　血液細胞に異常をきたす疾患の早期発見や診断および経過観察を行うためには，普通染色による血液塗抹標本の細胞形態観察が必要不可欠であり，正常細胞の形態を知っておくことも必要である。さらに形態観察の第一歩は染色の良し悪しの判定から始まることも忘れてはいけない。

　普通染色による血液塗抹標本で血液細胞の種類や形態異常を再現性よく識別するためには，①細胞の大きさ，②核形態と核の位置（ポジション），③N/C比，④クロマチン構造，⑤核小体，⑥顆粒，⑦細胞質の色調の7つのポイントを意識し，その所見を見る習慣をつけることが重要である。

2.1　正常細胞の概要

● **1. 赤芽球系**（2.2 節 p.29〜31 参照）

赤芽球系の分化過程は，前赤芽球，好塩基性赤芽球，多染性赤芽球，正染性赤芽球に分類することができる。

(1) 前赤芽球

直径は20〜25μmで，N/C比は60〜70%程度である。核の位置は比較的中央に位置し，クロマチン構造は細顆粒状から顆粒状で，核小体を認めることが多く，核小体は濃紫色に染まる。細胞質は濃青色で，狭く明瞭な核周明庭を認める。

(2) 好塩基性赤芽球

直径は16〜20μmで，N/C比は50〜60%程度である。核の位置は比較的中央に位置し，クロマチン構造は顆粒状で核小体は認められない。細胞質は濃青色で，前赤芽球に比べて濃く，核周明庭を認めることもある。

(3) 多染性赤芽球

直径は12〜18μmで，N/C比は40〜50%程度である。核の位置は比較的中央に位置し，クロマチン構造は粗大で一部塊状で核小体は認められない。細胞質は灰青色から橙紅色（ヘモグロビン色調）を呈する。

(4) 正染性赤芽球

直径は8〜10μmで，N/C比は20〜30%程度である。核の位置は比較的中央に位置するが偏在することもある。クロマチン構造は濃縮し構造は見られず，核小体は認められない。細胞質は正常赤血球と同じ色調を呈する。

● **2. 顆粒球系**（2.3 節 p.31〜35 参照）

顆粒球系の分化過程は，骨髄芽球，前骨髄球，骨髄球，後骨髄球を経て，成熟好中球の桿状核球，分葉核球に分類することができる。

(1) 骨髄芽球（typeⅠ blast・typeⅡ blast）

typeⅠ blast：直径は10〜15μmで，N/C比は60〜80%程度である。核の位置はやや中央に位置し，クロマチン構造は網状繊細で核小体が認められ，やや白みがかる。細胞質は青色でアズール顆粒（一次顆粒）は認めない。

typeⅡ blast：直径は10〜15μmで，N/C比は60〜80%程度である。核の位置はやや中央に位置し，クロマチン構造は網状繊細で核小体が認められ，やや白みがかる。細胞質は青色でアズール顆粒（一次顆粒）を認める。

(2) 前骨髄球

直径は15〜20μmで，N/C比は50〜70%程度である。核の位置は偏在し，クロマチン構造は繊細で，骨髄芽球に比較しやや粗剛で核小体を認めることが多い。細胞質は青色で，アズール顆粒（一次顆粒）および明瞭なゴルジ野を認める。

(3) 骨髄球

直径は12〜20μmで，N/C比は30〜50%程度である。核の形態は類円形で，クロマチン構造は粗剛で核小体は認められない。細胞質は特異顆粒（二次顆粒）を認めるが，細胞質の青色が薄れアズール顆粒（一次顆粒）が残存している場合もある。

(4) 後骨髄球

直径は12〜18μmで，N/C比は20〜40%程度である。核の形態は陥凹を認め，核の長径と短径の比は3：1未満とされる。クロマチン構造は粗剛で一部塊状，核小体は認められない。細胞質はほとんどが特異顆粒（二次顆粒）で占められている。

(5) 好中球桿状核球

直径は12〜15μmで，核の長径と短径の比率が3：1以上，かつ，核の最小幅部分が最大幅部分の1/3以上で長い曲がった核をもつ。桿状核球と分葉核球の目視鑑別は，適切な塗抹染色標本を用いて原則として倍率400倍の鏡検で判定する。なお桿状核球と分葉核球のクロマチン構造はいずれも粗剛である。

📝 **用語**　赤芽球系（erythroid series），前赤芽球（proerythroblast），核／細胞質比（nuclear/cytoplasm ratio；N/C 比），好塩基性赤芽球（basophilic erythroblast），多染性赤芽球（polychromatic erythroblast），正染性赤芽球（orthochromic erythroblast），顆粒球系（myeloid series），骨髄芽球（myeloblast），前骨髄球（promyelocyte），骨髄球（myelocyte），後骨髄球（metamyelocyte），桿状核球（band form），分葉核球（segmented form）

(6) 好中球分葉核球

直径は12～15μmで，核は2～5個に分葉する。分葉した核の間は核糸でつながるが，核の最小幅部分が十分に狭小化した場合は核糸形成が進行したとみなして分葉核球と判定する。実用上400倍にて，核の最小幅部分が最大幅部分の1/3未満，あるいは，赤血球直径の1/4（約2μm）未満であれば核糸形成とみなす。また，核が重なり合って分葉核球か桿状核球か明確でないときは分葉核球と判定する。クロマチン構造は結節状に見られ粗剛である。細胞質は淡橙赤色を呈し，赤褐色や紫紅色の0.2～0.4μmの小さな特異顆粒（二次顆粒）を多数認める。核の重なりやキノコ様核，団子様核を認めた場合も分葉核球とする（『血液検査技術教本 第2版』p262 付録参照）。

(7) 好酸球

幼若好酸球については，分類が必要なときは好中球の核の形態変化に準じ，好酸性骨髄球，好酸性後骨髄球に分類する。成熟好酸球については，直径は13～15μmで核は通常2分葉しており，細胞質には粗大顆粒（0.5～0.7μm）の橙赤色に染まる好酸性顆粒が充満している。

(8) 好塩基球

幼若好塩基球については，好塩基性顆粒を有する細胞は分類するのが難しいので好塩基球と一括して分類する。成熟好塩基球については，直径は10～13μmで核の輪郭が不鮮明なことが多く，細胞質には1～2μm（粗大粒状）の暗青紫色に染まる好塩基性顆粒を多数もっている。この顆粒は核に重なって存在することが多く，水溶性のため普通染色上空胞化が見られることがある。

3. 単球 (2.4節 p.36参照)

単球系の分化過程は，単芽球，前単球，単球の3段階に分類することができる。単芽球や前単球は正常の骨髄では観察する機会は少ないため単球性白血病の同定基準が参考になるが，正常細胞にあてはめて観察するのは難しいと考える。

単芽球の直径は16～22μmで，N/C比は60～80％程度である。核の形態は円形または類円形，クロマチン構造は繊細で，核小体は明瞭である。細胞質は青色を呈する。

前単球では，核の形態は類円形から切れ込みや陥凹傾向を認め，クロマチン構造は繊細で核小体を認めることが多い。細胞質の青色は薄くなり，微細なアズール顆粒を認める。

成熟単球の直径は15～20μmで，核の形態は馬蹄形ないし腎臓形で切れ込みをもった核形不整が特徴であり，クロマチンは微細網状（レース状）である。細胞質は灰青色を呈し，0.05～0.2μmの微細なアズール顆粒と空胞を認めることがある。

4. リンパ球系 (2.5節 p.37～38参照)

リンパ球の直径は9～16μm（赤血球直径の2倍程度まで）で，細胞質は比較的広いものから狭いものまである。色調は淡青色から青色を呈し，アズール顆粒を認める場合がある。核は類円形で，軽微な変形を伴うこともある。クロマチン構造は集塊を形成し，クロマチン構造が明らかでない。

反応性リンパ球とはウイルス感染など外敵からの抗原刺激によって活性化され幼若化したリンパ球のことで，刺激に反応して形態変化したものと考えられる。従来，異型リンパ球とよばれてきたが，近年では反応性リンパ球とよぶようになってきている。

反応性リンパ球は直径16μm以上（赤血球直径の2倍程度以上または好中球の直径程度以上）で，細胞質は比較的広い。色調はリンパ球に比べて好塩基性（青色）が強く，アズール顆粒や空胞を認める場合がある。核は類円形，時に変形を呈する。クロマチン構造は濃縮しているがリンパ球に近いものからクロマチンの凝集塊が明瞭に見られるものまで認められる。核小体が認められるものもある。なお，同様の核，細胞質の特徴を示すが，直径が16μm未満の細胞が混在することもあり，それらの細胞については周囲の反応性リンパ球と比較のうえ，同様に分類してよい。

5. 巨核球系 (2.6節 p.39～40参照)

巨核球系の分化過程は，巨核芽球，前巨核球を経て巨核球に成熟し，成熟した巨核球は血小板を産生する。巨核球の核分裂は2Cから4C，8C，16C，32C，64Cと分裂するが，細胞質は分裂せずに細胞内分裂を行い巨大化する。

巨核芽球は光学顕微鏡での定義は2通りあり，①DNA量が2～4Cで顆粒を認めないもの，②DNA量が4～32C相当の大型な細胞で，細胞質は好塩基性（青色）が強くアズール顆粒を認めないものをいう場合がある。直径は20～60μmで，N/C比は80％と高い。

前巨核球の直径は30～100μmで，巨核芽球より成熟が進んだ変化を示し，核は大型で切れ込み，陥凹，分葉が見られる。細胞質は青色が薄くなるが残っており，微細なア

用語 好酸球（eosinophil），好塩基球（basophil），単球（monocyte），単芽球（monoblast），前単球（promonocyte），リンパ球系（lymphocyte series），反応性リンパ球（reactive lymphocyte），異型リンパ球（atypical lymphocyte），巨核球系（megakaryocyte series），細胞内分裂（endomitosis）

ズール顆粒を認める。

巨核球の直径は35〜160μmで，巨大な細胞である。核は不整で分葉を示す。細胞質は成熟すると好塩基性（青色）はなくなり，アズール顆粒が細胞質いっぱいに産生される。

● 6. 形質細胞 (2.7節 p.41 参照)

直径は9〜20μmで，Bリンパ球が分化した細胞である。細胞質内のリボソームで免疫グロブリンを産生するため，細胞質は好塩基性（青色）が強い。また，ゴルジ装置が発達しているため核の周りが一方向に明るく見える核周明庭が特徴である。クロマチン構造は濃縮し，車軸状に見え，一見赤芽球のクロマチン構造に似ている。

● 7. 造血微小環境 (2.8節 p.42 参照)

造血細胞は骨髄間質細胞などとの直接的な細胞間接触やそれらの細胞が産生する造血因子の作用を受けて増殖・分化する。これらの造血に適した環境を造血微小環境とよび，それらの細胞には造骨細胞，破骨細胞，マクロファージ，脂肪細胞などが存在する。

(1) 造骨細胞

骨を形成する細胞で外観は形質細胞に似ているが，嫌色庭とよばれる好塩基性の淡い部分と少数の顆粒を有する辺縁不整な大型細胞である。核は円形ないし卵円形で位置は偏在し，細胞質から飛び出したように見えることが多いのが特徴である。

(2) 破骨細胞

骨の溶解や吸収を行う細胞で，外観は巨核球に似ているが，多核で不鮮明な細胞質と大小不同のアズール顆粒を有する巨大細胞である。複数のマクロファージが互いに融合して巨大細胞化すると考えられている。

(3) マクロファージ

異物を貪食し，消化・殺菌する能力を有する大型細胞である。核は円形ないし類円形でクロマチン構造はスポンジ様で核小体を認めることがある。細胞質は広く淡青色で青い顆粒や空胞形成を認めることがあり，細胞質に長い突起が見られることもある。

(4) 肥満細胞

ヘパリンやヒスタミンを産生する細胞で，細胞質内に均一な好塩基性顆粒が充満している。

(5) 脂肪細胞

脂肪を産生・貯蔵・放出する細胞で，核は楕円形で細胞質が広く大型な細胞である。核は円形ないし類円形で位置は偏在または中央に認められることがある。クロマチン構造は粗剛で核小体は見られないものが多い。

● 8. 分裂像 (2.9節 p.43 参照)

細胞分裂は，1個の細胞が2個以上の細胞に分かれる現象で，初めに核分裂が起こり，続いて細胞質分裂によって完了する。核分裂は普通，染色体の変化，紡錘糸の出現など複雑な有糸分裂を経て行われ，細胞周期には間期，前期，中期，後期，終期がある。

［新保　敬］

用語　形質細胞（plasma cell），造血微小環境（hematopoietic microenvironment），造骨細胞（osteoblast），破骨細胞（osteoclasts），マクロファージ（macrophage），肥満細胞（mast cell），脂肪細胞（fat cell），分裂像（mitotic）

参考文献

1) 日本臨床衛生検査技師会血液検査研究班（編）：新血液細胞アトラス―細胞分類の基礎と特殊染色，日本臨床衛生検査技師会，2007.
2) 日本臨床衛生検査技師会（監）：JAMT技術教本シリーズ　血液検査技術教本　第2版，丸善出版，2019.
3) 日本検査血液学会　標準化委員会ホームページ　http://www.jslh-sc.com
4) 阿南建一，他：エビデンス血液形態学，近代出版，2014.

2.2 赤芽球系

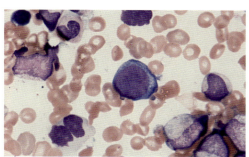

図 2.2.1　前赤芽球（骨髄）　×400　MG染色
赤芽球系のなかで最も幼若で大きな細胞である。直径は20〜25μmで，N/C比は60〜70%程度である。核の位置は比較的中央に位置する。

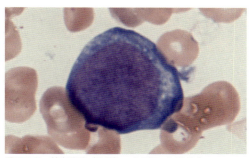

図 2.2.2　前赤芽球（骨髄）　×1,000　MG染色
直径は約22μmで，クロマチン構造は細顆粒状で核小体を認め，濃紫色に染まる。細胞質は濃青色で，狭く明瞭な核周明庭を認める。

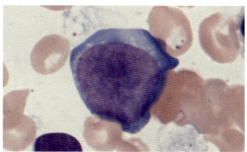

図 2.2.3　前赤芽球（骨髄）　×1,000　MG染色
直径は約20μmで，核はほぼ円形，大きな核小体を認める。細胞質内には多数のポリリボソームが分布し，濃青色を呈する。

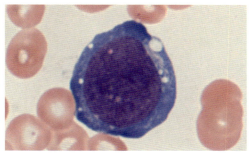

図 2.2.4　前赤芽球（骨髄）　×1,000　MG染色
直径は約25μmで，核の位置は中央に位置し，クロマチン構造は細顆粒状で核小体を認める。細胞質には狭く明瞭な核周明庭を認める。

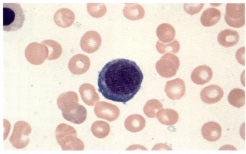

図 2.2.5　好塩基性赤芽球（骨髄）　×400　MG染色
直径は16〜20μmで，N/C比は50〜60%程度である。核の位置は比較的中央に位置し，クロマチン構造は顆粒状で核小体は認められない。

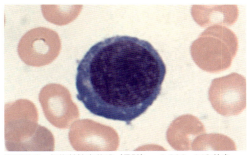

図 2.2.6　好塩基性赤芽球（骨髄）　×1,000　MG染色
直径は約18μmで，前赤芽球に比べクロマチンの凝集が明瞭となり，核小体は小型化し輪郭は不明瞭となる。

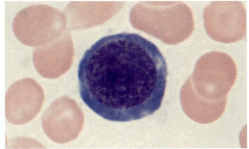

図 2.2.7　好塩基性赤芽球（骨髄）　×1,000　MG染色
直径は約16μmで，前赤芽球に比べクロマチンの凝集が明瞭となり，核小体は小型化し輪郭は不明瞭となる。

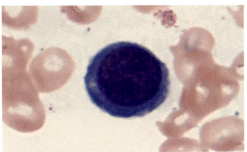

図 2.2.8　好塩基性赤芽球（骨髄）　×1,000　MG染色
直径は約16μmで，クロマチンの凝集が明瞭である。細胞質内は濃青色で，前赤芽球に比べて濃く，核周明庭も認める。

用語　メイ-グリュンワルド・ギムザ二重染色（May-Grünwald Giemsa 二重染色；MG染色）

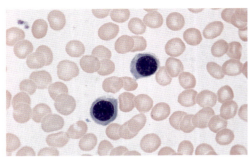

図2.2.9　多染性赤芽球（骨髄）　×400　MG染色
直径は12～18μmで、N/C比は40～50％程度である。核の位置は比較的中央に位置し、クロマチン構造は粗大で一部塊状、核小体は認めない。

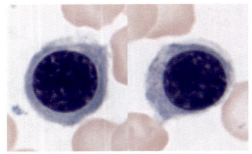

図2.2.10　多染性赤芽球（骨髄）　×1,000　MG染色
細胞質は、青色が薄くなり、灰青色から橙紅色（ヘモグロビン色調）を呈する。

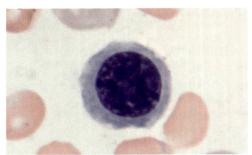

図2.2.11　多染性赤芽球（骨髄）　×1,000　MG染色
直径は約14μmで、核の位置は比較的中央に位置し、クロマチン構造は粗大で一部塊状、核小体は認めない。

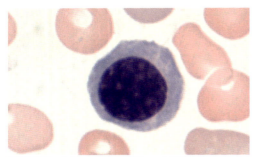

図2.2.12　多染性赤芽球（骨髄）　×1,000　MG染色
直径は約12μmで、核の位置は比較的中央に位置し、クロマチン構造は粗大で一部塊状、細胞質は淡青色から橙紅色（ヘモグロビン色調）を呈する。

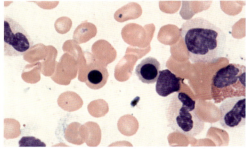

図2.2.13　正染性赤芽球（骨髄）　×400　MG染色
直径は8～10μmで、N/C比は20～30％程度である。核の位置は比較的中央に位置するが偏在することもある（中央左の細胞）。

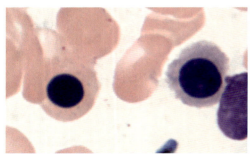

図2.2.14　正染性赤芽球（骨髄）　×1,000　MG染色
クロマチン構造は濃縮し構造は見られず、核小体は認めない。細胞質は正常赤血球と同じ色調を呈する（左の細胞）。右は多染性赤芽球である。

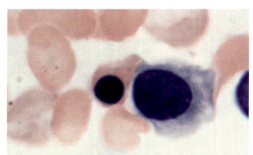

図2.2.15　正染性赤芽球（骨髄）　×1,000　MG染色
直径は約8μmで、N/C比は30％程度である。核の位置が偏在して脱核直前と思われる（中央左の細胞）。

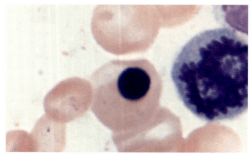

図2.2.16　正染性赤芽球（骨髄）　×1,000　MG染色
直径は約10μmで、クロマチン構造は濃縮し構造は見られず、核の位置が偏在している。細胞質は正常赤血球と同じ色調を呈する。

［新保　敬］

2.3 顆粒球系

2.3.1 好中球系

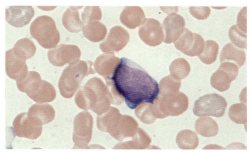

図 2.3.1　骨髄芽球（type I blast）（骨髄）　×400　MG 染色
直径は 10〜15μm で，N/C 比は 60〜80％程度である。クロマチン構造は網状繊細で核小体を有し，やや白みがかる。

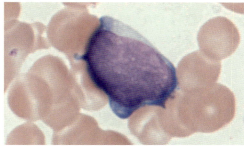

図 2.3.2　骨髄芽球（type I blast）（骨髄）　×1,000　MG 染色
直径は約 15μm で，クロマチン構造は網状繊細で核小体が認められ，細胞質は青色でアズール顆粒（一次顆粒）は認めない。

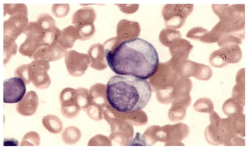

図 2.3.3　骨髄芽球（type II blast）（骨髄）　×400　MG 染色
直径は約 15μm で，N/C 比は 60％程度である。クロマチン構造は網状繊細で核小体を認める。やや白みがかる。細胞質は青色でわずかながらアズール顆粒（一次顆粒）を認める。

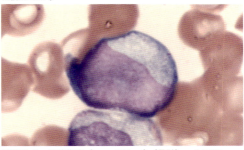

図 2.3.4　骨髄芽球（type II blast）（骨髄）　×1,000　MG 染色
直径は約 15μm で，N/C 比は 60％程度である。クロマチン構造は網状繊細で核小体が認められ，やや白みがかる。細胞質は青色でわずかながらアズール顆粒（一次顆粒）を認める。

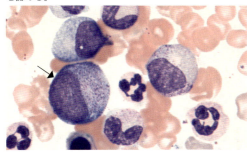

図 2.3.5　前骨髄球（骨髄）　×400　MG 染色
直径は 15〜20μm で，N/C 比は 50〜70％程度，核の位置は偏在し，クロマチン構造は繊細で，骨髄芽球に比べやや粗剛である。

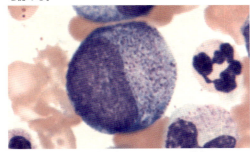

図 2.3.6　前骨髄球（骨髄）　×1,000　MG 染色
直径は約 20μm で，N/C 比は 50％程度，核の位置は偏在し，核小体を認める。細胞質は青色で，アズール顆粒（一次顆粒）および明瞭なゴルジ野を認める。

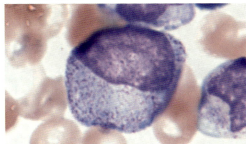

図 2.3.7　前骨髄球（骨髄）　×1,000　MG 染色
直径は約 20μm で，クロマチン構造は骨髄芽球に比較しやや粗剛だが核小体を認める。細胞質は青色で，アズール顆粒（一次顆粒）および明瞭なゴルジ野を認める。

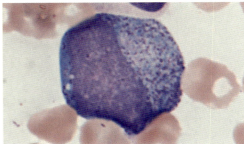

図 2.3.8　前骨髄球（骨髄）　×1,000　MG 染色
N/C 比は 60％程度で核の位置は偏在し，クロマチン構造は繊細で核小体を認める。細胞質は青色で，アズール顆粒（一次顆粒）および明瞭なゴルジ野を認める。

2章　正常細胞

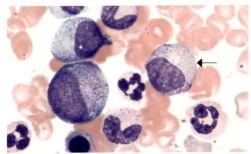

図 2.3.9　骨髄球（骨髄）　×400　MG染色
直径は 12〜20μm で，N/C 比は 30〜50％程度である。核の形態は類円形で，クロマチン構造は粗造で核小体は認めない。

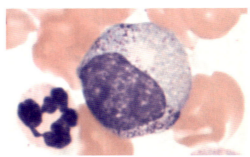

図 2.3.10　骨髄球（骨髄）　×1,000　MG染色
直径は約 20μm で，N/C 比は 50％程度，細胞質は特異顆粒（二次顆粒）を認めるが，細胞質の青色が薄れアズール顆粒が残存している。

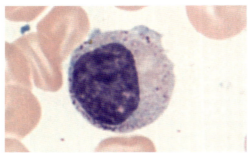

図 2.3.11　骨髄球（骨髄）　×1,000　MG染色
直径は約 15μm で，N/C 比は 50％程度である。核の形態は類円形，クロマチン構造は粗剛で核小体は認めない。細胞質は特異顆粒（二次顆粒）を認める。

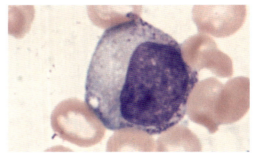

図 2.3.12　骨髄球（骨髄）　×1,000　MG染色
直径は約 15μm で，N/C 比は 50％程度である。クロマチン構造は粗剛で核小体は認めない。細胞質は特異顆粒（二次顆粒）を認める。

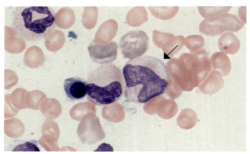

図 2.3.13　後骨髄球（骨髄）　×400　MG染色
直径は 12〜18μm で，N/C 比は 20〜40％程度である。核の形態は陥凹を認め，核の長径と短径の比は 3：1 未満である。

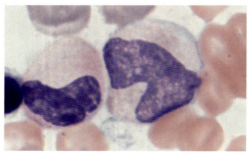

図 2.3.14　後骨髄球（骨髄）　×1,000　MG染色
直径は約 13μm で，N/C 比は 40％程度で，クロマチン構造は粗剛で核小体は認めない。細胞質はほとんどが特異顆粒（二次顆粒）で占められている。

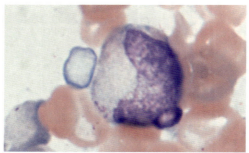

図 2.3.15　後骨髄球（骨髄）　×1,000　MG染色
直径は約 18μm，核の形態は陥凹を認め，核の長径と短径の比は 3：1 未満である。クロマチン構造は粗剛で一部塊状，核小体は認められない。細胞質はほとんどが特異顆粒（二次顆粒）で占められている。

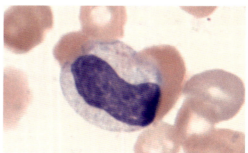

図 2.3.16　後骨髄球（骨髄）　×1,000　MG染色
直径は約 16μm，N/C 比は 35％程度，核の形態は陥凹を認め，核の長径と短径の比は 3：1 未満で細胞質はほとんどが特異顆粒（二次顆粒）で占められている。

2.3 | 顆粒球系

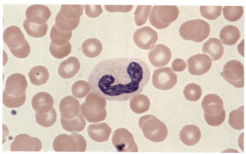

図 2.3.17　好中球桿状核球（末梢血）　×400　MG 染色
直径は 12〜15μm，クロマチン構造は粗剛で，核の長径と短径の比率が 3：1 以上，かつ，核の最小幅部分が最大幅部分の 1/3 以上で長い曲がった核をもつ。

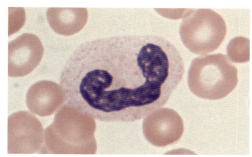

図 2.3.18　好中球桿状核球（末梢血）　×1,000　MG 染色
直径は約 15μm，核の長径と短径の比率が 3：1 以上，かつ，核の最小幅部分が最大幅部分の 1/3 以上で長い曲がった核をもつ。

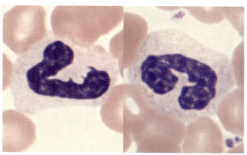

図 2.3.19　好中球桿状核球（末梢血）　×1,000　MG 染色
核の最小幅部分が最大幅部分の 1/3 以上で長い曲がった核をもち，どちらの細胞も核の重なり（キノコ状，団子状）を認めない。

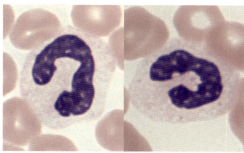

図 2.3.20　好中球桿状核球（末梢血）　×1,000　MG 染色
核の最小幅部分が最大幅部分の 1/3 以上で長い曲がった核をもち，どちらの細胞も核の重なり（キノコ状，団子状）を認めない。

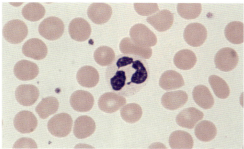

図 2.3.21　好中球分葉核球（末梢血）　×400　MG 染色
直径は 12〜15μm で，核は 2〜5 個に分葉し，分葉した核の間は核糸でつながる。核の最小幅部分が十分に狭小化した場合は，核糸形成が進行したとみなして分葉核球と判定する。

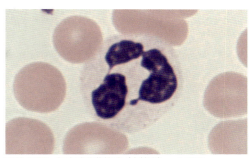

図 2.3.22　好中球分葉核球（末梢血）　×1,000　MG 染色
直径は約 15μm で，核は 3 個に分葉し，核糸でつながる。クロマチン構造は結節状に見られ粗剛である。細胞質は赤褐色や紫紅色の 0.2〜0.4μm の小さな特異顆粒（二次顆粒）を多数認め，淡橙赤色を呈する。

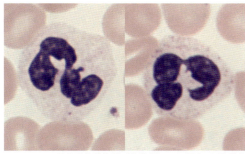

図 2.3.23　好中球分葉核球（末梢血）　×1,000　MG 染色
どちらの細胞も分葉した核の最小幅部分が最大幅部分の 1/3 未満であり赤血球直径の 1/4（約 2μm）未満である。細胞質は淡橙赤色を呈する。

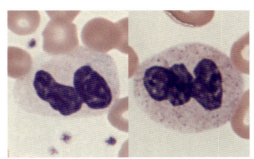

図 2.3.24　好中球分葉核球（末梢血）　×1,000　MG 染色
左の細胞はクロマチンが濃縮し，核の重なり（キノコ状）を認める。右の細胞はクロマチンは濃縮し，結節状に見られ粗剛であり，核の重なり（団子状）を認める。

2.3.2 好酸球系

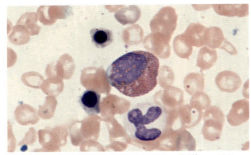

図 2.3.25 幼若好酸球（好酸性骨髄球；骨髄） ×400 MG 染色

幼若好酸球については、分類が必要なときは好中球の核の形態変化に準じ、好酸性骨髄球、好酸性後骨髄球に分類する。

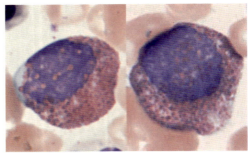

図 2.3.26 幼若好酸球（好酸性骨髄球；骨髄） ×1,000 MG 染色

核の形態は骨髄球と同様で、顆粒は粗大で青紫色を帯びたものから橙赤色に染まるものまでさまざまで、成熟好酸球と比べて暗く見える。

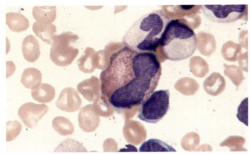

図 2.3.27 幼若好酸球（好酸性後骨髄球；骨髄） ×400 MG 染色

核の形態は後骨髄球と同様で、細胞質には成熟するにつれてエオシンで橙赤色に染まる丸く大きな好酸性顆粒が充満する。

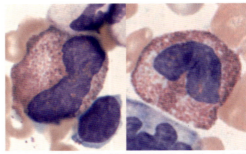

図 2.3.28 幼若好酸球（好酸性後骨髄球；骨髄） ×1,000 MG 染色

核の形態は陥凹を認め、細胞質にはまだ幼若な好酸性顆粒（青紫色）が残っているが、橙赤色に染まる丸く大きな好酸性顆粒が充満する。

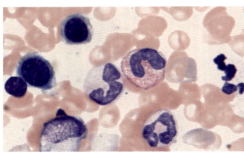

図 2.3.29 成熟好酸球（好酸性桿状核球；骨髄） ×400 MG 染色

核の形態は桿状核球と同様で、細胞質にはエオシンで橙赤色に染まる丸く大きな好酸性顆粒が充満し、原則として核を被い隠すことはない。

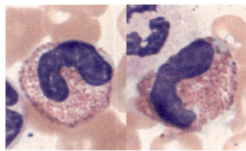

図 2.3.30 成熟好酸球（好酸性桿状核球；骨髄） ×1,000 MG 染色

核の形態は桿状核球と同様で、細胞質に橙赤色に染まる丸く大きな好酸性顆粒が充満する。ほんのわずかだが幼若な好酸性顆粒が残っている。

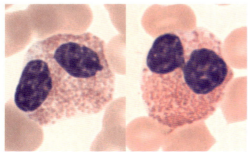

図 2.3.31 成熟好酸球（好酸性分葉核球；末梢血） ×1,000 MG 染色

核の形態は分葉核球と同様で、通常 2 核が多いが 3 核も稀に見られる。細胞質には粗大顆粒（0.5〜0.7μm）の橙赤色に染まる好酸性顆粒が充満している。

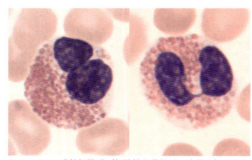

図 2.3.32 成熟好酸球（好酸性分葉核球；末梢血） ×1,000 MG 染色

直径は13〜15μmで、細胞質には粗大顆粒（0.5〜0.7μm）の橙赤色に染まる好酸性顆粒が充満し、幼若好酸球に比べて明るく見える。

2.3.3 好塩基球系

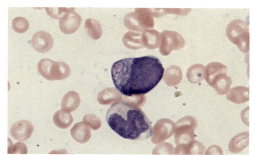

図2.3.33 幼若好塩基球（骨髄）×400　MG染色
好塩基性特異顆粒を有する細胞は核の輪郭が不鮮明であったり，厳密に成熟段階付けをするのは難しいため，好塩基球と一括して分類する。

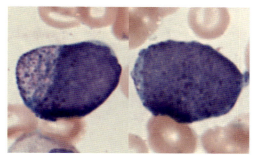

図2.3.34 幼若好塩基球（骨髄）×1,000　MG染色
核は円形または類円形で，N/C比は70〜90％，細胞質や核の上に暗紫色の顆粒を認めることから幼若好塩基球と考えられる。

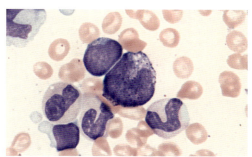

図2.3.35 幼若好塩基球（骨髄）×400　MG染色
直径は約18μmで，核の形態は陥凹を認め，クロマチン構造は粗剛で核小体は認めない。細胞質には暗紫色の大小さまざまな顆粒を認める。

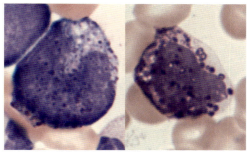

図2.3.36 幼若好塩基球（骨髄）×1,000　MG染色
核は陥凹を認め，クロマチン構造は粗剛で核小体は認めない。細胞質には暗紫色の顆粒を認めることから幼若好塩基球と考えられる。

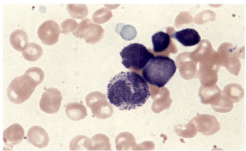

図2.3.37 成熟好塩基球（骨髄）×400　MG染色
大きさは好中球とほぼ同様の大きさで，核の形態が桿状核であり，細胞質には暗紫色の大きな顆粒を認めることから成熟好塩基球と考えられる。

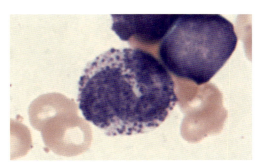

図2.3.38 成熟好塩基球（骨髄）×1,000　MG染色
直径は約13μmで，核の形態が桿状核であり，細胞質には暗紫色の大きな顆粒を認めることから成熟好塩基球と考えられる。

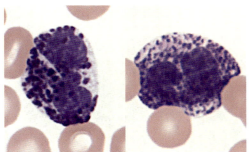

図2.3.39 成熟好塩基球（末梢血）×1,000　MG染色
直径は10〜13μmで，核の輪郭が不鮮明なことが多く，細胞質には1〜2μm（粗大顆粒）の暗紫色に染まる好塩基性顆粒を多数認め，核に重なって存在することが多い。

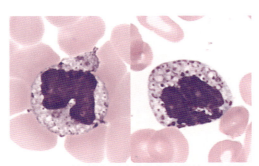

図2.3.40 顆粒が溶出した好塩基球（末梢血）×1,000　MG染色
好塩基性顆粒は水溶性のため，MG染色では顆粒が溶出して空胞に見えることがあるため，好中球と間違えないよう注意する必要がある。

［新保　敬］

2.4 単球

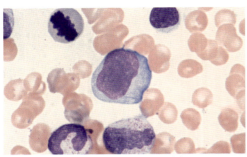

図 2.4.1　単芽球（骨髄）　×400　MG 染色
直径は 16〜22μm で，核は円形ないし類円形，クロマチン構造は繊細で核小体は明瞭である。骨髄芽球との鑑別は困難なことが多い。

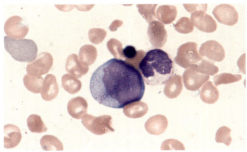

図 2.4.3　前単球（骨髄）　×400　MG 染色
核の形態は類円形，切れ込み，陥凹傾向を認め，クロマチン構造は繊細で核小体を認めることが多い。細胞質の青色は薄くなり，微細なアズール顆粒を認める。

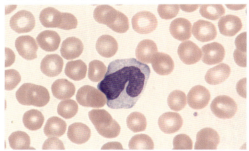

図 2.4.5　単球（末梢血）　×400　MG 染色
直径は 15〜20μm で，細胞質は灰青色を呈し，0.05〜0.2μm の微細なアズール顆粒と空胞を認めることがある。

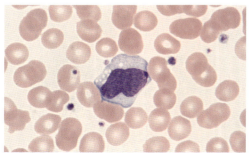

図 2.4.7　単球（末梢血）　×400　MG 染色
核の形態は馬蹄形ないし腎臓形で切れ込みをもった核形不整が特徴であり，クロマチンは微細網状（レース状）である。

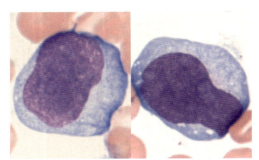

図 2.4.2　単芽球（骨髄）　×1,000　MG 染色
直径は約 22μm で，N/C 比は約 60％，核の形態は類円形，クロマチン構造は繊細で，核小体は明瞭である。細胞質は青色を呈し，アズール顆粒は認めない。

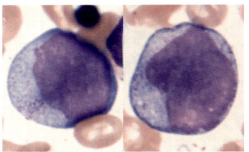

図 2.4.4　前単球（骨髄）　×1,000　MG 染色
直径は約 18μm，核の形態は切れ込みなど不整を認め，クロマチン構造は繊細で核小体を認める。細胞質の青色は薄くなり，微細なアズール顆粒を認める。

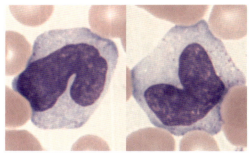

図 2.4.6　単球（末梢血）　×1,000　MG 染色
直径は約 20μm で，核の形態は馬蹄形ないし腎臓形で切れ込みをもった核形不整が特徴であり，クロマチンは微細網状（レース状）である。細胞質は灰青色を呈し，0.05〜0.2μm の微細なアズール顆粒を認める。

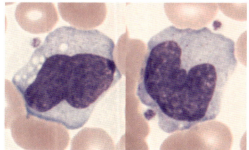

図 2.4.8　単球（末梢血）　×1,000　MG 染色
直径は約 20μm で，核の形態は馬蹄形ないし腎臓形で切れ込みをもった核形不整を認める。クロマチンは微細網状（レース状）である。細胞質は灰青色を呈し，0.05〜0.2μm の微細なアズール顆粒と空胞を認める。

［新保　敬］

2.5 リンパ球系

2.5.1 リンパ球

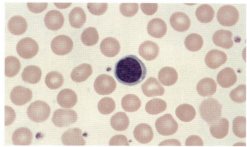

図 2.5.1　リンパ球（末梢血）　×400　MG 染色
直径は 9〜16μm で，細胞質は比較的広いものから狭いものまである。色調は淡青色から青色を呈する。

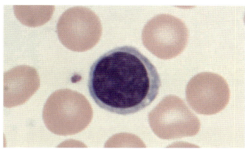

図 2.5.2　リンパ球（末梢血）　×1,000　MG 染色
直径は約 13μm で，細胞質は狭く青色を呈し，アズール顆粒は認めない。核は円形で，クロマチンは集塊を形成し，クロマチン構造が明らかでない。

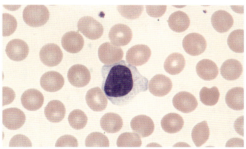

図 2.5.3　リンパ球（末梢血）　×400　MG 染色
色調は淡青色から青色を呈し，アズール顆粒を認める場合がある。核は類円形で，クロマチンは集塊を形成し，クロマチン構造が明らかでない。

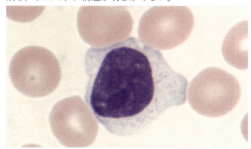

図 2.5.4　リンパ球（末梢血）　×1,000　MG 染色
直径は約 16μm で，細胞質は広く淡青色を呈し，微細なアズール顆粒を認める。核は類円形で，クロマチン構造は明らかでなく平坦である。

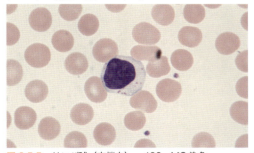

図 2.5.5　リンパ球（末梢血）　×400　MG 染色
細胞質にアズール好性の顆粒を 3 個以上有するリンパ球を顆粒リンパ球とよび，健常人では末梢血液リンパ球の 10〜15% を占めるとされる。

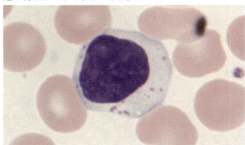

図 2.5.6　リンパ球（末梢血）　×1,000　MG 染色
直径は約 14μm で，細胞質は広く淡青色を呈し，明瞭なアズール顆粒を認める。核は類円形で，クロマチン構造は明らかでなく平坦である。

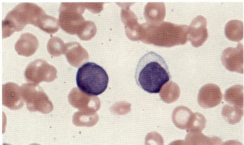

図 2.5.7　左；ヘマトゴン（骨髄），右；リンパ球（骨髄）
　　　　　×400　MG 染色
ヘマトゴンとは，小児科において化学療法後や造血幹細胞移植後などの骨髄抑制の回復期に見られることがある良性の B 前駆細胞であり，成人でも稀に認める。大きさは小型〜中型で細胞質はほとんど認めない。

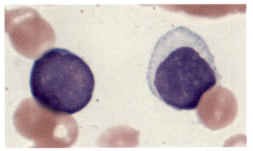

図 2.5.8　左；ヘマトゴン（骨髄），右；リンパ球（骨髄）
　　　　　×1,000　MG 染色
直径は約 10μm で，細胞質はほとんど認められず，核は円形〜類円形，クロマチンは均一かつ緻密で濃縮している。急性リンパ性白血病のリンパ芽球との鑑別において苦慮する細胞である。

2.5.2 異型リンパ球（反応性リンパ球）

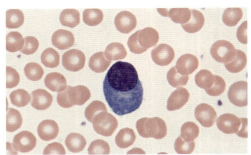

図 2.5.9　反応性リンパ球（末梢血）　×400　MG染色
異型リンパ球は国際的には反応性リンパ球とよばれており、近年ではわが国でも反応性リンパ球とよぶようになっている。

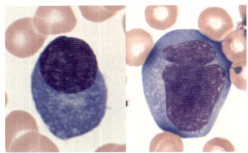

図 2.5.10　反応性リンパ球（末梢血）　×1,000　MG染色
左図；直径は約20μmで、細胞質は好塩基性が強く、核は偏在し形質細胞様である。右図；直径は約24μmで、核に切れ込みを認める。

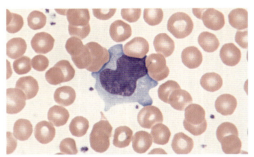

図 2.5.11　反応性リンパ球（末梢血）　×400　MG染色
直径は16μm（赤血球直径の2倍程度以上または好中球の直径程度以上）で、細胞質は比較的広い。色調はリンパ球に比較し好塩基性が強い。

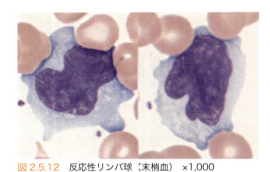

図 2.5.12　反応性リンパ球（末梢血）　×1,000　MG染色
直径は約20〜25μmで、核は腎臓形を示し、クロマチン構造は不均等な濃縮を示す。細胞質はやや好塩基性が強く、全体に広がり、突起を認める。

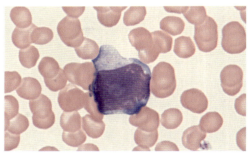

図 2.5.13　反応性リンパ球（末梢血）　×400　MG染色
アズール顆粒や空胞を認める場合があり、核は類円形、時に変形を呈する。クロマチンは濃縮しており、核小体が認められるものもある。

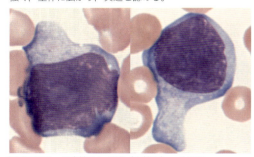

図 2.5.14　反応性リンパ球（末梢血）　×1,000　MG染色
直径は約24μm、核は円形〜類円形、クロマチン構造は不均等で、核小体を著明に認め、芽球様である。細胞質に突起を認める。

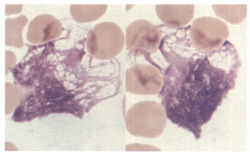

図 2.5.15　smudge cells（末梢血）　×1,000　MG染色
basket cellやGumprechtの核影ともよばれ、細胞膜や核構造を欠く細胞の残骸であり、反応性リンパ球が多く出現している標本に多く見られる。

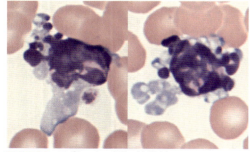

図 2.5.16　アポトーシス細胞（末梢血）　×1,000　MG染色
反応性リンパ球のほかに、細胞質は濃縮し、核のクロマチン構造が失われ、球状の断片になっていくアポトーシス細胞が見られる。

［新保　敬］

用語　［p.37］ヘマトゴン（hematogone）

2.6 巨核球系

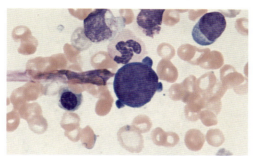

図 2.6.1　巨核芽球（骨髄）　×400　MG 染色
巨核芽球の定義は 2 通りあり，① DNA 量が 2〜4C で顆粒を認めないものをいう。

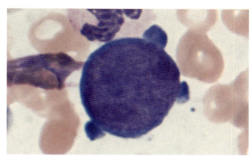

図 2.6.2　巨核芽球（骨髄）　×1,000　MG 染色
直径は約 20μm，N/C 比は 90％程度で，好塩基性が強くアズール顆粒を認めない。細胞突起を 3 個認める。

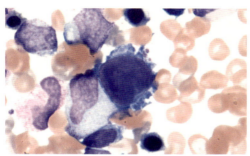

図 2.6.3　巨核芽球（骨髄）　×400　MG 染色
巨核芽球の定義には 2 通りあり，② DNA 量が 4〜32C 相当の大型な細胞で，細胞質は好塩基性（青色）が強くアズール顆粒を認めないものをいう。

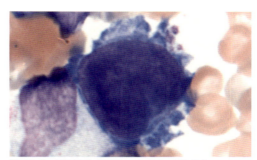

図 2.6.4　巨核芽球（骨髄）　×1,000　MG 染色
直径は約 25μm，好塩基性が強くアズール顆粒を認めない。細胞質には細胞突起を数個認める。

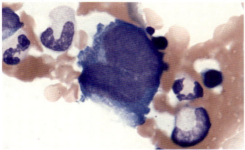

図 2.6.5　前巨核球（骨髄）　×400　MG 染色
直径は 30〜100μm で，巨核芽球より成熟が進んだ変化を示し，核は大型で切れ込み，陥凹，分葉が見られる。細胞質は青色が薄くなるが残っており　10 時の方向に微細なアズール顆粒を認める。

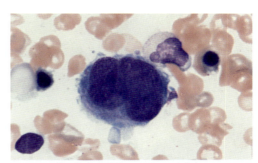

図 2.6.6　前巨核球（骨髄）　×400　MG 染色
直径は約 40μm，細胞質は青色が薄くなるが残っており，微細なアズール顆粒を認める。

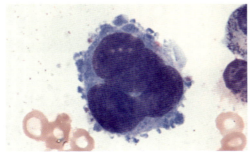

図 2.6.7　前巨核球（骨髄）　×1,000　MG 染色
直径は約 40μm，核は大型で切れ込み，分葉が見られる。細胞質は青色が薄くなるが残っており，2 時と 5 時の方向に微細なアズール顆粒を認める。

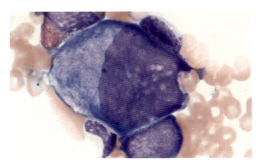

図 2.6.8　前巨核球（骨髄）　×1,000　MG 染色
直径は約 60μm，巨核芽球より成熟が進んだ変化を示し，核は大型で分葉が見られる。細胞質は青色が薄くなるが残っており，微細なアズール顆粒を認める。

2章　正常細胞

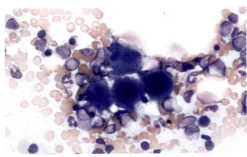

図 2.6.9　巨核球（骨髄）　×200　MG染色
巨核球は巨大な細胞であるため，標本の引き終わりに見られることが多い。数が多い場合は，集合して見られることもある。

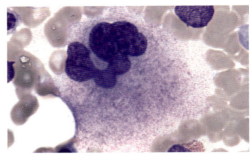

図 2.6.10　巨核球（骨髄）　×200　MG染色
直径は 35～160μm で，巨大な細胞である。核は不整で分葉を示す。細胞質は成熟すると好塩基性（青色）はなくなり，アズール顆粒が細胞質いっぱいに産生される。

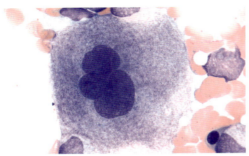

図 2.6.11　巨核球（骨髄）　×400　MG染色
直径は約 60μm，核の分葉を認め，クロマチン構造は粗剛である。アズール顆粒が細胞質に充満している。

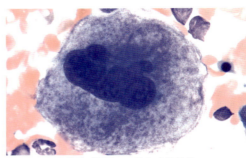

図 2.6.12　巨核球（骨髄）　×400　MG染色
直径は約 65μm，細胞質の成熟につれてアズール顆粒の集合が見られる。

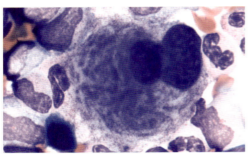

図 2.6.13　巨核球（骨髄）　×400　MG染色
細胞質の成熟につれてアズール顆粒がより集合し，血小板の大きさにまとまっていく過程で柵状に見られる。

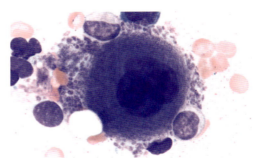

図 2.6.14　巨核球（骨髄）　×400　MG染色
血小板形成が旺盛で，血小板の放出が見られる。

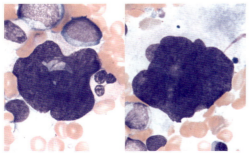

図 2.6.15　巨核球（骨髄）　×400　MG染色
血小板の放出が完了した裸核巨核球が見られる。

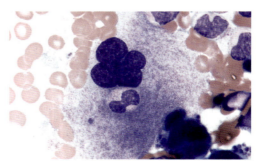

図 2.6.16　巨核球（骨髄）　×200　MG染色
広い細胞質に好中球が通り抜けているような現象（エンペリポレーシス）が見られる。巨核球には貪食能がないことからマクロファージと区別できる。

［新保　敬］

2.7 形質細胞

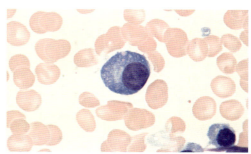

図 2.7.1 形質細胞（骨髄） ×400 MG染色
直径は9〜20μmで，Bリンパ球が分化した細胞である。細胞質内のリボソームで免疫グロブリンを産生するため，細胞質は好塩基性（青色）が強い。

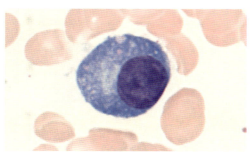

図 2.7.2 形質細胞（骨髄） ×1,000 MG染色
直径は約16μm，N/C比は35%程度，核は円形で細胞質の一端に偏在する。細胞質は好塩基性（青色）が強く，核周明庭が認められる。

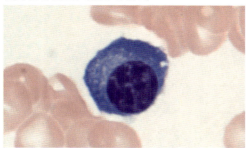

図 2.7.3 形質細胞（骨髄） ×1,000 MG染色
ゴルジ装置が発達しているため，核の周りが一方向に明るく見える核周明庭が特徴である。クロマチン構造は濃縮し，車軸状に見え，一見赤芽球のクロマチン構造に似ている。

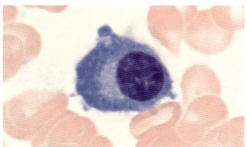

図 2.7.4 形質細胞（骨髄） ×1,000 MG染色
直径は約15μm，N/C比は35%程度，核は円形で細胞質の一端に偏在する。クロマチン構造は濃縮し，細胞質には核周明庭が見られる。

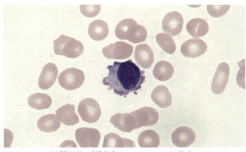

図 2.7.5 形質細胞（骨髄） ×400 MG染色
免疫グロブリンの性質により細胞質の色調が異なる。細胞質が桃赤〜赤紫色に染まり，細胞辺縁不整な火焔細胞（または火炎細胞）とよばれる形態を示す。

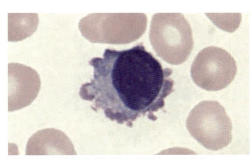

図 2.7.6 形質細胞（骨髄） ×1,000 MG染色
直径は約11μmで，形質細胞であるが粗面小胞体に糖蛋白が蓄積すると細胞質が赤紫色に染まり，火焔細胞とよばれる形態を示す。

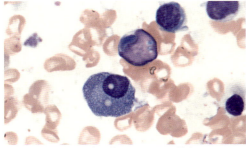

図 2.7.7 形質細胞（骨髄） ×400 MG染色
小胞体のなかに蓄積された免疫グロブリンが何らかの原因により，細胞外に分泌されずに，蓄積した小胞体が細胞内に多数充満した形態をブドウ状細胞または桑実細胞とよぶ。

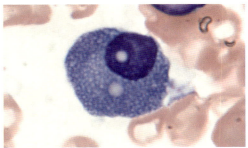

図 2.7.8 形質細胞（骨髄） ×1,000 MG染色
直径は約17μm，N/C比は25%程度で，核は偏在し，蓄積した小胞体（ラッセル小体）が細胞内に多数充満し，ブドウ状細胞または桑実細胞とよばれる形態を示す。

［新保　敬］

用語 火焔（火炎）細胞（flame cell），ブドウ状細胞（grape cell），桑実細胞（mott cell），ラッセル小体（Russell body）

2.8 造血微小環境

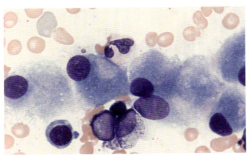

図 2.8.1　造骨細胞（骨髄）　×400　MG 染色
骨を形成する細胞で外観は形質細胞に似ているが，嫌色庭とよばれる好塩基性の弱い部分と少数の顆粒を有する辺縁不整な大型細胞である。

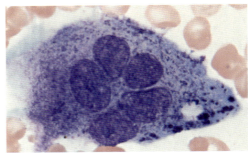

図 2.8.2　破骨細胞（骨髄）　×400　MG 染色
骨の溶解や吸収を行う細胞で，外観は巨核球に似ているが，多核で不鮮明な細胞質と大小不同のアズール顆粒を有する巨大細胞である。

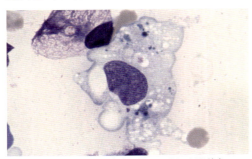

図 2.8.3　マクロファージ（骨髄）　×400　MG 染色
異物を貪食し，消化・殺菌する能力を有する大型細胞である。

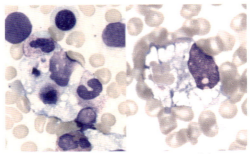

図 2.8.4　血球貪食細胞（骨髄）　×400　MG 染色
マクロファージの細胞質に顆粒球や赤血球を貪食している大型細胞で，血球貪食細胞とよばれる。

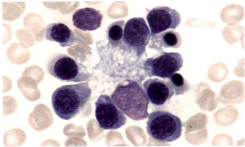

図 2.8.5　赤芽球小島（骨髄）　×400　MG 染色
マクロファージを赤芽球が取り囲み，鉄などの栄養物の供給をしている像といわれている。

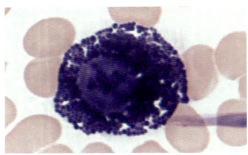

図 2.8.6　肥満細胞（骨髄）　×1,000　MG 染色
ヘパリンやヒスタミンを産生する細胞で，細胞質内に均一な好塩基性顆粒が充満している。

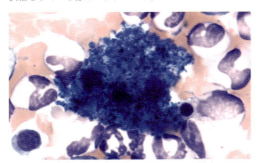

図 2.8.7　青藍組織球（骨髄）　×1,000　MG 染色
紺碧組織球ともよばれ，貪食物が青色に染まり充満している組織球である。

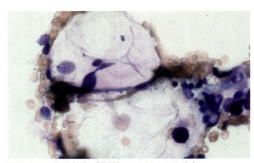

図 2.8.8　脂肪細胞（骨髄）　×400　MG 染色
脂肪を産生・貯蔵・放出する細胞で，核は楕円形で細胞質が広く大型な細胞である。

［新保　敬］

用語　赤芽球小島（erythroblastic island），青藍組織球（sea-blue histiocyte）

2.9 分裂像

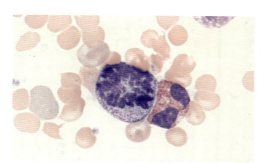

図 2.9.1　核分裂像；顆粒球系（骨髄）　×400　MG染色
細胞分裂が盛んな前骨髄球や骨髄球で見られる有糸分裂（中期）である。花冠状の配列をしている。

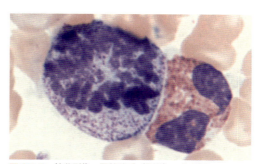

図 2.9.2　核分裂像；顆粒球系（骨髄）　×1,000　MG染色
細胞質は好塩基性であり、明瞭なアズール顆粒を認めることから、前骨髄球の有糸分裂中期と思われる細胞である。

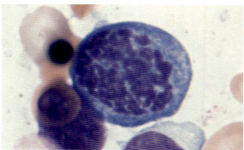

図 2.9.3　核分裂像；赤芽球系（骨髄）　×1,000　MG染色
前期・前中期：細胞のDNA量が倍加し、染色体がひも状に濃縮し、縦列した染色分体を形成する（前期）。核膜、核小体は消失する（前中期）。

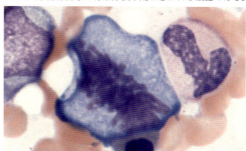

図 2.9.4　核分裂像；赤芽球系（骨髄）　×1,000　MG染色
中期：前期の縦列で形成された染色分体が明確になり、赤道面に並ぶ。

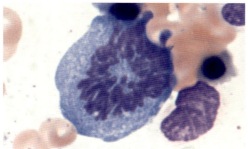

図 2.9.5　核分裂像；赤芽球系（骨髄）　×1,000　MG染色
中期：染色分体は紡錘糸に引き寄せられていき、その過程で花冠状に配列する。

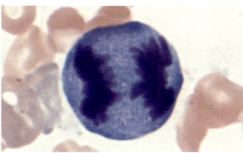

図 2.9.6　核分裂像；赤芽球系（骨髄）　×1,000　MG染色
後期：さらに染色分体は紡錘糸により引き寄せられて細胞の両極に移動する。

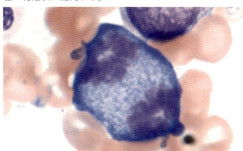

図 2.9.7　核分裂像；赤芽球系（骨髄）　×1,000　MG染色
後期：さらに染色分体は紡錘糸により引き寄せられて細胞の両極に移動する。まだ娘核が形成されず、染色体として見られる。

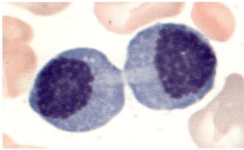

図 2.9.8　核分裂像；赤芽球系（骨髄）　×1,000　MG染色
終期：両極に移動した染色体は分散し、核小体、核膜が再生成され、2個の娘核となる。細胞質分裂が始まり細胞質は二分される。

［新保　敬］

3章 赤血球の形態異常と症例

章目次

3.1：貧血における形態学的スクリーニング ……………………… 46

3.2：奇形赤血球の概要 ……………… 48

3.3：小球性貧血 ……………………… 51
   3.3.1　鉄欠乏性貧血
   3.3.2　サラセミア（地中海貧血）

3.4：正球性貧血 ……………………… 54
   3.4.1　自己免疫性溶血性貧血：Evans症候群
   3.4.2　血栓性血小板減少性紫斑病，血栓性微小血管症
   3.4.3　ヒトパルボウイルスB19感染症

3.5：大球性貧血 ……………………… 58
   3.5.1　巨赤芽球性貧血

3.6：赤血球の反応性変化 …………… 61
   3.6.1　連銭形成，寒冷凝集

3.7：赤血球の先天性変化 …………… 63
   3.7.1　球状赤血球症
   3.7.2　楕円赤血球症

3.8：赤血球への寄生 ………………… 65
   3.8.1　マラリア

SUMMARY

　赤血球の形態異常と貧血との関連は広範囲に及ぶ。その成因を解明するには赤血球の大きさや造血の目安となる網赤血球の産生の程度を鑑別ポイントとすることが多い。

　小球性貧血ではその多くが鉄欠乏性貧血であり，ヘモグロビンの生成に原因があることがほとんどである。一方で，大球性貧血ではDNA合成に必要なビタミンB_{12}や葉酸の欠乏，遺伝子・染色体異常が原因であることが多い。正球性貧血にはさまざまな貧血が含まれるが，小球性・大球性貧血でも初期は正球性貧血から始まるため，その鑑別には注意したい。

　サラセミアや血栓性血小板減少性紫斑病，溶血性尿毒症症候群では赤血球形態異常が鑑別のポイントとなることがあるため，慎重に検査を進める。

3.1 貧血における形態学的スクリーニング

貧血のスクリーニング検査では，平均赤血球容積（MCV）をもとに考えると理解しやすい。MCVが80fL以下を小球性貧血とよび，赤血球の主要内容物であるヘモグロビンの合成低下により小球の赤血球となることが多い。

MCVが81～100fLとなる貧血を正球性貧血とよぶ。この貧血の病態は多岐にわたるため，まず骨髄における赤血球産生の指標である網赤血球の測定結果を参考に分類を行う。網赤血球が低下しているときは骨髄機能の異常を疑い，増加しているときは骨髄以外の疾患を疑う。急性出血による貧血は正球性となることが多く，早急な輸血が必要となることがある。この場合，形態学的な特徴はない。ヒトパルボウイルスB19感染症ではウイルスが未熟赤芽球に感染して赤芽球癆となる。

MCVが101fL以上を大球性貧血とよぶ。ビタミンB_{12}または葉酸欠乏ではDNA合成に支障をきたし血球の細胞分裂が異常となる。肝障害では，脂質合成異常により赤血球膜成分が変化し大球性となる。溶血性貧血では，網赤血球が増加する。骨髄異形成腫瘍（MDS）では，さまざまな遺伝子・染色体異常による異常クローンによって無効造血となる。以上の成因により大球性貧血となる。

表3.1.1には，おもな貧血を赤血球の大きさ（MCV）と溶血性貧血に大別して，その原因と，分類するうえで特徴的な値を示す検査項目を示した。

1. 鉄欠乏性貧血（3.3.1項 p.51～52参照）

鉄の欠乏によってヘモグロビンの産生が困難となり，鉄欠乏の進行に伴いMCVが低下する。MCVの低下に伴い，奇形赤血球が出現する。

鉄欠乏性貧血の診断は容易であるがその成因はさまざまで，偏食などに伴う摂取不足，出血による消失，利用障害，吸収障害などの鑑別が必要である。

2. サラセミア（地中海貧血）
（3.3.2項 p.52～53参照）

ヘモグロビンの構成成分である，αグロビン鎖，βグロビン鎖の産生異常によりヘモグロビン量が低下する常染色

表3.1.1 おもな貧血の分類

分類	疾患名	原因	血清鉄	フェリチン	網赤血球
小球性貧血	鉄欠乏性貧血	鉄の供給不足，喪失過剰によるヘムの合成障害	↓	↓	↓
	サラセミア	グロビンの遺伝的合成障害	↑※2	↑	→，↑
	慢性炎症性疾患に伴う貧血※1	ヘプシジンによる網内系鉄ブロック	↓	↑	↓
	鉄芽球性貧血※1	鉄の利用障害	↑	↑	↓
正球性貧血	再生不良性貧血	造血幹細胞の異常や減少			↓
	赤芽球癆	造血幹細胞の分化成熟異常			↓
	腎性貧血	エリスロポエチンの産生低下	→	→	↓
	悪性腫瘍	がん細胞の骨髄転移			↓
大球性貧血	骨髄異形成腫瘍	無効造血			
	巨赤芽球性貧血	ビタミンB_{12}，葉酸欠乏による核酸合成障害			
	悪性貧血	内因子分泌障害，抗内因子抗体			
	肝機能障害	脂質代謝異常による赤血球膜成分の変化			
			特徴的な検査項目		網赤血球
溶血性貧血（正球性貧血から大球性貧血）	自己免疫性溶血性貧血	赤血球膜上の抗原に対する自己抗体	直接クームス試験陽性		↑
	発作性夜間ヘモグロビン尿症	GPIアンカー欠損ないし減少	PIG-A遺伝子の変異		↑
	遺伝性球状赤血球症	赤血球膜の脆弱性の亢進	総ビリルビンの軽度上昇		↑
	発作性寒冷ヘモグロビン症	Donath-Landsteiner抗体	寒冷凝集，MCHCの上昇		↑
	細血管障害性溶血性貧血				
	播種性血管内凝固	微小血栓による機械的溶血	FDP，Dダイマー上昇		−
	血栓性血小板減少性紫斑病	微小血栓による機械的溶血	ADAMTS13活性低下		↑
	溶血性尿毒症症候群	ベロ毒素による腸管出血	O157感染，破砕赤血球（+）		↑

−：病態によりさまざま。
※1：小球性から正球性を示す，※2：小児では健常児でも鉄欠乏状態を示すことがあり，血清鉄での鑑別はできない。

用語 平均赤血球容積（mean corpuscular volume；MCV），fL＝10^{-15}L，デオキシリボ核酸（deoxyribonucleic acid；DNA），骨髄異形成腫瘍（myelodysplastic neoplasms；MDS），グリコシルホスファチジルイノシトール（glycosylphosphatidylinositol；GPI），PIG-A（phosphatidyl glycan complementation group A），平均赤血球血色素濃度（mean corpuscular hemoglobin concentration；MCHC），フィブリン／フィブリノゲン分解産物（fibrin/fibrinogen degradation products；FDP），ADAMTS13（a disintegrin-like and metalloproteinase with thrombospondin type 1 motifs 13），腸管出血性大腸菌O157（*Escherichia coli* O157:H7；O157）

体顕性（優性）遺伝性形式をもつ疾患である。

遺伝子欠失が1つの軽症型と2つの重症型がある。わが国の症例の多くは軽症型で，軽度の貧血を示すのみで症状を示さないことが多い。

小児は，もともと血清鉄の基準範囲が広く（1歳児の基準範囲19～148μg/dL），その測定値のみでサラセミアを否定することはできない。

3. 溶血性貧血 (3.4.1項 p.54～55参照)

赤血球の崩壊が病的に進行し，赤血球の生理的寿命（120日）が短くなった状態である。赤血球の崩壊が骨髄での産生を上回った状態を示している。

骨髄での代償的赤血球の増産に伴い，網赤血球が増加し多染性赤血球の増加を認める。直接クームス試験により自己抗体が証明されれば自己免疫性溶血性貧血（AIHA）とよぶ。さらに自己免疫性溶血性貧血に免疫性血小板減少症（旧称：特発性血小板減少性紫斑病；ITP）が合併した病態をEvans症候群とよぶ。

4. 巨赤芽球性貧血 (3.5.1項 p.58～59参照)

DNAの合成に必要なビタミンB_{12}や葉酸の欠乏によって発症する。

DNA合成障害により核の成熟が障害されるが，細胞質のRNA合成は障害を受けない。

核と細胞質の成熟乖離を巨赤芽球性変化とよび，その赤芽球を巨赤芽球とよぶ。

抗腫瘍薬の一種である，葉酸拮抗薬の使用でも葉酸欠乏症と同様に発症することがある。

ビタミンB_{12}の吸収に必要な，内因子の分泌障害や抗内因子抗体の存在によって吸収障害となる病態をとくに悪性貧血とよぶことがある。

5. 骨髄異形成腫瘍（MDS） (6.3節 p.130～140参照)

遺伝子・染色体異常により生じた異常クローンによって無効造血を生じる。これによる造血障害により細胞分裂が障害されて大球性貧血となる。骨髄では正形成から過形成となるが，無効造血により末梢血では血球減少となり，一部症例では急性白血病へ移行する。

6. ヒトパルボウイルスB19感染症 (3.4.3項 p.56～57参照)

human parvovirus B19の感染にはP抗原が必要であり，細胞内への侵入には$α5β1$インテグリンが必要である。この両者を備える，未熟な赤芽球がウイルス感染の標的となる。とくに溶血性貧血を呈する患者で合併すると，無形成発作を起こして重症化しやすい。

human parvovirus B19の感染時の赤芽球癆では，赤芽球系細胞の著減（必須）と巨大前赤芽球が出現することがある。

7. 慢性炎症性疾患

慢性炎症性疾患では，ヘプシジン系の分子メカニズムにより鉄欠乏性貧血が生じる。ヘプシジンは生体の鉄利用を抑制するため，腸上皮細胞やマクロファージからの鉄の血中放出を抑制する。このため慢性炎症時には鉄欠乏状態となる。

［安藤秀実］

用語 直接クームス試験（direct coombs test），自己免疫性溶血性貧血（autoimmune hemolytic anemia；AIHA），免疫性血小板減少症（immune thrombocytopenia；ITP），特発性血小板減少性紫斑病（idiopathic thrombocytopenic purpura；ITP），エバンス（Evans）症候群，リボ核酸（ribonucleic acid；RNA）

参考文献

1) 日臨技血液形態検査標準法作製ワーキンググループ：「血液形態検査に関する勧告法」，医学検査，1996；45：1659-1671.
2) 自己免疫性溶血性貧血の診断基準と診療の参照ガイド改訂版作成のためのワーキンググループ：「自己免疫性溶血性貧血診療の参照ガイド 令和4年度改訂版」，厚生労働省科学研究費補助金 難治性疾患政策研究事業 特発性造血障害に関する調査研究班，2023.
3) Palmer L et al.: "ICSH recommendations for the standardization of nomenclature and grading of peripheral blood cell morphological features", Int J Lab Hematol, 2015；37：287-303.
4) 日本臨床衛生検査技師会（監）：JAMT技術教本シリーズ 血液検査技術教本 第2版，丸善出版，2019.
5) 日本臨床衛生検査技師会（編）：新血液細胞アトラス，日本臨床衛生検査技師会，2002.
6) World Health Organization（著），田村政紀，他（訳）：マラリア原虫基礎的顕微鏡観察法教本，World Health Organization，1991.
7) 小児慢性特定疾病情報センターホームページ http://www.shouman.jp/

3.2 奇形赤血球の概要

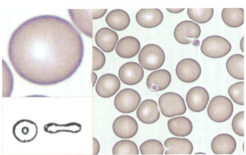

図 3.2.1　正常赤血球　×1,000　MG 染色
中央にはセントラルパーラーとよばれるくぼみがあり，染色性はヘモグロビン量に相応する。

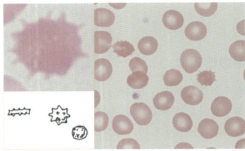

図 3.2.2　ウニ状赤血球　×1,000　MG 染色
大きさが均一で数多く（10〜30 本）の突起がある。尿毒症，ピルビン酸キナーゼ異常症，低カリウム血症，出血性消化性潰瘍，胃がん，摘脾後などで出現。

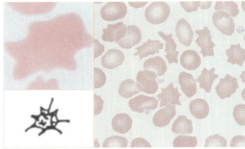

図 3.2.3　有棘赤血球　×1,000　MG 染色
比較的少数（5〜10 本）の長さが異なる不規則な突起をもつ。アルコール性肝炎，無βリポ蛋白血症などで出現。

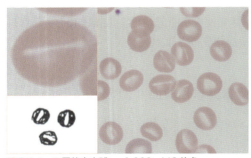

図 3.2.4　口唇状赤血球　×1,000　MG 染色
中央淡染色部がスリット状で　口唇状を呈する。遺伝性口唇状赤血球症，閉塞性肝障害，肝硬変，アルコール中毒，Na ポンプ障害のある赤血球で出現。

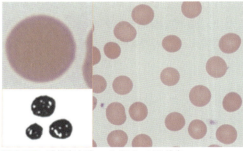

図 3.2.5　球状赤血球　×1,000　MG 染色
中央淡染部のない赤血球を多数認める。遺伝性球状赤血球症，免疫性溶血性貧血で出現。

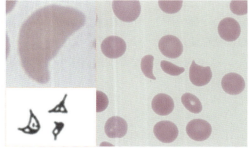

図 3.2.6　破砕赤血球　×1,000　MG 染色
三角形，つの型，ヘルメット型など多彩な分裂（断片）。細血管障害性溶血性貧血（DIC，TTP，HUS），心臓弁置換後，高度熱傷，行軍ヘモグロビン尿症で出現。

用語　正常赤血球（discocyte），ウニ状赤血球（echinocyte），有棘赤血球（acanthocyte），口唇状赤血球（stomatocyte），球状赤血球（spherocyte），破砕赤血球（schizocyte（schistocyte；ICSH）），国際血液検査標準化協議会（International Council for Standardization in Haematology；ICSH），播種性血管内凝固（disseminated intravascular coagulation；DIC），血栓性血小板減少性紫斑病（thrombotic thrombocytopenic purpura；TTP），溶血性尿毒症症候群（hemolytic uremic syndrome；HUS）

3.2 | 奇形赤血球の概要

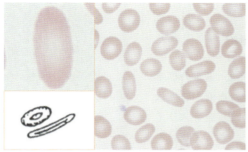

図 3.2.7　楕円赤血球　×1,000　MG 染色
楕円形赤血球の総称。遺伝性楕円赤血球症，サラセミア，鉄欠乏性貧血，巨赤芽球性貧血などで出現。

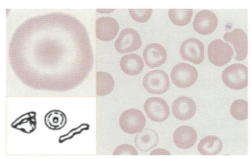

図 3.2.8　標的赤血球　×1,000　MG 染色
標的状の赤血球の総称。肝障害，サラセミア，鉄欠乏性貧血，摘脾，ヘモグロビン異常症などで出現。

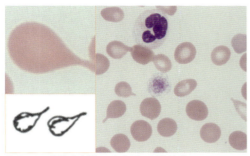

図 3.2.9　涙滴赤血球　×1,000　MG 染色
一方が尖った涙滴状を呈する。骨髄線維症に代表される髄外造血で見られることが多い。

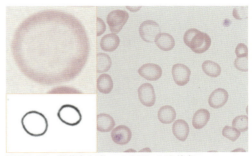

図 3.2.10　菲薄赤血球　×1,000　MG 染色
中央淡染部が拡大して，白く抜け輪郭部が輪状を呈する。サラセミア，閉塞性肝障害，鉄欠乏性貧血などで出現する。

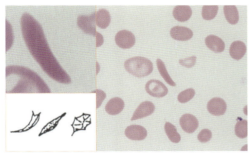

図 3.2.11　鎌状赤血球　×1,000　MG 染色
鎌状，半月状を呈する。鎌状赤血球症，重症型サラセミアの一種で HbS 症で出現する。日本人にはないとされる。

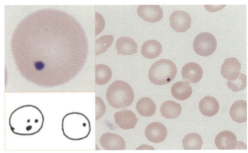

図 3.2.12　ハウエル・ジョリー小体　×1,000　MG 染色
直径 0.5μm 以下の青紫色に染まる球状小体で 1 個から数個見られる。摘脾後，巨赤芽球性貧血，溶血性貧血，脾機能低下症などで出現。

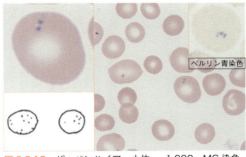

図 3.2.13　パッペンハイマー小体　×1,000　MG 染色
直径 0.5μm 以下で対に出現し鉄染色で青色を呈する。鉄芽球性貧血，鉛中毒，慢性アルコール中毒，摘脾後に出現。

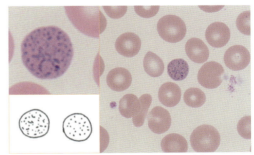

図 3.2.14　好塩基性斑点　×1,000　MG 染色
微細な青色の顆粒状斑点である。サラセミア，不安定 Hb 症などで出現する。

〔日臨技血液形態検査標準法作製ワーキンググループ：「血液形態検査に関する勧告法」，医学検査，1996；45：1659-1671 より改変〕

用語　楕円赤血球（elliptocyte），標的赤血球〔codocyte（target cell：ICSH）〕，涙滴赤血球〔dacryocyte（teardrop cell：ICSH）〕，菲薄赤血球〔leptocyte（hypochromic cell：ICSH）〕，鎌状赤血球〔drepanocyte（sickle cell：ICSH）〕，ヘモグロビン S（hemoglobin S；HbS），ハウエル・ジョリー（Howell-Jolly）小体，パッペンハイマー（Pappenheimer）小体，好塩基性斑点（basophilic stippling）

検査室ノート　鎌状赤血球

　鎌状赤血球症（ヘモグロビンS症；HbS症）に出現する鎌状赤血球は，通常の標本中には見られないか，あっても少数見られるのみである。鎌状赤血球は血液が嫌気状態（脱酸素）になったときに出現する。標本で確認するときはEDTA-2K血をスライドガラスに1滴たらし，カバーガラスをかけてその周りを封入剤やマニキュアで封をする。時間の経過とともに嫌気状態となり，鎌状赤血球症であれば鎌状赤血球が出現する。

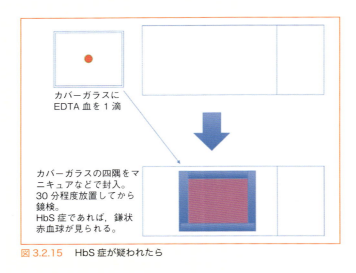

図 3.2.15　HbS症が疑われたら

表 3.2.1　奇形赤血球の表現方法

奇形赤血球比率	表現方法	球状・破砕・涙滴赤血球	表現方法
0～3%未満	−	0～1%未満	−
3～10%未満	1+	1～3%未満	1+
10～20%未満	2+	3～10%未満	2+
20%以上	3+	10%以上	3+

破砕赤血球については0.5%以上を「1+」とする考えもある。
〔日本検査血液学会 標準化委員会HP（http://jslh2.kenkyuukai.jp/special/index.asp?id=20980）より〕

［安藤秀実］

用語　エチレンジアミン四酢酸（ethylenediaminetetraacetic acid；EDTA）

参考文献

1) 日本検査血液学会 標準化委員会ホームページ　http://jslh2.kenkyuukai.jp/special/index.asp?id=20980

3.3 小球性貧血

3.3.1 鉄欠乏性貧血

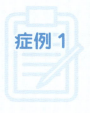

症例1

鉄欠乏性貧血
- **患者** 40代 女性
- 30代から子宮筋腫を指摘されるも放置。
- 末梢血液検査所見：小球性貧血と軽度の血小板数増加を認める（表3.3.1）。
- 臨床化学検査所見：血清鉄の低下と不飽和鉄結合能（UIBC）の増加，フェリチンの減少を認める（表3.3.1）。
- 末梢血液像所見：菲薄赤血球を認め，楕円赤血球，標的赤血球，破砕赤血球など，さまざまな奇形赤血球を認める（図3.3.1，3.3.2）。

表3.3.1　臨床検査所見

末梢血液検査			臨床化学検査		
WBC	2.8	10^9/L	TP	5.7	g/dL
RBC	2.26	10^{12}/L	ALB	3	g/dL
Hb	3.7	g/dL	UN	4.3	mg/dL
Ht	13	%	Cr	0.59	mg/dL
MCV	57.6	fL	TB	1.09	mg/dL
MCH	16.5	pg*	AST	9	U/L
MCHC	28.7	g/dL	ALT	4	U/L
PLT	360	10^9/L	LD	116	U/L
RET	0.9	%	Fe	9	μg/dL

* $pg = 10^{-12}g$

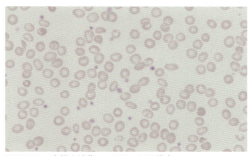

図3.3.1　末梢血液像　×400　MG染色
中央の淡明部分が増加してヘモグロビンが周囲に環状に見られる。菲薄赤血球。

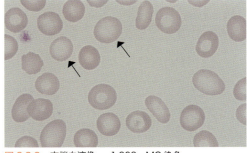

図3.3.2　末梢血液像　×1,000　MG染色
菲薄赤血球（→）を認める。鉄欠乏により，ヘムの産生に障害があり赤血球内容物であるヘモグロビンが減少するために起こるとされる。

鉄欠乏性貧血は，鉄の欠乏によりヘモグロビン中のヘムの合成障害が起こり発症する。思春期までは鉄の摂取不足，中年期以降は出血などによる鉄の喪失量の増大がおもな成因である。鉄の不足はMCV値から容易に推測できる。ヒトは老化による遺伝子異常の蓄積により正常でも細胞の分化成熟に異常をきたす血球があり，その結果青年期以降MCV値が徐々に大きくなるのが通例である。とくに中年期以降にMCV値が低下することは，強く鉄欠乏状態を疑わせる。食生活に変化がなくMCV値が低下したときは出血による鉄の喪失を考え，男性では消化管，女性では生殖器や消化管の異常が疑われる。

原因疾患の治療と鉄剤投与によりヘモグロビン量が回復したときの赤血球ヒストグラムを図3.3.3に示す。鉄剤投与により正球性の赤血球が造血され，小球性の赤血球と二峰性のヒストグラムとなっている。赤血球寿命が長いことから相当期間で二峰性となりRDWが大きくなる。

【鑑別のポイント】小球性貧血のほとんどは鉄欠乏性貧血

用語　不飽和鉄結合能（unsaturated iron binding capacity；UIBC），白血球（white blood cell；WBC），赤血球（red blood cell；RBC），ヘモグロビン（hemoglobin；Hb），ヘマトクリット（hematocrit；Ht），平均赤血球血色素量（mean corpuscular hemoglobin；MCH），血小板（platelet；PLT），網赤血球（reticulocyte；RET），総蛋白（total protein；TP），アルブミン（albumin；ALB），尿素窒素（urea nitrogen；UN），クレアチニン（creatinine；Cr），総ビリルビン（total bilirubins；TB），アスパラギン酸アミノトランスフェラーゼ（aspartate aminotransferase；AST），アラニンアミノトランスフェラーゼ（alanine aminotransferase；ALT），乳酸脱水素酵素（lactate dehydrogenase；LD），鉄（iron；Fe），赤血球粒度分布幅（red cell distribution width；RDW）

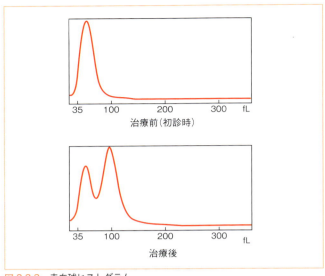

図3.3.3　赤血球ヒストグラム

（フェリチン低値，網赤血球低値）であるが，鉄芽球性貧血（フェリチン高値，網赤血球低値），サラセミア（フェリチン高値，網赤血球正常〜高値）との鑑別が必要になる。鉄欠乏性貧血では，菲薄赤血球，楕円赤血球，標的赤血球，破砕赤血球など，バラエティに富んだ赤血球が出現するのに対し，サラセミアでは標的赤血球が主体で，ほかの奇形赤血球はあまり見られない。鉄芽球性貧血の鑑別には骨髄穿刺を行い，赤芽球の鉄染色を行う。環状鉄芽球が15%以上あればこの疾患を強く疑う。本疾患の一部には血小板が増加しているものがある。これは，慢性的な酸素分圧低下状態により尿細管間質細胞からエリスロポエチン（EPO）の産生が促進されるが，骨髄巨核球のリガンドの一部にエリスロポエチンの作用を受け入れるものがあり，産生が促進されると考えられている。

3.3.2　サラセミア（地中海貧血）

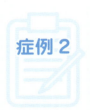

サラセミア

- 患者　1歳　男児
- 1歳児健診で小球性貧血を指摘される。
- 末梢血液検査所見：小球性貧血と網赤血球数の増加を認める（表3.3.2）。
- 臨床化学検査所見：血清鉄，不飽和鉄結合能（UIBC），フェリチンのいずれも基準範囲内であった（表3.3.2）。
- 末梢血液像所見：標的赤血球を認める（図3.3.4，3.3.5）。
- Mentzer index〔サラセミアインデックス（TI）〕12.8（TI = MCV/RBC）。

表3.3.2　臨床検査所見

末梢血液検査			臨床化学検査		
WBC	6.1	10^9/L	TP	7.4	g/dL
RBC	3.99	10^{12}/L	TB	3.9	mg/dL
Hb	6.7	g/dL	D-Bil	0.8	mg/dL
Ht	20.1	%	AST	20	U/L
MCV	51.1	fL	ALT	15	U/L
MCH	16.8	pg	LD	240	U/L
MCHC	32.2	g/dL	フェリチン	199	ng/mL*
PLT	209	10^9/L	Fe	69	μg/dL
RET	4.1	%	UIBC	121	μg/dL

* ng = 10^{-9}g

サラセミアはヘモグロビンの構成成分であるグロビンの生成に関与するグロビン遺伝子の欠失などにより発症する。常染色体顕性（優性）遺伝形式をもつ。遺伝子の欠失などによるα鎖グロビンまたはβ鎖グロビンの産生低下によりヘモグロビンの産生に支障をきたす。ヘテロ接合体の場合をαまたはβサラセミアマイナーとよびキャリアとなり，症状は軽症である。一方，ホモ接合の場合はαまたはβサ

ラセミアメジャーとよび，輸血を必須とし骨髄移植が検討される。わが国ではβサラセミアメジャーにおいて，正常遺伝子を導入する遺伝子治療の研究が行われている（αサラセミアメジャーは致死的であるため治療は困難である）。

確定診断にはDNAシークエンスなどの遺伝子診断が行われる。

図3.3.6に健常人のヘモグロビンの97%を占めるヘモグロビンAの模式図を示した。ヘモグロビンAは，α鎖2個β鎖2個の4量体のグロビンとグロビンの各サブユニットに1つずつ含まれるヘムとを合わせたものを指す。ヘムに含まれる2価の鉄分子が酸素分子を着脱する。したがって，ヘモグロビン1分子で4個の酸素分子を着脱する。4個の鉄分子の結合は一様ではなく，初めに結合する酸素分子が後から結合する酸素分子を100倍以上も付きやすくするヘム間相互作用（協同作用）が見られる。この作用で肺と末

用語　エリスロポエチン（erythropoietin；EPO），サラセミアインデックス（thalassemia index；TI），直接ビリルビン（direct bilirubin；D-Bil）

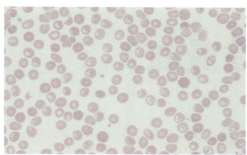

図3.3.4　末梢血液像　×400　MG染色
中央部が厚く，その周りが薄い標的赤血球が多数出現している。

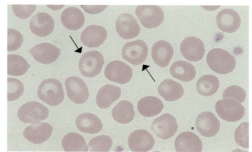

図3.3.5　末梢血液像　×1,000　MG染色
→は標的赤血球。グロビンの産生異常により赤血球内容物であるヘモグロビン減少のため起こるとされる。

梢組織の酸素分子の受け渡しがスムーズに行われる。

【鑑別のポイント】
1）小球性貧血
2）標的赤血球の出現
3）フェリチン値が正常から増加
4）網赤血球が正常から増加
5）間接ビリルビン上昇
6）TI 13.0未満
7）小児では血清鉄の値は鑑別ポイントにならない（健常児でも鉄欠乏であることがある）

　上記鑑別ポイントを満たせばサラセミアを強く疑うが，わが国では軽症型が多いため鑑別点を満たさない症例も多いので注意したい。

　日本人におけるサラセミアの頻度はβサラセミアで1/1,000人，αサラセミアで1/3,500人程度である。ともに軽症型であるため，溶血性貧血の割合は少ない[1]。

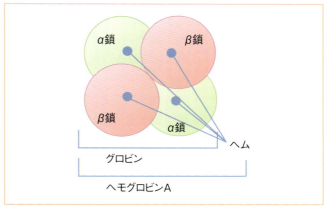

図3.3.6　ヘモグロビンAの模式図

［安藤秀実］

参考文献

1) 小児慢性特定疾病情報センターHP　https://www.shouman.jp/disease/details/09_08_015/

3.4 正球性貧血

3.4.1 自己免疫性溶血性貧血：Evans 症候群

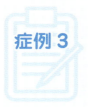

症例 3

自己免疫性溶血性貧血：Evans 症候群
- 患者　70代　男性
- 感冒様症状および全身の紫斑により近医受診。正球性貧血と血小板数減少を指摘され紹介受診。
- 末梢血液検査所見：正球性貧血と血小板数減少を認める（表 3.4.1）。
- 臨床化学検査所見：総ビリルビンの上昇（間接型優位），LD 軽度上昇，ハプトグロビンの減少および直接クームス試験が陽性であった（表 3.4.1）。
- 末梢血液像所見：多染性赤血球および網赤血球数増加を認めた（図 3.4.1）。
- 骨髄像所見：細胞密度過形成。顆粒球系正形成，異形成なし。赤芽球系過形成，多核など核形不整で一部に巨赤芽球が見られた。巨核球系に異形成なし，血小板放出像なし（図 3.4.2）。

表 3.4.1　臨床検査所見

末梢血液検査			臨床化学検査		
WBC	5.1	10^9/L	TP	5.7	g/dL
RBC	2.20	10^{12}/L	ALB	2.7	g/dL
Hb	7.2	g/dL	TB	2.5	mg/dL
Ht	21.2	%	D-Bil	0.8	mg/dL
MCV	99.1	fL	AST	11	U/L
MCH	32.7	pg	ALT	7	U/L
MCHC	34	g/dL	LD	290	U/L
PLT	19	10^9/L	ハプトグロビン	3 以下	mg/dL
RET	6.1	%	直接クームス試験	陽性	

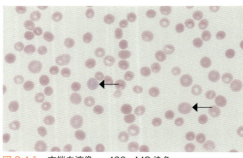

図 3.4.1　末梢血液像　×400　MG 染色
代償性に造血が亢進し，多染性赤血球（←）が増加している。

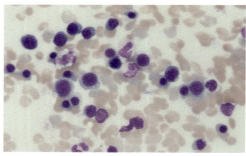

図 3.4.2　骨髄像　×400　MG 染色
赤芽球系細胞が増加している。M（顆粒球系）／E（赤芽球系）比の基準範囲は 2～3 程度であるが，本症例では 0.3 程度と低下している。

　Evans 症候群とは，自己免疫性溶血性貧血（AIHA）に免疫性血小板減少症（ITP）が併発したものである。自己免疫性貧血は赤血球膜上の抗原と反応する自己抗体が産生され，赤血球が傷害を受け生理的寿命（約 120 日）が短くなった状態である。溶血による赤血球数減少が代償性の赤血球産生を上回ると発症する。自己抗体の出現する発症の詳細は不明な部分が多いが，自己免疫性疾患に併発，リンパ増殖性疾患，薬剤性などが知られている。診断は溶血性貧血の診断基準を満たし，直接クームス試験が陽性となればほぼ自己免疫性溶血性貧血と診断できる。ただし直接クームス試験陰性自己免疫性溶血性貧血とよばれるものがある。従来の試験管法では陰性となるが，自動分析法で多く採用されているカラム凝集法では多くの症例で陽性となる。抗体の生物学的活性は強いが，結合抗体量が検出限界以下であると理解されている。

【溶血性貧血の診断基準】[1)]
下記の 1 と 2 を満たし，3 を除外したもの。
1. 臨床所見
　貧血と黄疸を認める。

用語　自己免疫性溶血性貧血（autoimmune hemolytic anemia；AIHA）

2. 検査所見 以下6項目のうち4項目以上認める。
   1) ヘモグロビン濃度低下
   2) 網赤血球増加
   3) 血清間接ビリルビン値上昇
   4) 尿中・便中ウロビリン体増加
   5) 血清ハプトグロビン値低下
   6) 骨髄赤芽球増加
3. 鑑別疾患
   巨赤芽球性貧血，骨髄異形成症候群，赤白血病，先天性赤血球形成異常性貧血（congenital dyserythropoietic anemia），肝胆道疾患，体質性黄疸。

【鑑別のポイント】（自己免疫性溶血性貧血）

正球性貧血に溶血の証拠として間接ビリルビンの上昇，造血の亢進として網赤血球数増加があれば，溶血性貧血を疑う。網赤血球数の増加が顕著であると大球性となることもある。自己抗体による赤血球の傷害を証明するため，直接クームス試験を行い陽性となればほぼ確定的となる。赤血球形態で鑑別のポイントとなるものは少なく，末梢血では網赤血球数増加による多染性赤血球の出現，骨髄では赤芽球系の造血亢進により，M（顆粒球系）/E（赤芽球系）比が低下する。

●抗体の種別による分類
（1）温式抗体による自己免疫性溶血性貧血
　IgGのみ，またはIgGと補体成分が関与するケースがある。臨床像は多彩で，代償性造血により貧血が目立たないこともある。黄疸は必発であるが，肉眼的には比較的目立たない。免疫性血小板減少症（ITP）を合併する場合Evans症候群とよぶ。
（2）冷式抗体による寒冷凝集素症
　臨床像は溶血と末梢循環障害である。
（3）発作性寒冷ヘモグロビン尿症
　小児の感染後性と成人の特発性病型がある。ヘモグロビン尿が特徴でDonath-Landsteiner抗体が検出される。わが国では赤血球の表面抗原検査を行い，CD55，CD59の陰性割合が1%以上で陽性とする。

3.4.2 血栓性血小板減少性紫斑病，血栓性微小血管症

1. 血栓性血小板減少性紫斑病

血栓性血小板減少性紫斑病（TTP）
●患者　40代　女性
・感冒症状に続いて，全身に紫斑出現のため受診。
・末梢血液検査所見：正球性貧血と血小板数著減を認める（表3.4.2）。
・臨床化学検査所見：LDの著増とTB，UN上昇を認める（表3.4.2）。
・末梢血液像所見：破砕赤血球出現を認める（図3.4.3，3.4.4）。
・動揺性精神神経症状（意識障害，錯乱，麻痺などの症状の程度が激しく変動する）を示す。
・ADAMTS13活性著減を認める。

表3.4.2　臨床検査所見

末梢血液検査			臨床化学検査		
WBC	6.7	10^9/L	TP	6.3	g/dL
RBC	2.77	10^{12}/L	ALB	3.8	g/dL
Hb	8.7	g/dL	UN	23.1	mg/dL
Ht	24.7	%	Cr	0.91	mg/dL
MCV	88.9	fL	TB	4.6	mg/dL
MCH	31.4	pg	D-Bil	1.8	mg/dL
MCHC	35.2	g/dL	LD	1,442	U/L
PLT	3	10^9/L	ADAMTS13活性	30	%
RET	2.8	%			

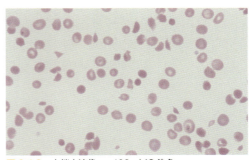

図3.4.3　末梢血液像　×400　MG染色
破砕赤血球が大量に出現している。貧血に対して代償性に造血が亢進しているため網赤血球も増加。

用語　CD（cluster of differentiation）

先天性と後天性に大別される。先天性（Upshaw-Schulman症候群）は極めて稀であるが，生後間もなく重症黄疸と血小板減少で発症する。後天性には原発性と続発性があるが，いずれもADAMTS13活性が著減することで発症する。ADAMTS13は別名von Willebrand因子（VWF）切断酵素とよばれ，おもに肝臓で産生され，VWFを無効化し血小板の凝集を防いでいる。ADAMTS13に対する自己抗体の産生や重症肝機能障害などでADAMTS13活性が低下する。血小板の凝集により細動脈（脳，腎，冠動脈）が詰まるため発症する。このため，神経症状や腎機能に障害が起こる。

【鑑別のポイント】末梢血に破砕赤血球が出現し（0.6〜1.0％以上），血小板数の著減，LDの増加，間接ビリルビンの増加および腎機能障害がポイントとなる。臨床像は，
1）血小板数減少（紫斑の出現）
2）破砕赤血球の出現（細動脈の閉塞により機械的に溶血する）
3）動揺性精神神経症状（脳動脈の閉塞による）
4）腎機能障害（腎動脈の閉塞による）
5）発熱

溶血性貧血に血小板数減少と神経症状があれば，本症を念頭に置いて検査を進める。溶血性貧血に血小板数減少を伴う疾患としてEvans症候群があげられるが，Evans症候群では神経症状は見られず，破砕赤血球もほとんど出現しない。紛らわしい症例もあるが，ADAMTS13活性低下が鑑別のポイントとなる。

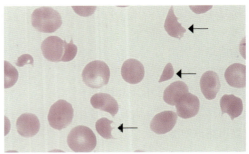

図3.4.4 末梢血液像 ×1,000 MG染色
本症に特徴的な破砕赤血球。同じ血栓性微小血管症に分類される溶血性尿毒症症候群も同様に破砕赤血球が出現する。破砕赤血球に特徴的な違いはないため，これで鑑別することは不可能である。

2. 血栓性微小血管症

血栓性微小血管症（TMA）には，溶血性尿毒症症候群（HUS）とTTPがある。ともに一過性骨髄異常増殖症（TAM）とよばれる病態である。両者はともに微小血管障害性溶血性貧血，血小板数減少を認めるが，HUSでは急性腎不全，TTPでは動揺性精神神経症状を特徴とする。しかし実際にはこれら症状からの鑑別は困難なことも少なくない。出現する破砕赤血球の形態からの鑑別もできない。

HUSの場合は，O157やO111といった腸管出血性大腸菌がつくるベロ毒素の検出または原因菌の検出により，TTPの場合はADAMTS13活性，抗ADAMTS13抗体の検査により鑑別することができる。

3.4.3　ヒトパルボウイルスB19感染症

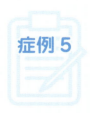

症例5

ヒトパルボウイルスB19感染症
- **患者** 10代　男性
- 感冒様症状回復期に貧血を指摘される。
- 末梢血液検査所見：正球性貧血と網赤血球数著減を認める（表3.4.3）。
- 臨床化学検査所見：特記事項なし（表3.4.3）。
- 骨髄像所見：細胞密度は正形成，顆粒球系細胞は正形成，異形成なし。赤芽球系細胞は著減，大型の前赤芽球が散見。巨核球系細胞は正形成，異形成なし（図3.4.5〜3.4.7）。

用語　アップショー・シュールマン症候群（Upshaw-Schulman syndrome；USS），フォン・ヴィレブランド因子（von Willebrand factor；VWF），血栓性微小血管症（thrombotic microangiopathy；TMA），一過性骨髄異常増殖症（transient abnormal myelopoiesis；TAM）

表 3.4.3 臨床検査所見

末梢血液検査			臨床化学検査		
WBC	2.6	10^9/L	TP	6.5	g/dL
RBC	2.55	10^{12}/L	ALB	3.5	g/dL
Hb	8.2	g/dL	UN	9.5	mg/dL
Ht	24.8	%	Cr	0.45	mg/dL
MCV	95.9	fL	TB	0.8	mg/dL
MCH	32.1	pg	AST	22	U/L
MCHC	33.1	g/dL	ALT	32	U/L
PLT	150	10^9/L	LD	190	U/L
RET	0.1	%			

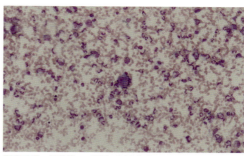

図 3.4.5　骨髄像　×200　MG染色
弱拡大においても確認できる，大型の前赤芽球が認められる。

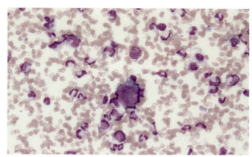

図 3.4.6　骨髄像　×400　MG染色
大型の前赤芽球の背景に赤芽球系細胞はほとんど認めない（赤芽球癆）。

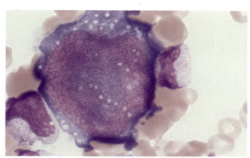

図 3.4.7　骨髄像　×1,000　MG染色
大型の前赤芽球。本症例では空胞が認められるが，特徴的ではない。

【鑑別のポイント】臨床免疫検査のウイルス抗体価上昇からヒトパルボウイルスB19感染症と診断され，貧血と網赤血球数著減から骨髄検査を実施しても，当感染症に特徴的な大型前赤芽球が出現しないことも多い。骨髄における赤芽球癆の診断が重要なポイントとなる。

human parvovirus B19の感染はP抗原（P式血液型）が標的となり，感染増殖する。P抗原は赤血球，巨核球，血管内皮細胞などに発現しており，それぞれの感染で，赤芽球癆に伴う貧血，巨核球の減少による血小板産生異常・血管内皮細胞の傷害により紫斑などが出現する。なお，ウイルスが細胞内へ侵入するためにはインテグリンが必要であるが，インテグリンは赤芽球前駆細胞に発現しているため成熟赤血球には感染しない。

［安藤秀実］

参考文献

1) 自己免疫性溶血性貧血の診断基準と診療の参照ガイド 改訂版作成のためのワーキンググループ：「3. 診断基準と病型分類」，自己免疫性溶血性貧血診療の参照ガイド 令和4年度改訂版，6，2023.

3.5 大球性貧血

3.5.1 巨赤芽球性貧血

症例6

巨赤芽球性貧血

- 患者　70代　男性
- 労作時易疲労感，食欲不振，顔面蒼白。
- 近医受診時に顔面蒼白から貧血の可能性を指摘され紹介受診。
- 末梢血液検査所見：大球性貧血と汎血球減少（白血球，赤血球，血小板数の減少）を認める（表3.5.1）。
- 臨床化学検査所見：LD高値，間接ビリルビン上昇を認める（表3.5.1）。
- 末梢血液像所見：過分葉好中球を認める（図3.5.1）。
- 骨髄像所見：細胞密度過形成。顆粒球系正形成，巨大後骨髄球，巨大好中球。赤芽球系過形成，巨赤芽球変化を認める（図3.5.2，3.5.3）。巨核球系正形成。
- ビタミンB_{12} 50pg/mL以下（参考基準範囲 180〜900pg/mL），葉酸 9.8ng/mL（参考基準範囲 4.0ng/mL）。

表3.5.1　臨床検査所見

末梢血液検査			臨床化学検査		
WBC	2.5	10^9/L	TP	6.8	g/dL
RBC	1.05	10^{12}/L	ALB	4.4	g/dL
Hb	4.5	g/dL	UN	18.3	mg/dL
Ht	13.9	%	Cr	1.1	mg/dL
MCV	132	fL	TB	2.7	mg/dL
MCH	42.9	pg	AST	0.7	U/L
MCHC	32.3	g/dL	ALT	25	U/L
PLT	88	10^9/L	LD	856	U/L
RET	4.2	%			

　巨赤芽球性貧血は核酸合成に必要なビタミンB_{12}や葉酸が欠乏することで発症する。この原因は摂取不足のほか，葉酸拮抗薬の投与や吸収に必要な内因子の分泌障害，抗内因子抗体によるものである。胃切除による吸収障害では，体内貯蔵のビタミンB_{12}が消費しつくされる4〜5年後に発症する。核酸合成障害により造血細胞の核の合成が障害され，核の分化が抑制される。一方で，細胞質のRNA合成は障害を受けないことから，細胞質の成熟は影響を受けない。核と細胞質の成熟が一致しないことから細胞分裂できずに巨大化（大型化）する。このため，成熟した細胞質に比較してクロマチン構造が未熟な核をもつ赤芽球が産生される。この赤芽球を巨赤芽球とよぶ。顆粒球では巨大後骨髄球や巨大好中球が出現する。

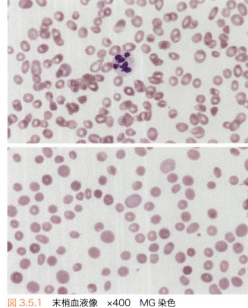

図3.5.1　末梢血液像　×400　MG染色
上：過分葉好中球（6分葉以上）の出現，下：大小不同の赤血球と多染性赤血球の出現。

【鑑別のポイント】巨赤芽球変化は巨赤芽球性貧血に特有のものではない。とくに巨赤芽球様変化を生じるMDSとの鑑別が必要になる。MDSでは，偽Pelger-Huët核異常とよばれる2分葉以下の粗大なクロマチン構造をもつ好中球

用語　過分葉好中球（hyper segmentation neutrophil）

3.5 | 大球性貧血

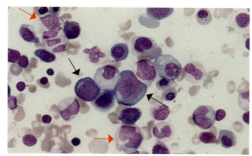

図 3.5.2 骨髄像 ×400 MG染色
好塩基性巨赤芽球（→），巨大後骨髄球（→）。赤芽球系が巨大化するだけではなく，顆粒球系も巨大化する点に注目する。

や，細胞質の好中性顆粒が減少した顆粒減少性好中球の出現が特徴的とされる。巨赤芽球性貧血では好中球は巨大化し，臨床化学検査においてLDの著増が特徴である。巨赤芽球性貧血では染色体は正常核型であるのに対してMDSでは特有の染色体異常が検出されることもある。最終的にはビタミンB_{12}や葉酸欠乏を確認して確定診断とする。

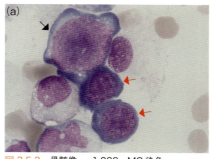 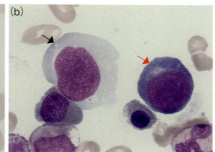

図 3.5.3 骨髄像 ×1,000 MG染色
(a) →：前巨赤芽球，→：好塩基性巨赤芽球。
(b) →：多染性巨赤芽球，→：好塩基性巨赤芽球。

Q 巨赤芽球の分類の決め手は？ 正常赤芽球やほかの疾患との鑑別に困ったときのポイントは？

A 巨赤芽球は核酸合成障害により核の成熟障害がある一方で，細胞質のRNA合成は障害を受けにくい。細胞の分類は核の成熟度合いで決定されるが，巨赤芽球では核の成熟障害が強い場合に分類が困難になることがある。その場合は細胞質の色調を参考に分類を行う。また，核酸合成障害による細胞形態の変化は赤芽球に限ったものではなく，顆粒球系および巨核球系においても過分葉や巨大化を示すので，3系統の異常が鑑別のポイントになる。

■3章　赤血球の形態異常と症例

●赤血球の成熟過程比較（巨赤芽球と正常赤芽球）（図3.5.4〜3.5.9）

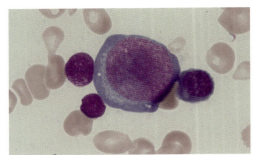

図 3.5.4　前巨赤芽球　×1,000　MG染色
前赤芽球と明瞭な形態学的区別が付かないことも多い。直径30〜40μm程度あり明らかに巨大である。

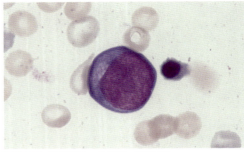

図 3.5.5　前赤芽球　×1,000　MG染色
クロマチン構造は繊細で微細顆粒状である。核小体は中心に1個見られるが核の色調より青みがかっており浮き出るイメージである。細胞質はポリリボソームにより好塩基性（濃暗青色）が強い。

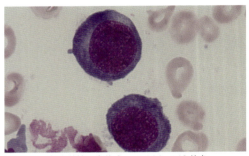

図 3.5.6　好塩基性巨赤芽球　×1,000　MG染色
クロマチン構造が顆粒状に変化しているが、粗い顆粒状となりオープンクロマチンとなる。細胞質は核酸合成障害の影響を受けにくいので好塩基性が強くなる。

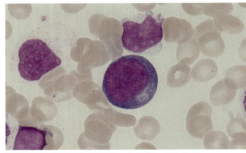

図 3.5.7　好塩基性赤芽球　×1,000　MG染色
クロマチン構造は粗大顆粒状となり、クロマチンの凝集によりヘテロクロマチンが形成される。細胞質はポリリボソームにより好塩基性が強く濃青色となる。

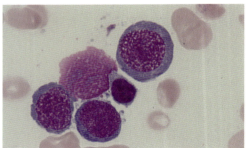

図 3.5.8　多染性巨赤芽球　×1,000　MG染色
クロマチン構造がさらに粗い顆粒状となる。細胞質ではヘモグロビン合成により多染性の色調となる。

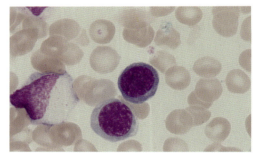

図 3.5.9　多染性赤芽球　×1,000　MG染色
クロマチン構造はクロマチン凝集が強くなり、細胞質はヘモグロビン合成が活発になって塩基性色素と酸性色素が混ざりあい多染性の色調となる。

［安藤秀実］

3.6 赤血球の反応性変化

3.6.1 連銭形成，寒冷凝集

症例7

形態異常：連銭形成〔形質細胞骨髄腫（PCL）〕

- 患者　80代　女性
- 腰の痛みにより近医受診し，圧迫骨折により紹介受診。
- 末梢血液検査所見：汎血球減少（白血球，赤血球，血小板数の減少）を認める（表3.6.1）。
- 臨床化学検査所見：TP増加，軽度腎機能障害，M蛋白，Ca増加を認める（表3.6.1，図3.6.3）。
- 末梢血液像所見：連銭形成を認める（図3.6.1）。
- 骨髄像所見：形質細胞の著増を認める（図3.6.2）。

表3.6.1　臨床検査所見

末梢血液検査			臨床化学検査		
WBC	2.9	10^9/L	TP	9.1	g/dL
RBC	3.26	10^{12}/L	ALB	4.1	g/dL
Hb	10.1	g/dL	UN	19.9	mg/dL
Ht	30.3	%	Cr	2.2	mg/dL
MCV	93.1	fL	Ca	12.1	mg/dL
MCH	31	pg	TB	0.9	mg/dL
MCHC	33.3	g/dL	AST	23	U/L
PLT	99	10^9/L	ALT	29	U/L
RET	0.7	%	LD	190	U/L

　連銭形成は，アルブミンとグロブリンの比（A/G比）が低下することにより起こる。血漿中のグロブリンの増加（感染症や骨髄腫），あるいはアルブミンの低下（肝機能障害など）に伴い，絶対的あるいは相対的にグロブリンが増加し，負の荷電をもつ赤血球の荷電を打ち消すことにより起こる。感染症や肝機能障害はほかの検査で容易にその程度が推測できるが，骨髄腫の場合は末梢血液像の連銭形成の報告が鑑別のポイントになることが多い。連銭形成を確認したら，汎血球減少，血清総蛋白高値などを確認し，蛋白分画などの検査（M蛋白の出現）を進言したい。

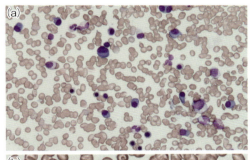

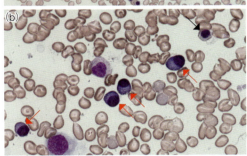

図3.6.2　骨髄像　（a）×200，（b）×400
形質細胞の増加が特徴である。（b）→が形質細胞，→は赤芽球。初心者は間違えないように注意したい。

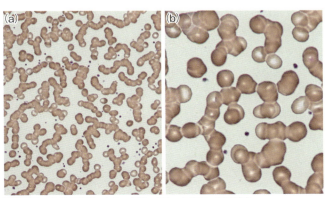

図3.6.1　末梢血液像　（a）×400，（b）×1,000　MG染色
連銭形成像。字面どおりに，銭を連ねたように赤血球が連なっている。

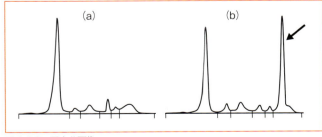

図3.6.3　蛋白分画像
(a) 正常対照，(b) Mピーク（→）。
(a) 総蛋白6.4g/dL，A/G比1.53，(b) 総蛋白7.9g/dL，A/G比0.64。
総蛋白が基準範囲内でもMピークが出現することがあり，連銭形成や汎血球減少などのヒントからM蛋白の出現を見逃さないようにしたい。

症例8　形態異常：寒冷凝集（リンパ腫）

- 患者　70代　男性
- 意識障害で緊急搬送。
- 末梢血液検査所見：大球性貧血，網赤血球数増加を認める（表3.6.2）。
- 臨床化学検査所見：LD上昇，間接ビリルビン増加を認める（表3.6.2）。
- 末梢血液像所見：赤血球凝集を認める（図3.6.4, 3.6.5）。
- 上記検査より，寒冷凝集による溶血性貧血が示唆された。
- 続発性の寒冷凝集素症が疑われ，かかりつけ病院からの診療情報の提供によりリンパ形質細胞性リンパ腫（LPL）と判明。LPLではIgM型蛋白血症により寒冷凝集を起こすと考えられている。

表3.6.2　臨床検査所見

末梢血液検査			臨床化学検査		
WBC	4.5	10^9/L	TP	6.3	g/dL
RBC	1.96	10^{12}/L	ALB	4.2	g/dL
Hb	6.9	g/dL	UN	16.1	mg/dL
Ht	20.3	%	Cr	0.7	mg/dL
MCV（加温後）	102.5	fL	TB	3.04	mg/dL
MCV（加温前）	120.1	fL	D-Bil	0.67	mg/dL
MCH	34.7	pg	AST	30	U/L
MCHC（加温後）	33.9	g/dL	ALT	22	U/L
MCHC（加温前）	37.5	g/dL	LD	440	U/L
PLT	189	10^9/L			
RET	8.3	%			

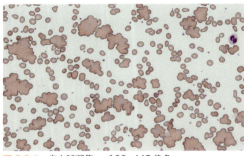

図3.6.4　赤血球凝集　×100　MG染色
赤血球が集塊を形成している。

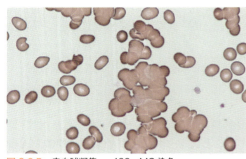

図3.6.5　赤血球凝集　×400　MG染色

　寒冷凝集は，自動血球分析装置によるMCHCの異常高値により発見されることが多い。そのほとんどがIgMでI式血液型，i式血液型に特異性を示す。採血後，室温での放置で赤血球が凝集を示すが，37℃に再加温することでIgMは赤血球から解離する。補体結合性では37℃に再加温しても解離しないため，直接クームス試験で陽性を示す。リンパ腫や免疫不全症に続発する寒冷凝集はリンパ免疫系疾患による免疫系の機能障害の結果として赤血球の自己抗体が出現すると理解されている。

【鑑別のポイント①】MCHCが高値（36.0g/dL以上）を示す場合，TB，乳びの有無を確認し，これらが除外できる場合は37℃で15分程度加温し，加温後すぐに測定する。MCHCが34.0g/dL程度に低下すれば寒冷凝集の可能性がある。加温後MCHCが低下しない場合は球状赤血球の可能性がある。いずれの場合も末梢血液像で赤血球形態を確認することが重要である。

【鑑別のポイント②】MCHCの異常高値により寒冷凝集が疑われた場合，前回値があればMCVの推移を見る。MCHC異常高値，MCVの上昇があれば寒冷凝集を疑う。MCHC異常高値で，ヘモグロビンの上昇があれば高ビリルビン，乳びなどヘモグロビン測定の妨害物質の可能性を疑う。近年はヘモグロビン測定における妨害物質の影響を受けない分析機器もあるので，自施設の使用機器の特徴を理解すると鑑別の手助けになる。

●寒冷凝集素が出現するおもな疾患

1) 特発性
   ①特発性慢性寒冷凝集素症
2) 続発性
   ①マイコプラズマ，EBウイルス，サイトメガロウイルス感染症
   ②リンパ増殖性疾患（リンパ形質細胞性リンパ腫など）
   ③肺疾患
   ④免疫不全症

［安藤秀実］

✎ 用語　[p.61] 形質細胞骨髄腫（plasma cell myeloma；PCL），[p.62] リンパ形質細胞性リンパ腫（lymphoplasmacytic lymphoma：LPL），エプスタイン・バーウイルス（Epstein-Barr virus：EBV）

3.7 | 赤血球の先天性変化

3.7.1 球状赤血球症

症例9

球状赤血球症
- 患者　40代　女性
- 急性腹症。
- 末梢血液検査所見：MCHC高値を認める（表3.7.1）。
- 臨床化学検査所見：TB軽度上昇，LD軽度上昇を認める（表3.7.1）。
- 末梢血液像所見：中央淡染部のない赤血球を多数認める（図3.7.1，3.7.2）。

表3.7.1　臨床検査所見

末梢血液検査			臨床化学検査		
WBC	3.3	10^9/L	TP	7.1	g/dL
RBC	1.61	10^{12}/L	ALB	3.6	g/dL
Hb	6.7	g/dL	UN	10.8	mg/dL
Ht	18.2	%	Cr	0.75	mg/dL
MCV	113	fL	TB	2.4	mg/dL
MCH	41.6	pg	D-Bil	0.59	mg/dL
MCHC	37.3	g/dL	AST	27	U/L
PLT	129	10^9/L	ALT	30	U/L
RET	9.9	%	LD	251	U/L

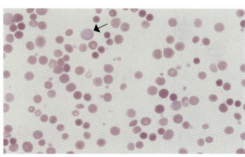

図3.7.1　球状赤血球　×400　MG染色
濃染している赤血球が球状赤血球（→）。溶血発作により代償的に造血が亢進しているので多染性赤血球が増加している。

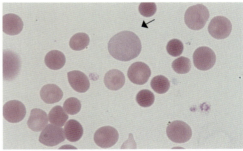

図3.7.2　球状赤血球　×1,000　MG染色
濃染している赤血球が球状赤血球（→）。代償的に増加している多染赤血球が12時方向に見られる。

赤血球膜の骨格蛋白質であるαおよびβスペクトリン，アンキリン，バンド3，バンド4.2などの異常により，赤血球変形能が低下して脾臓で捕食され，血管外溶血のため貧血を起こす。主訴は，貧血と黄疸，脾腫であるが，溶血によるビリルビン産生が長期に及び胆石症が発見されることも多い。小児期に貧血で診断される重症例から老年期まで診断されない軽症例までさまざまである。感染症をきっかけに溶血発作やヒトパルボウイルスB19による感染例で赤芽球癆を起こすこともある。

【鑑別のポイント】軽症例では，軽微な血管外溶血のため間接ビリルビン，LDが軽度上昇，赤血球球状化のためMCHCが軽度上昇する。しかし，代償性造血の範囲内であるため，貧血の程度はあっても軽度である。重症例では赤血球抵抗試験で脆弱性が亢進し，赤血球寿命が低下して溶血性貧血を呈する。

3.7.2 楕円赤血球症

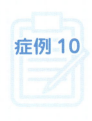

症例 10

楕円赤血球症
- ●患者　70代　女性
- ・高血圧症。
- ・末梢血液検査所見，臨床化学検査所見：特記事項なし（表 3.7.2）。
- ・末梢血液像所見：楕円赤血球の多数出現を認める（図 3.7.3, 3.7.4）。

表 3.7.2　臨床検査所見

末梢血液検査			臨床化学検査		
WBC	6.3	10^9/L	TP	7.5	g/dL
RBC	4.53	10^{12}/L	ALB	3.9	g/dL
Hb	12.8	g/dL	UN	17.6	mg/dL
Ht	37.2	%	Cr	0.61	mg/dL
MCV	82.1	fL	TB	0.78	mg/dL
MCH	28.3	pg	AST	31	U/L
MCHC	34.4	g/dL	ALT	33	U/L
PLT	181	10^9/L	LD	157	U/L
RET	1.3	%			

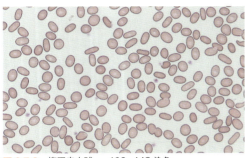

図 3.7.3　楕円赤血球　×400　MG染色
基本的に球状赤血球症と同様の臨床像を示すが，球状赤血球症より軽症である傾向が見られる。

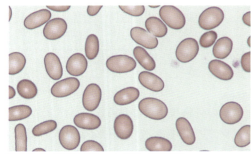

図 3.7.4　楕円赤血球　×1,000　MG染色
楕円赤血球が多量に見られる場合でも無症状であることが多い。

　成因は球状赤血球症と同様であるが，重症化することは少ないと考えられている。長期間によるビリルビンの過剰生産のため，胆石症で発見されることもある。

【鑑別のポイント】球状赤血球症と同様であるが，溶血が軽微であるため間接ビリルビンやLDの上昇がないことも多い。そのため，血液像での観察が唯一の手段であることが少なくない。軽度な鉄欠乏性貧血で少数出現することも多いので鑑別に注意が必要である。

［安藤秀実］

3.8 赤血球への寄生

3.8.1 マラリア

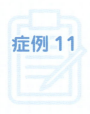

症例 11

三日熱マラリア
- ●患者　30代　男性
- ・東南アジアに渡航。帰国後39℃台の発熱。
- ・末梢血液検査所見：血小板数減少，軽度の貧血を認める（表3.8.1）。
- ・臨床化学検査所見：LDの上昇，TB，AST，ALT軽度上昇を認める（表3.8.1）。
- ・末梢血液像所見：赤血球内にマラリア原虫が輪状体や生殖母体として見られる（図3.8.1〜3.8.3）。
- ・およそ48時間周期の発熱。

表3.8.1　臨床検査所見

末梢血液検査			臨床化学検査		
WBC	12.2	10^9/L	TP	6.8	g/dL
RBC	4.08	10^{12}/L	ALB	3.5	g/dL
Hb	13.9	g/dL	UN	19.5	mg/dL
Ht	41.1	%	Cr	1.2	mg/dL
MCV	100.8	fL	TB	1.2	mg/dL
MCH	34	pg	AST	121	U/L
MCHC	33.7	g/dL	ALT	132	U/L
PLT	50	10^9/L	LD	550	U/L
RET	2.4	%			

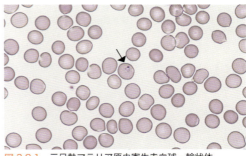

図3.8.1　三日熱マラリア原虫寄生赤血球・輪状体
×1,000　Giemsa染色（pH7.2）
三日熱マラリアは通常周りの赤血球に比較して膨化し大きくなるが，輪状体では目立たないこともある。

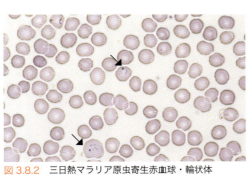

図3.8.2　三日熱マラリア原虫寄生赤血球・輪状体
×1,000　Giemsa染色（pH7.2）
下の→の三日熱寄生赤血球は膨化している。

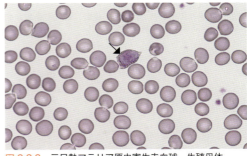

図3.8.3　三日熱マラリア原虫寄生赤血球・生殖母体
×1,000　Giemsa染色
周りの赤血球に比較して膨化し大きくなることが特徴である（熱帯熱マラリアでは寄生赤血球は膨化しない）。

【鑑別のポイント①】マラリア原虫の鑑別で重要なことは，死に至る危険性のある熱帯熱マラリアとほかのマラリアを鑑別することである。最も感染者の多い三日熱マラリアと熱帯熱マラリアのおもな鑑別点は，
1) 三日熱マラリア寄生赤血球は膨化することが多く，周りの赤血球より大きいが，熱帯熱マラリアでは膨化しない。
2) 三日熱マラリアは1つの赤血球に1つの輪状体が寄生するが，熱帯熱マラリアでは2個以上の輪状体が存在することがある。
3) 熱帯熱マラリアの増殖スピードはほかのマラリアに比較して速いため，観察中に多くの寄生赤血球を見ることが多い（1視野に多数の寄生赤血球を見ることがある）。

寄生赤血球が周囲の赤血球と同程度の大きさで，1つの赤血球に2つ以上のマラリアが寄生または1視野に多数の寄生赤血球が見られたら，強く熱帯熱マラリアを疑う。

【鑑別のポイント②】
1) マラリアは肝細胞で増殖して血中に移行するため，肝機能障害が起こる。その結果として血小板数が減少する。
2) マラリア流行地入りするのはその多くが比較的若年層といわれている。
3) 海外渡航歴（流行地入りしてからおおよそ7日目以降）：海外渡航歴がある比較的若年層が発熱で来院し，血小板数減少があればマラリアのサインであると考えて末梢血液像観察を行うとよい。

【鑑別のポイント③】熱帯熱マラリアと四日熱マラリアは寄生赤血球が膨化しないので鑑別が難しい。寄生赤血球が膨化していない場合は熱帯熱マラリアとしての対応が必要。

図3.8.10には宿主赤血球の変化からマラリア原虫を鑑別する方法を掲載した。

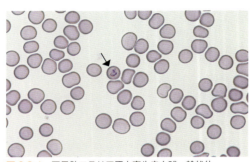

図3.8.4　四日熱マラリア原虫寄生赤血球・輪状体　×1,000　Giemsa染色
輪状体で，ほかのマラリアとの鑑別はできない。とくに四日熱マラリアは寄生赤血球が膨化しないので熱帯熱との鑑別が難しい。

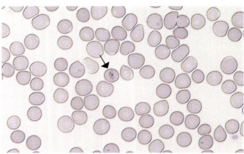

図3.8.5　四日熱マラリア寄生赤血球・栄養体　×1,000　Giemsa染色
寄生赤血球が膨化しないので，熱帯熱マラリアとの鑑別に注意する。鑑別が難しければ，熱帯熱マラリアとしての対応が必要。

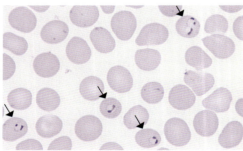

図3.8.6　熱帯熱マラリア寄生赤血球・輪状体　×2,000　Giemsa染色
寄生赤血球は膨化していない。1視野に多数の寄生赤血球が存在。2個以上の輪状体が寄生している赤血球がある。

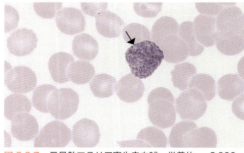

図3.8.7　三日熱マラリア寄生赤血球・栄養体　×2,000　Giemsa染色
シュフナー斑点様の封入体。寄生赤血球が膨化している。卵形マラリアとの鑑別が必要。

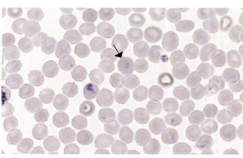

図3.8.8　卵形マラリア寄生赤血球・栄養体　×1,000　Giemsa染色
寄生赤血球は，筋張った変形をとることがある。また寄生赤血球は卵形や膨化することもある。

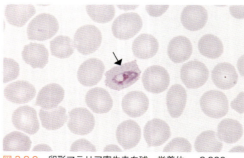

図3.8.9　卵形マラリア寄生赤血球・栄養体　×2,000　Giemsa染色
寄生赤血球はやや拡大。辺縁が筋張ったように変形している。

用語　シュフナー斑点（Schuffner's dot）

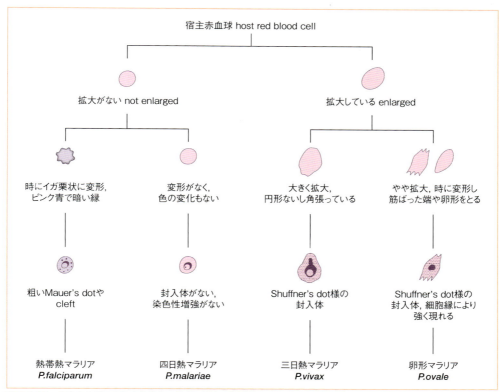

図 3.8.10　宿主赤血球の変化からみたマラリア原虫の鑑別法
(World Health Organization (編), 田村政紀, 他 (訳)：マラリア原虫基礎的顕微鏡観察法教本, 日本総合健診医学会, 2003 から許可を得て転載)

(1) 熱帯熱マラリアと三日熱マラリア寄生赤血球の違いについて

マラリアはヒトのヘモグロビンを摂取して成長するために赤血球に寄生する．ヘモグロビンを食べつくすと溶血させて次の赤血球に寄生する．三日熱マラリアが幼若な赤血球（網赤血球）に寄生するのに対して，熱帯熱マラリアはすべての赤血球に寄生する．したがって，赤血球寄生率が高くなり重症化しやすくなる．また，三日熱マラリアでは，肝細胞内原虫が休眠型となり数カ月から数年後に増殖してマラリアを発症することがある．直近の海外渡航だけでなく，さかのぼっての渡航歴も確認する必要がある．

(2) その他の検査法

1) アクリジンオレンジを使用した蛍光顕微鏡による観察
2) マラリア迅速診断キット：世界的に100種以上のキットがあるが，国内において体外診断用医薬品として認可されている製品はなく品質はまちまちであるといわれている．
3) PCR法：末梢血塗抹標本による顕微鏡観察で鑑別困難なときに行われる．今後，輸入例の増加が懸念されるサルマラリア（*Plasmodium knowlesi*）との鑑別に有効とされている[1]．

［安藤秀実］

用語　ポリメラーゼ連鎖反応（polymerase chain reaction；PCR）

参考文献

1) 国立感染症研究所 HP　https://www.niid.go.jp/niid/ja/kansennohanashi/519-malaria.html

4章 白血球の形態異常と症例

章目次

4.1：白血球の形態異常の概要 …………… 70

4.2：細胞質の形態異常 …………… 71
    4.2.1 顆粒の増加
    4.2.2 顆粒の減少
    4.2.3 アウエル小体が出現する疾患（病態）
    4.2.4 巨大顆粒が出現する疾患（病態）
    4.2.5 封入体を認める疾患（病態）
    4.2.6 空胞変性を認める疾患（病態）

4.3：核の形態異常 …………… 77
    4.3.1 Pelger-Huët核異常が出現する疾患（病態）
    4.3.2 過分葉好中球を認める疾患（病態）

SUMMARY

白血病の形態異常は細胞質の異常と核の異常が認められる。細胞質の異常には，顆粒の増加，顆粒の減少（消失），アウエル小体，ファゴット細胞，巨大顆粒，封入体，空胞変性などがある。一方，核の異常には低分葉好中球，過分葉好中球，クロマチン濃染凝集，ドラムスティックなどがある。それぞれ先天性疾患と後天性疾患に由来する場合があり，後天性の異常は腫瘍性と感染症に併発する反応性に分類される。

4.1 白血球の形態異常の概要

白血球の形態異常は数的異常を伴って観察されることが多いが，白血球数が正常な場合でもこれらの変化はしばしば認められる。白血球の形態異常には細胞質の異常と核の異常とが存在しており，先天性と後天性の異常に分類される。また，後天性の異常は腫瘍性と感染症などに併発する反応性の2種類に分類される（表1.2.6参照）。

1. 細胞質の異常

中毒性顆粒は重症感染症や顆粒球コロニー刺激因子（G-CSF）投与で見られ，前骨髄球のときに出現したアズール顆粒が成熟好中球細胞質内に残存したものである。

Alder-Reilly異常は先天性の異常でHurler症候群やHunter症候群で見られる。好中球だけでなく好酸球，好塩基球，単球，リンパ球やマクロファージの細胞質にも粗大で大小不同の青紫色の顆粒が多数認められる。

顆粒減少または顆粒消失は骨髄異形成腫瘍（MDS），骨髄異形成/骨髄増殖性腫瘍（MDS/MPN），急性骨髄性白血病（AML）などで見られる。好中球の特異顆粒（二次顆粒）の減少または消失によって起こる。

アウエル小体はAML，MDS，MDS/MPNで見られ，これらはアズール顆粒が融合・変化したもので，MPO反応は陽性である。通常，骨髄芽球や単芽球に見られ，臨床的意義は非常に大きい。

ファゴット細胞は*PML::RARA*融合遺伝子を伴う急性前骨髄球性白血病（6.2.13項参照）で見られ，アウエル小体が前骨髄球などの細胞内に束状に認められる。

Chédiak-Higashi症候群では顆粒球，リンパ球，単球の細胞質に巨大な異常顆粒が認められる。好中球などのリソソーム内に巨大な顆粒が蓄積する。後天性で見られるものを偽Chédiak-Higashi顆粒といい，AML，MDS，慢性骨髄性白血病（CML）の白血病細胞などに認められる。

デーレ小体は細胞質の一部でリボソームからなりRNAを有しているのでメチレン青によって青く染色される。中毒性顆粒と同様に重症感染症やG-CSF投与で見られ，両者は同一好中球内にしばしば認められる。先天性で見られるものをデーレ様小体といい，May-Hegglin異常などで認められる。

ラッセル小体は骨髄腫などで見られ，モノクローナルな高γグロブリン血症の結果，これらが形質細胞の細胞質内に硝子様小体として認められる。ラッセル小体の集合物はmott細胞，grape cellといわれている。

細胞質の空胞は種々の細胞に見られ，重症感染症では好中球細胞質内に空胞変性をみることがあり，中毒性顆粒，デーレ小体と同一細胞内または標本内に観察される。先天性にはJordans異常があり，顆粒球，単球の細胞質に1～4μm大の空胞が見られ，この空胞は染色の過程で脂質が抜けたものである。

2. 核の異常

Pelger-Huët核異常は常染色体顕性（優性）遺伝性疾患で，主として好中球に見られる。核の分葉が1～2分葉にとどまり，クロマチンの濃縮は著明で大きな集塊をつくる。ホモ接合体では核は単核で，ヘテロ接合体では核は眼鏡型またはピーナッツ型（ダンベル型）を呈する。後天性で見られるものを偽Pelger-Huët核異常といい，MDS，MDS/MPN，AMLなどで見られる。好中球の異形成のなかでも顆粒消失などと同様に診断的意義が大きいとされる。

過分葉好中球は，好中球の核が6分葉以上と定義されており，巨赤芽球性貧血やMDSなどで見られる。

クロマチン濃染凝集はクロマチンブロック化ともいわれており，好中球のクロマチン構造が異常な凝集を起こすもので，MDS，MDS/MPN，AMLなどで見られる。

ドラムスティックは正常女性の好中球に1～3%見られる過剰核突起である。

白血球の形態異常の詳細は，『血液検査技術教本 第2版』5.2.3項p.98～100を参照されたい。

［新保 敬］

用語 顆粒球コロニー刺激因子（granulocyte-colony stimulating factor；G-CSF），アルダー・レイリー異常（Alder-Reilly anomaly），ハーラー（Hurler）症候群，ハンター（Hunter）症候群，骨髄異形成腫瘍（myelodysplastic neoplasms；MDS），骨髄異形成/骨髄増殖性腫瘍（myelodysplastic/myeloproliferative neoplasms；MDS/MPN），急性骨髄性白血病（acute myeloid leukemia；AML），アウエル（Auer）小体，ミエロペルオキシダーゼ（myeloperoxidase；MPO），ファゴット（faggot）細胞，チェディアック・東（Chédiak-Higashi）症候群，慢性骨髄性白血病（chronic myeloid leukemia；CML），リボ核酸（ribonucleic acid；RNA），デーレ様小体（Döhle-like bodies），メイ・ヘグリン（May-Hegglin）異常，桑実細胞（mott cell），ブドウ状細胞（grape cell），ジョーダン（Jordans）異常，ペルゲル・フェット（Pelger-Huët）核異常

参考文献

1) 日本臨床衛生検査技師会（監）：JAMT技術教本シリーズ 血液検査技術教本 第2版, 98-100, 丸善出版, 2019.

4.2 細胞質の形態異常

4.2.1 顆粒の増加

● 1. 中毒性顆粒が出現する疾患（病態）

（1）重症感染症，G-CSF投与
【解説】
　中毒性顆粒は敗血症などの重症感染症や悪性腫瘍，炎症性疾患などで出現し，G-CSF投与で見られる。前骨髄球で認められるアズール顆粒が成熟好中球の細胞質内に残存したものである。また，中毒性顆粒を有する好中球を電子顕微鏡で観察すると好中性顆粒は著減している。

【形態学的所見】（図4.2.1〜4.2.4）
・正常好中球の顆粒に比べて大きく，赤紫色に染まる顆粒である。
・電子顕微鏡により一次顆粒（アズール顆粒）とされる。
・デーレ小体や空胞としばしば共存する。

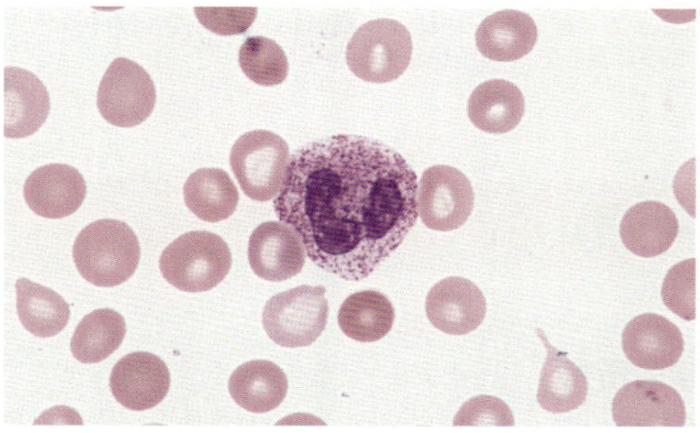

図4.2.1　末梢血液像　×1,000　MG染色
重症感染症に見られる中毒性顆粒を有する好中球分葉核球。

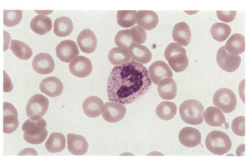

図4.2.2　末梢血液像　×1,000　MG染色
重症感染症に見られる中毒性顆粒を有する好中球分葉核球。

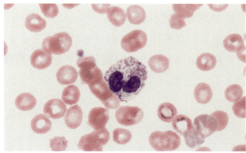

図4.2.3　重症感染症／中毒性顆粒（末梢血液像）　×1,000　MG染色

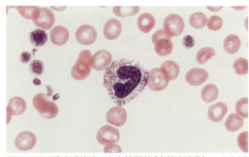

図4.2.4　重症感染症／中毒性顆粒（末梢血液像）　×1,000　MG染色

4.2.2 顆粒の減少

● 1. 好中性顆粒が減少する疾患（病態）

（1）骨髄異形成腫瘍（MDS）
【解説】
　脱顆粒（無または低顆粒）好中球は，AML，MDS，MDS/MPNで見られる。偽Pelger-Huët核異常とともにMDSにおける重要な異形成であり，診断的意義が大きいとされる。

【形態学的所見】（図4.2.5〜4.2.8）
・無顆粒または80%以上の顆粒の減少がある好中球とされる。
・しばしば偽Pelger-Huët核異常と一緒に観察される。

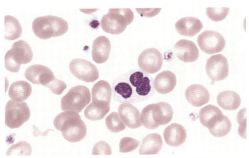

図 4.2.5　脱顆粒好中球（末梢血液像）　×1,000　MG 染色
MDS に見られる顆粒が減少した好中球。

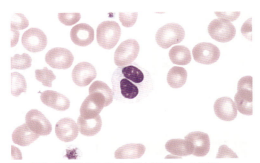

図 4.2.6　脱顆粒好中球（末梢血液像）　×1,000　MG 染色
MDS に見られる顆粒が減少した好中球。

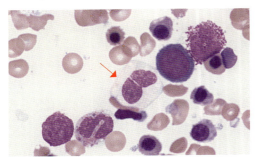

図 4.2.7　脱顆粒好中球（骨髄像）　×1,000　MG 染色
MDS に見られる顆粒が減少した好中球。

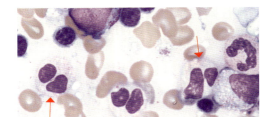

図 4.2.8　脱顆粒好中球（骨髄像）　×1,000　MG 染色
MDS に見られる顆粒が減少した好中球。

4.2.3　アウエル小体が出現する疾患（病態）

1. 急性骨髄性白血病（AML）

【解説】
　アウエル小体はさまざまなタイプの AML，MDS，MDS/MPN の芽球で認められ，これらはアズール顆粒が融合・変化したもので，MPO 反応は陽性となる。おもに腫瘍性の骨髄芽球に見られ，単芽球でも見られることがある。

【形態学的所見】（図 4.2.9～4.2.12）
・赤紫色（アズール好性）の針状封入体である。
・RUNX1::RUNX1T1 融合遺伝子を伴う急性骨髄性白血病（AML with RUNX1::RUNX1T1）では先端が鋭く長い針状であることが多い。
・一次顆粒由来の封入体で MPO 反応は陽性を示す。
・アズール顆粒由来とされ，骨髄系，単球系の腫瘍性細胞に出現する。

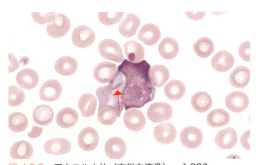

図 4.2.9　アウエル小体（末梢血液像）　×1,000　MG 染色
AML（without maturation）に見られるアウエル小体（→）を有する骨髄芽球。

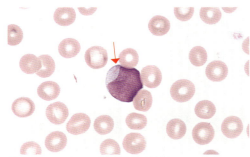

図 4.2.10　アウエル小体（末梢血液像）　×1,000　MG 染色
AML（without maturation）に見られるアウエル小体（→）を有する骨髄芽球。

用語　メイ - グリュンワルド・ギムザ二重染色（May-Grünwald Giemsa 二重染色；MG 染色）

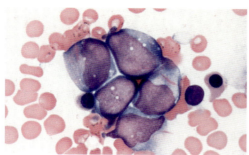

図 4.2.11　アウエル小体（骨髄像）　×1,000　MG 染色
AML with *RUNX1::RUNX1T1*

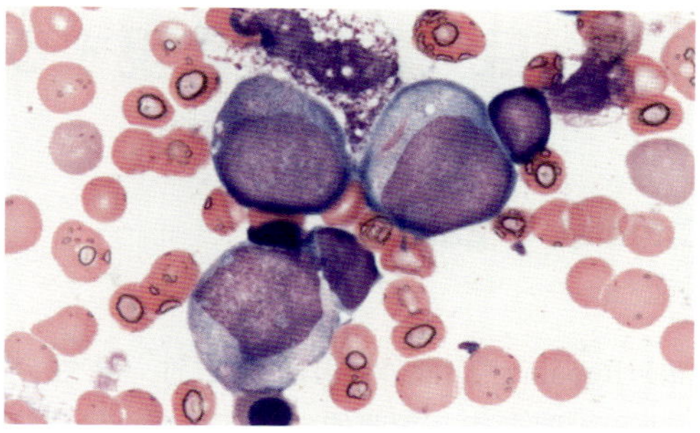

図 4.2.12　アウエル小体（骨髄像）　×1,000　MG 染色
AML with *RUNX1::RUNX1T1*

2. ファゴット細胞が出現する疾患（病態）

(1) *PML::RARA* 融合遺伝子を伴う急性前骨髄球性白血病（APL with *PML::RARA*）

【解説】
　ファゴット細胞は *PML::RARA* 融合遺伝子を伴う APL で見られ，アウエル小体が前骨髄球などの細胞内に多数認められる。この病型は15番と17番染色体の転座の結果，*PML::RARA* 融合遺伝子が形成されることにより発症する。血液標本や骨髄標本などではファゴット細胞の検索は必須であり，臨床的意義は非常に大きい。

【形態学的所見】（図4.2.13～4.2.16）
・腫瘍性の前骨髄球の細胞質にアウエル小体が束状に認められる。
・おもに *PML::RARA* 融合遺伝子を伴う APL で見られるが，ほかの AML でも報告されている。

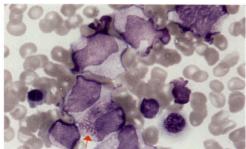

図 4.2.13　ファゴット細胞（骨髄像）　×1,000　MG 染色
APL with *PML::RARA* に見られるファゴット細胞（→）を有する前骨髄球。

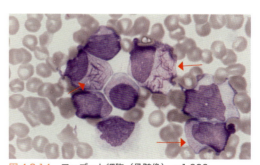

図 4.2.14　ファゴット細胞（骨髄像）　×1,000　MG 染色
APL with *PML::RARA* に見られるファゴット細胞（→）を有する前骨髄球。

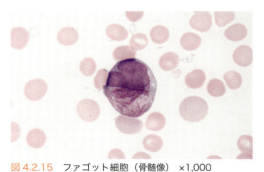

図 4.2.15　ファゴット細胞（骨髄像）　×1,000　MG 染色
APL with *PML::RARA* に見られるファゴット細胞を有する前骨髄球。

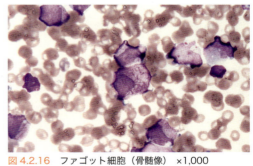

図 4.2.16　ファゴット細胞（骨髄像）　×1,000　MG 染色
APL with *PML::RARA* に見られるファゴット細胞を有する前骨髄球。

用語　急性前骨髄球性白血病（acute promyelocytic leukemia；APL）

4.2.4　巨大顆粒が出現する疾患（病態）

1. Chédiak-Higashi 症候群

【解説】
　Chédiak-Higashi症候群は常染色体潜性（劣性）遺伝疾患で，好中球の遊走能と殺菌能の低下を認め易感染性である。身体所見として皮膚，毛髪などの色素が欠乏する。好中球，好酸球，好塩基球，リンパ球，単球の細胞質に巨大な異常顆粒が認められ，好中球が最も顕著である。好中球などのリソソーム内に巨大な顆粒が蓄積する。巨大顆粒の成因は，微小管の障害によると考えられている。

【形態学的所見】（図4.2.17，4.2.18）
・赤紫色（アズール好性）の巨大顆粒。
・巨大顆粒が顆粒球，単球，リンパ球に認められ，とくに好中球が最も顕著である。

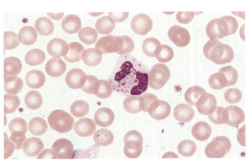

図4.2.17　巨大顆粒（末梢血液像）×1,000　MG染色
Chédiak-Higashi症候群に見られる巨大顆粒を有する好中球分葉核球。

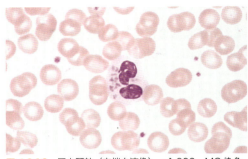

図4.2.18　巨大顆粒（末梢血液像）×1,000　MG染色
Chédiak-Higashi症候群に見られる巨大顆粒を有する好中球分葉核球。

4.2.5　封入体を認める疾患（病態）

1. デーレ様小体が出現する疾患（病態）

(1) May-Hegglin異常
【解説】
　先天性で見られるものをデーレ様小体（Döhle-like bodies）といい，May-Hegglin異常などで認められる。この疾患は巨大血小板，顆粒球封入体などを伴う先天性の血小板異常症で，顆粒球封入体すなわちデーレ様小体は顆粒球に見られミオシン蛋白の異常集積とされる。

【形態学的所見】（図4.2.19〜4.2.22）
・成熟好中球の細胞質に見られる円形または紡錘体の淡青色の小体である。

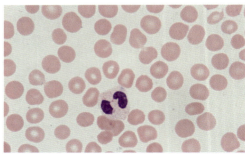

図4.2.19　デーレ様小体（末梢血液像）×1,000　MG染色
May-Hegglin異常に見られるデーレ様小体を有する好中球分葉核球。

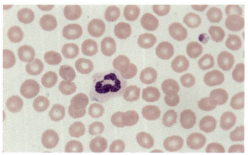

図4.2.20　デーレ様小体（末梢血液像）×1,000　MG染色
May-Hegglin異常に見られるデーレ様小体を有する好中球分葉核球。

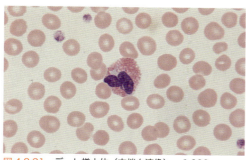

図4.2.21　デーレ様小体（末梢血液像）　×1,000　MG染色
May-Hegglin異常に見られるデーレ様小体を有する好酸球。

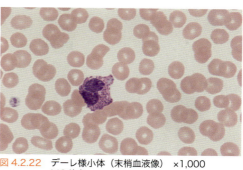

図4.2.22　デーレ様小体（末梢血液像）　×1,000　MG染色
May-Hegglin異常に見られるデーレ様小体を有する好塩基球。

2. デーレ小体が出現する疾患（病態）

（1）重症感染症，G-CSF投与

【解説】
　デーレ小体は中毒性顆粒と同様，重症感染症やG-CSF投与で見られ，両者は同一好中球内にしばしば観察される。デーレ小体はリボソームからなり，RNAを有しているので，MG染色では細胞質の一部が青く染色される。

【形態学的所見】（図4.2.23〜4.2.26）
- 成熟好中球の細胞質に見られる円形または紡錘体の淡青色の小体である。
- 細胞質にRNAが残留したものである。

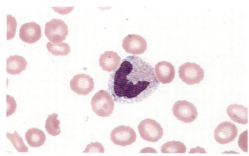

図4.2.23　デーレ小体（末梢血液像）　×1,000　MG染色
重症感染症に見られるデーレ小体，中毒性顆粒および空胞変性を有する好中球桿状核球。

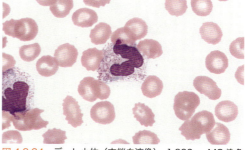

図4.2.24　デーレ小体（末梢血液像）　1,000×　MG染色
重症感染症に見られるデーレ小体，中毒性顆粒および空胞変性を有する好中球分葉核球。

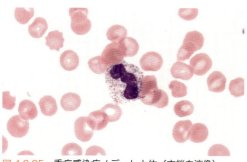

図4.2.25　重症感染症／デーレ小体（末梢血液像）　×1,000　MG染色

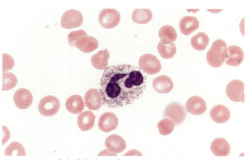

図4.2.26　重症感染症／デーレ小体（末梢血液像）　×1,000　MG染色

4.2.6 空胞変性を認める疾患（病態）

● 1. Jordans 異常

【解説】

細胞の空胞は種々の細胞に見られ，細胞の活性が低下した場合や抗凝固剤に長時間放置後の標本中に出現しやすいとされる。

先天的にはJordans異常があり，好中球，単球の細胞質に1〜4μm大の空胞が見られ，この空胞は染色の過程で脂質が抜けたものである。Jordans異常は中性脂質蓄積症に関連し，おもにミオパチーと魚鱗癬が特徴である。

後天的に空胞が出現する病態としては重症感染症がある。好中球細胞質内に空胞変性をみることがあり，中毒性顆粒，デーレ小体と同一細胞質内に観察され，これらは好中球の中毒性変化（退行性変化）とされる。ときに胞体内に菌を認めることがあるため，標本を全体的に観察することが重要である。Jordans異常の空胞と形態学的に鑑別することは困難であるため，感染症に関わる検査情報も参考にする。

【形態学的所見】（図4.2.27〜4.2.30）
・Jordans異常に出現する空胞で，リンパ球を除く白血球で見られる。
・ズダンIII染色で陽性を示し，中性脂肪とされる。

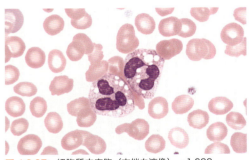

図 4.2.27　細胞質内空胞（末梢血液像）×1,000　MG染色
Jordans異常に見られる空胞，中毒性顆粒およびデーレ小体を有する好中球分葉核球。

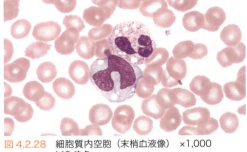

図 4.2.28　細胞質内空胞（末梢血液像）×1,000　MG染色
Jordans異常に見られる空胞，中毒性顆粒およびデーレ小体を有する好中球分葉核球，単球。

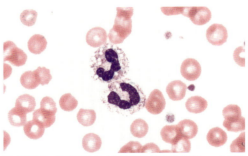

図 4.2.29　重症感染症／空胞変性（末梢血液像）×1,000　MG染色

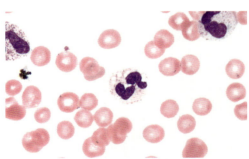

図 4.2.30　重症感染症／空胞変性（末梢血液像）×1,000　MG染色

［藤巻慎一・菅原新吾］

4.3 核の形態異常

4.3.1 Pelger-Huët 核異常が出現する疾患（病態）

1. 家族性 Pelger-Huët 核異常症

【解説】
　Pelger-Huët 核異常は常染色体顕性（優性）遺伝疾患で，顆粒球の分葉が減少する。おもに好中球に見られるが，好酸球や好塩基球でも観察される。核の分葉が1〜2分葉にとどまり，クロマチンの濃縮は著明で大きな集塊をつくる。ホモ接合体では核は単核で，ヘテロ接合体では核は鼻眼鏡型またはピーナッツ型を呈する。

【形態学的所見】（図4.3.1, 4.3.2）
・おもに好中球で見られ，クロマチン凝集が強い類円形の2つの核が核糸でつながっている。
・核が成熟しているにもかかわらず，円形・卵形から鼻眼鏡型またはピーナッツ型を示す。

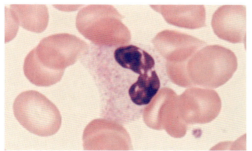

図 4.3.1　Pelger-Huët 核異常（末梢血液像）×1,000 MG 染色
家族性 Pelger-Huët 核異常症に見られる好中球。

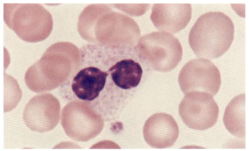

図 4.3.2　Pelger-Huët 核異常（末梢血液像）×1,000 MG 染色
家族性 Pelger-Huët 核異常症に見られる好中球。

2. 偽 Pelger-Huët 核異常が出現する疾患（病態）

（1）骨髄異形成腫瘍（MDS）

【解説】
　後天性で見られるものを偽Pelger-Huët核異常といい，おもにMDSに関連した異形成として見られ，AML，MDS/MPNでも見られる。好中球の異形成のなかでも顆粒消失などと同様に診断的意義が大きいとされる。

【形態学的所見】（図4.3.3〜4.3.6）
・クロマチン凝集が強い類円形の2つの核が核糸でつながった成熟好中球で，偽Pelger-Huët核異常という。MDSの診断において重要な所見で，タキサン系抗がん剤の使用でも出現することがある（図4.3.6）。

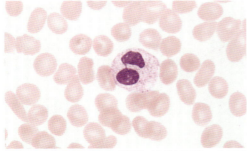

図 4.3.3　偽 Pelger-Huët 核異常（末梢血液像）×1,000 MG 染色
MDSに見られる偽 Pelger-Huët 核異常をもつ好中球。

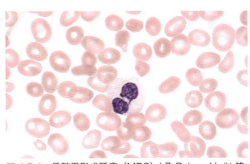

図 4.3.4　骨髄異形成腫瘍（MDS）/ 偽 Pelger-Huët 核異常（末梢血液像）×1,000 MG 染色

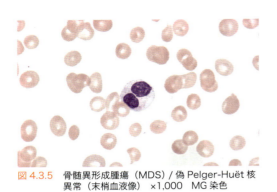

図 4.3.5　骨髄異形成腫瘍（MDS）/偽 Pelger-Huët 核異常（末梢血液像）　×1,000　MG 染色

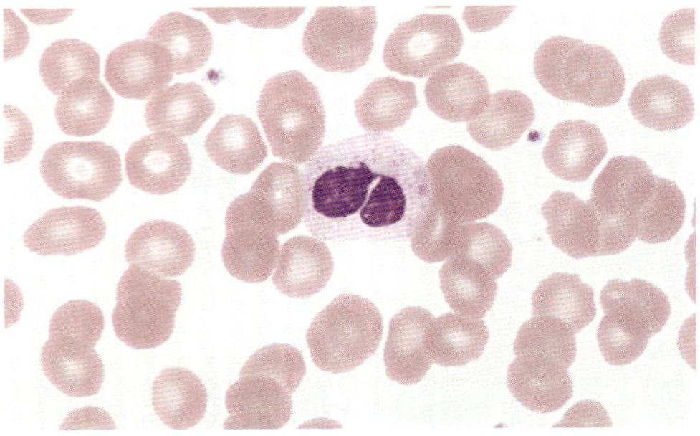

図 4.3.6　抗がん剤投与患者/偽 Pelger-Huët 核異常（末梢血液像）　×1,000　MG 染色
抗がん剤投与患者に見られる偽 Pelger-Huët 核異常をもつ好中球。

4.3.2　過分葉好中球を認める疾患（病態）

1. 巨赤芽球性貧血

【解説】

過分葉好中球は好中球の核が6分葉以上と定義されており，巨赤芽球性貧血やMDSなどで認められる。とくに巨赤芽球性貧血では巨大後骨髄球と同様に診断的意義は大きいとされる。

【形態学的所見】（図 4.3.7〜4.3.10）
・6分葉以上に分葉した成熟好中球である。
・巨赤芽球性貧血，MDSなどで見られる。

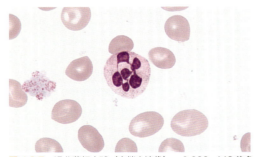

図 4.3.7　過分葉好中球（末梢血液像）　×1,000　MG 染色
巨赤芽球性貧血に見られる過分葉好中球（6分葉）。

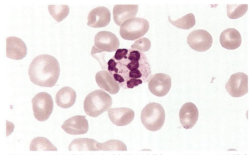

図 4.3.8　過分葉好中球（末梢血液像）　1,000×　MG 染色
巨赤芽球性貧血に見られる過分葉好中球（7分葉）。

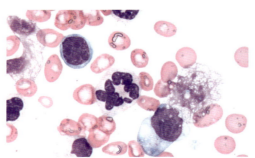

図 4.3.9　骨髄異形成腫瘍（MDS）/過分葉好中球（骨髄像）　×1,000　MG 染色

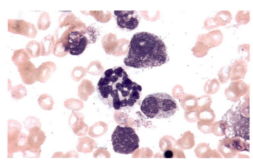

図 4.3.10　骨髄異形成腫瘍（MDS）/過分葉好中球（骨髄像）　1,000×　MG 染色

［藤巻慎一・菅原新吾］

5章 血小板の形態異常と症例

章目次

5.1：血小板観察の概要……………80

5.2：血小板の形態異常（大型血小板，巨大血小板が出現する疾患）………82

5.3：EDTAによる血小板凝集…………87
    5.3.1　EDTAによる血小板凝集
    5.3.2　血小板衛星現象

SUMMARY

　ヒトの血液中にある血球成分には，赤血球，白血球，血小板があり，さまざまな疾患や病態において，量的，質的異常が起こる。血小板は止血に重要な役割を果たすことから，数的な異常は血栓形成や出血につながる。質的な異常は，さまざまな疾患において見ることができ，その診断的価値は高い。血小板数と形態の異常を的確に見出すことは，病態や疾患のみならず，採血手技までを含めて重要な情報源となるので，日々の検査においては自動血球分析装置からの情報と，血液塗抹標本から得られる形態情報を見落とすことなく迅速に報告することが重要である。

　本章においては，血小板の形態異常を伴うおもな疾患について述べるとともに，自動血球分析装置での測定から得られる血小板粒度分布の見方や血小板が凝集する状態についても述べる。

■ 5章 血小板の形態異常と症例

5.1 血小板観察の概要

● 1. 血小板の粒度分布とパラメータ

(1) 血小板の粒度分布

　血小板は赤血球や白血球に比べて容積が小さいため，自動血球分析装置での測定時には，ノイズや壊れた細胞の破片の影響を受ける。電気抵抗法による自動血球分析装置での血小板数の計測では，赤血球と血小板を大きさで分別している。血小板の測定閾値（容積範囲）は2～30fLであり，赤血球の粒度分布は30fLより大きいことから両者を分けている。正常な血球分布の場合，図5.1.1～5.1.3に示すように，X軸右側の赤血球粒度分布との谷間は明瞭となるが，小型赤血球や破砕赤血球出現時，大型血小板出現時（図5.1.4）には，血小板の粒度と赤血球の粒度に重なりが生じ，識別が不明瞭となる。

(2) 血小板のパラメータ

　自動血球分析装置において測定される血小板パラメータとして，血小板数（PLT）のほかに，平均血小板容積（MPV），血小板クリット（PCT），血小板粒度分布幅

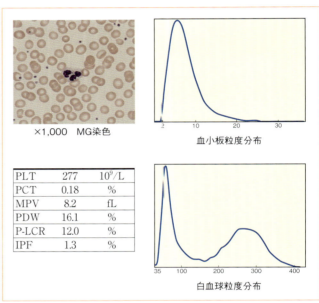

PLT	277	10^9/L
PCT	0.18	%
MPV	8.2	fL
PDW	16.1	%
P-LCR	12.0	%
IPF	1.3	%

図5.1.3　正常の場合の末梢血液像と血小板，白血球粒度分布

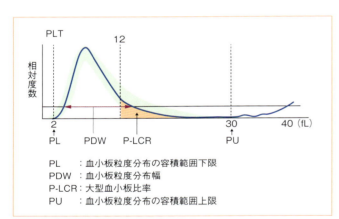

図5.1.1　血小板の粒度分布
〔杉山正晃，巽 典之：「自動血球分析の歴史」，計測技術ティーチングー自動血球分析装置の基本原理，巽 典之，血液検査学研究会（編），38，宇宙堂八木書店，2006より改変〕

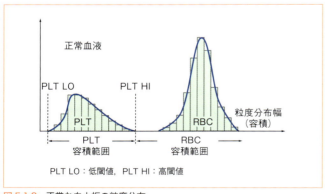

図5.1.2　正常な血小板の粒度分布
〔杉山正晃，巽 典之：「自動血球分析の歴史」，計測技術ティーチングー自動血球分析装置の基本原理，巽 典之，血液検査学研究会（編），58，宇宙堂八木書店，2006より改変〕

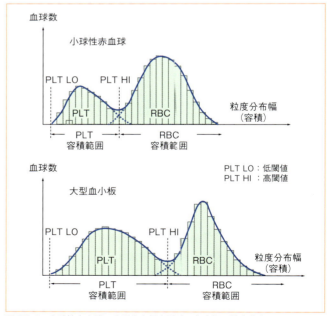

図5.1.4　小球性赤血球・大型血小板出現時の血小板の粒度分布
〔杉山正晃，巽 典之：「自動血球分析の歴史」，計測技術ティーチングー自動血球分析装置の基本原理，巽 典之，血液検査学研究会（編），58，宇宙堂八木書店，2006より改変〕

用語　fL＝10^{-15}L，血小板 (platelet；PLT)，平均血小板容積 (mean platelet volume；MPV)，血小板クリット (platelet clit；PCT)，血小板粒度分布幅 (platelet distribution width；PDW)

表 5.1.1 血小板の異常所見と表現方法

血小板の異常所見			血小板の形態異常の表現方法	
細胞径	大型血小板	赤血球の約1/2〜同等大（約4〜8μm未満）	大型血小板	(1+)：5〜10％未満　(2+)：10〜30％未満　(3+)：30％以上
		5％以上の出現で記載	巨大血小板	観察中1個でも認めればその旨記載，程度表現方法は大型血小板に同じ
	巨大血小板	赤血球より大なる場合（8μm以上）	血小板凝集	認めれば記載
		塗抹標本中に認めれば記載	顆粒異常	(1+)：5〜10％未満　(2+)：10〜30％未満　(3+)：30％以上
細胞質	顆粒異常	消失，色調の変化，分布異常	形態異常	(1+)：5〜10％未満　(2+)：10〜30％未満　(3+)：30％以上
		5％以上の血小板に認めれば記載		
その他	凝集	5個以上の血小板が凝集している場合に記載		
		採血不備とEDTA依存性血小板凝集の区別が必要		

〔日本臨床衛生検査技師会血液形態標準化ワーキンググループ：「血液形態検査に関する勧告法」，医学検査 1996；45：1667, 1669 より改変〕

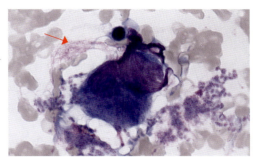

図 5.1.5　健常人骨髄巨核球　×1,000　MG染色
→部には血小板の放出が見られる。

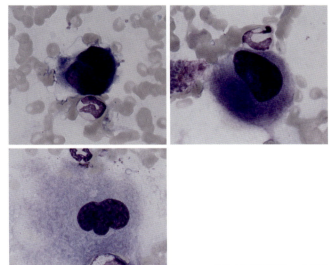

図 5.1.6　健常人骨髄巨核球　×1,000　MG染色

（PDW），大型血小板比率（P-LCR％），網血小板比率（RP％）や幼若血小板比率（IPF％）がある．血小板数の異常や形態の異常を見ていくうえで重要な情報になるので，血小板数のみならず，血小板関連数値情報やスキャタープロット，粒度分布（ヒストグラム）を確認することが肝要である．MPVは，通常血小板数と負の相関を示すといわれているが，再生不良性貧血など，骨髄での産生低下による血小板減少ではMPVは小さくなり，免疫性血小板減少症（ITP，旧称：特発性血小板減少性紫斑病）のように血小板の産生が亢進しているような場合にはMPVは大きくなる（幼若血小板が末梢血中に放出されるため）ので，疾患鑑別に役立つ．また，PDWは血小板に大小がある場合には大きくなるため，血小板の形態異常を判断するうえで役立つ（表5.1.1）．

白血球粒度分布は，測定閾値を35〜40fLとしているので，血小板凝集塊などが見られた場合には白血球粒度分布の立ち上がりに山ができる（凝集が見られた場合の粒度分布は5.3節 p.87〜88参照）．細胞にレーザー光を照射し，得られる前方散乱光と側方散乱光により細胞を分類する光学的方法で測定されるRP％やIPF％は，すべての血小板数中に占める幼若血小板の比率を表し，血小板の回転率を反映すると考えられている．血小板が減少する免疫性血小板減少症（ITP）のように血小板破壊が進み血小板寿命が短くなっている場合では高値を示す．一方，再生不良性貧血（AA）のように血小板の産生低下が見られる場合には正常範囲にとどまることから，両者の鑑別に用いられる．

● 2. 骨髄巨核球（図 5.1.5，5.1.6）

骨髄巨核球は骨髄の細胞のなかで最も大きく，形態は変化に富む．その成熟過程もほかの細胞と異なり，分化成熟に伴い細胞質の量も増加するが細胞自体は分裂しない．DNA量は倍々で増えた多核状に見えるが，核そのものは分裂せずつながった状態である（核内分裂）．また，骨髄内には核内分裂した8C，16C，32C，64Cのそれぞれの芽球が成熟巨核球まで分化する（DNA量表記については『血液検査技術教本 第2版』p.55「参考情報」参照）．

［野木岐実子］

用語　大型血小板比率（platelet-large cell ratio；P-LCR），網血小板（reticulated platelet；RP），幼若血小板比率（immature platelet fraction；IPF），免疫性血小板減少症（immune thrombocytopenia；ITP），特発性血小板減少性紫斑病（idiopathic thrombocytopenic purpura；ITP），再生不良性貧血（aplastic anemia；AA），デオキシリボ核酸（deoxyribonucleic acid；DNA），エチレンジアミン四酢酸（ethylenediaminetetraacetic acid；EDTA）

5.2 血小板の形態異常（大型血小板，巨大血小板が出現する疾患）

● 1. 大型血小板，巨大血小板の概要

血小板の産生や破壊に異常が生じると血小板の大きさにも変化が起こる。一般的に大型血小板は幼若血小板であるといわれているが，血小板が大型化する機序についてはよくわかっていない。大型血小板が出現する場合は，同時に巨大血小板も出現することが多い。それぞれの大きさについては，表5.1.1を参照のこと。

末梢血に大型血小板が出現する疾患には，先天性疾患と後天性疾患がある。先天性血小板減少症・異常症には，Bernard-Soulier 症候群 (BSS)，MYH9異常症，gray platelet症候群 (GPS) などがある。後天性血小板減少症には，免疫性血小板減少症 (ITP)，Evans症候群がある。

骨髄増殖性腫瘍 (MPN) や骨髄異形成腫瘍 (MDS) は，クローナルな造血障害であり，MPNでは有効造血による血球の増加を，一方MDSでは無効造血による血球減少を呈する。これら疾患では造血三系統（赤血球，白血球，血小板）において血球形態の異形成を呈することが多い。血小板においても，量的異常と大きさや形態の異常を伴うことが多い。

● 2. 免疫性血小板減少症 (ITP)

免疫性血小板減少症 (ITP) 症例（表5.2.1）では，多くの場合血小板の大きさは正常であるが，時に大型のもの（幼若血小板）が見られる（図5.2.1）。骨髄での巨核球像を図5.2.2, 5.2.3に示す。発症のメカニズムには不明な点も多いが，血小板膜上の糖蛋白に対する自己抗体が産生され，血液中で血小板に結合し，これが脾臓で捕捉・処理され，血小板減少をきたすと考えられている。血小板抗体は，骨髄での血小板産生能も障害し，血小板産生を低下させるといわれている。

ITP患者のうち*Helicobacter pylori*に感染している確率は約6割といわれている。*Helicobacter pylori*の除菌治療を行うことにより，4～6割で血小板数が増加する傾向にある。

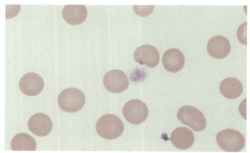

図5.2.1　末梢血液像　×1,000　MG 染色
血小板の減少と大型血小板を認める。

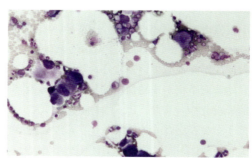

図5.2.2　骨髄像　×100　MG 染色
骨髄巨核球の増加を認める。

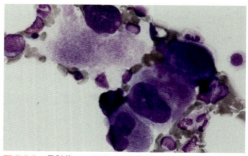

図5.2.3　骨髄像　×400　MG 染色
巨核球に血小板付着像なし。

表5.2.1　30代女性　臨床検査所見

末梢血液検査		臨床化学検査		臨床化学検査	
WBC	9.3 10^9/L	TP	6.7 g/dL	ALP	145 U/L
RBC	3.67 10^{12}/L	ALB	3.4 g/dL	CRP	0.52 mg/dL
Hb	10.7 g/dL	UN	11.8 mg/dL	Fe	41 μg/mL
Ht	32.3 %	Cr	0.50 mg/dL	IgG	1,340 mg/dL
MCV	88.0 fL	eGFR	112.2	IgA	206 mg/dL
MCH	29.2 pg	UA	3.7 mg/dL	IgM	213 mg/dL
MCHC	33.1 g/dL	TG	141 mg/dL		
PLT	26 10^9/L	TC	194 mg/dL		
RET	1.4 %	TB	0.4 mg/dL		
凝固・線溶検査		AST	15 U/L		
PT-INR	0.92	ALT	12 U/L		
APTT	29.6 秒	LD	120 U/L		

用語　ベルナール・スーリエ症候群 (Bernard-Soulier syndrome；BSS)，灰色血小板症候群 (gray platelet syndrome：GPS)，骨髄増殖性腫瘍 (myeloproliferative neoplasms；MPN)，骨髄異形成腫瘍 (myelodysplastic neoplasms；MDS)

3. Evans 症候群

ITPと自己免疫性溶血性貧血（AIHA）を合併したものをEvans症候群という（表5.2.2）。末梢血には，大型血小板と球状赤血球を認める（図5.2.4，5.2.5）。血小板減少と溶血性貧血を同時に認めるため，血栓性血小板減少性紫斑病（TTP）と鑑別の必要がある。TTPでは破砕赤血球の多数出現を確認することが診断の一助となる。ITPとAIHAは同時期に発症する場合と時間をおいて発症する場合がある。

骨髄像では，巨核球が目立ち血小板産生像を認めない（図5.2.6）。また，赤芽球の増加を認める（図5.2.7）。

表 5.2.2　60代女性　臨床検査所見（入院時検査所見）

末梢血液検査			臨床化学検査			凝固・線溶検査		
WBC	3.4	10⁹/L	TP	5.4	g/dL	PTs	16.3	秒
RBC	1.07	10¹²/L	ALB	3.3	g/dL	PT%	59.0	%
Hb	3.7	g/dL	UN	10.4	mg/dL	PT-INR	1.40	
Ht	14.0	%	Cr	0.67	mg/dL	APTT	71.5	秒
MCV	130.8	fL	UA	7.3	mg/dL	フィブリノゲン		
MCH	34.6	pg	AST	13	U/L		373	mg/dL
MCHC	26.4	g/dL	ALT	5	U/L	FDP	5.7	μg/mL
PLT	10	10⁹/L	LD	343	U/L	Dダイマー	1.3	μg/mL
RET	33.9	%	ALP	182	U/L	AT	92	%
Nut	81.2	%	TB	6.4	mg/dL	骨髄像		
Eo	0.9	%	D-Bil	0.6	mg/dL	NCC	9.5	10⁴/μL
Baso	0.3	%	Ca	7.3	mg/dL	MGK	30	/μL
Mo	4.5	%	HP	3以下	mg/dL			
Lym	13.1	%	sIL-2R	634	U/mL			

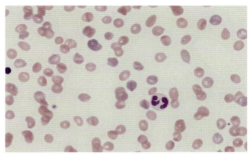

図 5.2.4　末梢血液像　×200　MG染色
血小板減少と球状赤血球，多染性赤血球を認める。

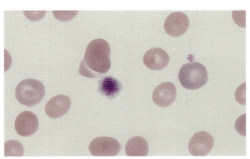

図 5.2.5　末梢血液像　×1,000　MG染色
大型血小板と球状赤血球を認める。

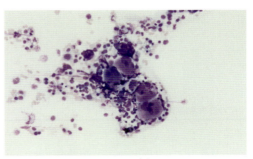

図 5.2.6　骨髄像　×200　MG染色

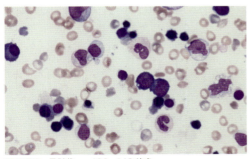

図 5.2.7　骨髄像　×400　MG染色

📝 **用語**　[p.82 表] 白血球（white blood cell；WBC），赤血球（red blood cell；RBC），ヘモグロビン（hemoglobin；Hb），ヘマトクリット（hematocrit；Ht），平均赤血球容積（mean corpuscular volume；MCV），平均赤血球血色素量（mean corpuscular hemoglobin；MCH），平均赤血球血色素濃度（mean corpuscular hemoglobin concentration；MCHC），網赤血球（reticulocyte；RET），プロトロンビン時間国際標準比（prothrombin time-international normalized ratio；PT-INR），活性化部分トロンボプラスチン時間（activated partial thromboplastin time；APTT），総蛋白（total protein；TP），アルブミン（albumin；ALB），尿素窒素（urea nitrogen　UN），クレアチニン（creatinine；Cr），推算糸球体濾過量（estimated glomerular filtration rate；eGFR），尿酸（uric acid；UA），中性脂肪（triglyceride；TG），総コレステロール（total cholesterol；TC），総ビリルビン（total bilirubins；TB），アスパラギン酸アミノトランスフェラーゼ（aspartate aminotransferase；AST），アラニンアミノトランスフェラーゼ（alanine aminotransferase；ALT），乳酸脱水素酵素（lactate dehydrogenase；LD），アルカリホスファターゼ（alkaline phosphatase；ALP），C反応性蛋白（C-reactive protein；CRP），鉄（iron；Fe），免疫グロブリン（immunoglobulin；Ig），メイ・グリュンワルド・ギムザ二重染色（May-Grünwald Giemsa 二重染色；MG 染色），[p.83] 自己免疫性溶血性貧血（autoimmune hemolytic anemia；AIHA），血栓性血小板減少性紫斑病（thrombotic thrombocytopenic purpura；TTP），好中球（neutrophil；Nut），好酸球（eosinophil；Eo），好塩基球（basophil；Baso），単球（monocyte；Mo），リンパ球（lymphocyte；Lym），直接ビリルビン（direct bilirubin；D-Bil），カルシウム（calcium；Ca），ハプトグロビン（haptoglobin；HP），可溶性インターロイキン2レセプター（soluble interleukin-2 receptor；sIL-2R），プロトロンビン時間（prothrombin time；PTs），プロトロンビン活性（prothrombin activity %；PT%），フィブリン/フィブリノゲン分解産物（fibrin/fibrinogen degradation products；FDP），D-ダイマー（D-dimer；DD），アンチトロンビン（antithrombin；AT），有核細胞数（nucleated cell count；NCC），巨核球（megakaryocyte；MGK）

4. May-Hegglin 異常

　May-Hegglin 異常は，先天性血小板減少症であり，巨大血小板（大型血小板）と血小板減少を特徴とする。

　May-Hegglin 異常，Sebastian 症候群，Fechtner 症候群，Epstein 症候群は，同一の遺伝子（*MYH9* 遺伝子）異常に起因することがわかり，これらを包括してMYH9異常症とよぶ。つまり，May-Hegglin 異常は，MYH9異常症のなかの一疾患である（表5.2.3，図5.2.8，5.2.9）。

　MYH9異常症（May-Hegglin 異常症）の特徴としては，血小板減少と巨大（大型）血小板減少があり，各疾患についての特徴を表5.2.4に示す。

　造血器腫瘍であるMPNやMDSの場合にも大型血小板や巨大血小板が末梢血に出現するが，これら疾患の場合，大きさの異常だけでなく，形態の異常（異形成）を伴う。

　MDS症例に見られた血小板の異形成像を図5.2.10に示す。

表 5.2.3　40 代女性　臨床検査所見

末梢血液検査			臨床化学検査		
WBC	5.6	10^9/L	TP	7.3	g/dL
RBC	4.69	10^{12}/L	ALB	4.3	g/dL
Hb	13.7	g/dL	UN	10.1	mg/dL
Ht	42.3	%	Cr	0.77	mg/dL
MCV	90.2	fL	eGFR	64.4	
MCH	29.2	pg	TG	113	mg/dL
MCHC	32.4	g/dL	TC	366	mg/dL
PLT	42	10^9/L	TB	1	mg/dL
RET	0.9	%	AST	20	U/L
凝固・線溶検査			ALT	19	U/L
PT-INR	0.92		LD	176	U/L
APTT	29.6	秒	CRP	0.02	mg/dL
			IgG	1,217	mg/dL
			IgA	271	mg/dL
			IgM	134	mg/dL

表 5.2.4　MYH9 異常症の分類

疾患名	巨大血小板 血小板減少	デーレ様小体	Alport 症状※
May-Hegglin 異常	あり	明瞭	なし
Sebastian 症候群	あり	やや不明瞭	なし
Fechtner 症候群	あり	やや不明瞭	あり
Epstein 症候群	あり	同定困難	あり

※ Alport 症状：感音性難聴，進行性の糸球体腎症，早発性白内障

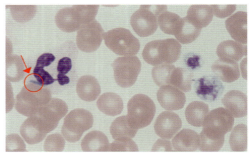

図 5.2.8　MYH9 異常症末梢血で認められたデーレ様小体（→）と巨大血小板　×1,000　MG 染色

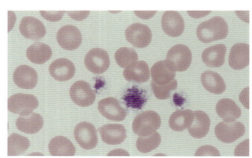

図 5.2.9　MYH9 異常症末梢血で認められた巨大血小板　×1,000　MG 染色

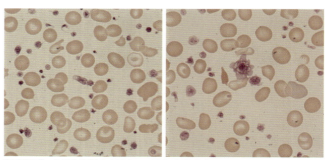

図 5.2.10　MDS 症例の末梢血　×400　MG 染色
巨大血小板，顆粒消失，偽足状突起，奇形などさまざまな異形成像を認める。

5. 本態性血小板血症（ET）

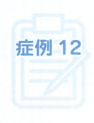

症例12

本態性血小板血症（ET）
- 患者　70代　女性
- 6年前，血小板数増加（700×10⁹/L）を指摘され，血液内科受診。
- 末梢血液検査所見：血小板の著明な増加を認める（表5.2.5）。
- 末梢血液像所見：血小板は大小さまざまで大型〜巨大血小板が認められる。好酸球も散見される（図5.2.12〜5.2.14）。
- ヒドロキシカルバミドにてコントロールされていたが，血小板数増加と白血球数増加を認めるようになった。

表5.2.5　臨床検査所見

末梢血液検査			臨床化学検査			臨床化学検査		
WBC	42.0	10⁹/L	TP	8.0	g/dL	LD	596	U/L
RBC	5.90	10¹²/L	ALB	3.9	g/dL	ALP	370	U/L
Hb	13.5	g/dL	UN	24.4	mg/dL	γGT	43	U/L
Ht	44.9	%	Cr	1.04	mg/dL	CRP	0.107	mg/dL
MCV	76.1	fL	eGFR	40.1				
MCH	22.9	pg	UA	8	mg/dL			
MCHC	30.1	g/dL	GLU	88	mg/dL			
PLT	174	10⁹/L	TG	353	mg/dL			
凝固・線溶検査			TC	182	mg/dL			
フィブリノゲン	273.0	mg/dL	TB	0.68	mg/dL			
			AST	30	U/L			
FDP	7.3	μg/mL	ALT	19	U/L			

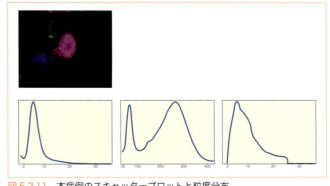

図5.2.11　本症例のスキャッタープロットと粒度分布
左から赤血球，白血球，血小板の粒度分布。

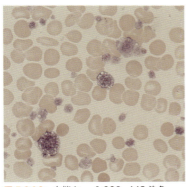

図5.2.12　末梢血　×1,000　MG染色

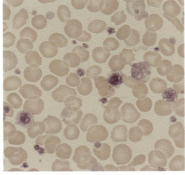

図5.2.13　末梢血　×1,000　MG染色

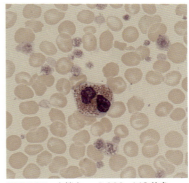

図5.2.14　末梢血　×1,000　MG染色

①臨床検査所見（表5.2.5）

末梢血液検査では血小板が174×10^9/Lと増加している。臨床化学検査ではLDが上昇している。

②末梢血液像　MG染色（図5.2.12〜5.2.14）

血小板形態は大小さまざまで大型〜巨大血小板も認められる。好酸球も散見される。

③その他の検査結果

- 好中球アルカリホスファターゼ染色
  陽性率：98％，陽性指数：472
- 染色体検査：46XX，正常核型
- *BCR::ABL1*遺伝子（FISH法）は認めず。

ETは，巨核球の異常な増殖を特徴とする疾患であるが，急性白血病やほかのMPNへの移行率は，ほかのMPNに比べて低い。

WHO分類改訂第4版での診断基準は
［大基準］
（1）血小板増加（≧450×10^9/L）

用語　本態性血小板血症（essential thrombocythemia；ET），グルコース（glucose；GLU），γ-グルタミルトランスペプチダーゼ（gamma glutamyl transpeptidase；γGT），蛍光 *in situ* ハイブリダイゼーション（fluorescence *in situ* hybridization；FISH），世界保健機関（World Health Organization；WHO）

(2) 骨髄生検にて，大型で成熟し，過分葉核をもつ巨核球の増加を伴う巨核球系細胞主体の増殖を認めるが，顆粒球や赤芽球系細胞の明らかな増殖は認めず，顆粒球細胞の左方移動も認めない。ごくまれに軽度の細網線維の増加（MF-1）を認める。
(3) 真性赤血球増加症（PV），原発性骨髄線維症（PMF），*BCR::ABL1*陽性慢性骨髄性白血病（CML），骨髄異形成腫瘍（MDS）およびほかの骨髄腫瘍のWHO診断基準を満たさない。
(4) *JAK2*，*CALR*，*MPL*の遺伝子変異がある。

[小基準]

クローナルマーカーが存在する。または，反応性血小板増加症の所見がないこと。

上記の大基準4項目すべてを満たす，または大基準(1)，(2)，(3)と小基準を満たす場合，ETと診断する。

本症例では，*JAK2* V617F変異の検索は行われていないが，ほかの条件をすべて満たすことからETと診断された。

［野木岐実子］

用語 骨髄線維症（myelofibrosis；MF），真性赤血球増加症（polycythemia vera；PV），原発性骨髄線維症（primary myelofibrosis；PMF），慢性骨髄性白血病（chronic myeloid leukemia；CML）

参考文献

1) 國島伸治:「先天性巨大血小板症の鑑別診断」，日本小児血液・がん学会雑誌，2012；49：382-386.
2) 風間文智，他:「血小板形態観察のポイント」，臨床検査，2015；59：688-696.

5.3 EDTAによる血小板凝集

5.3.1 EDTAによる血小板凝集

EDTA依存性偽性血小板減少（EDP）とは抗凝固剤であるEDTA-2Kの使用により血小板凝集が起こり，見かけ上血小板数が減少する現象であり，生体内で起こるのではなく，採血管内（*in vitro*）での血小板凝集反応である。その発生頻度は0.03〜0.1％といわれ，抗菌薬投与患者，自己免疫性疾患患者に多いといわれているが，健常人にも見られる。

EDTA存在下で血小板表面の抗原（GPⅡb/Ⅲa）が変化し，免疫グロブリンが反応して凝集を引き起こすと考えられている（図5.3.1）が，その機序はよくわかっていない。

対処法として，①抗凝固剤を使わず採血後直ちに測定，②採血管に過剰量のEDTA添加，③EDTA血にカナマイシン10mg/mL添加（カナマイシンはアミノグリコシド系抗菌薬の一種で，添加により血小板膜の荷電を変化させ，血小板凝集を阻止するといわれている），④凝固検査用クエン酸ナトリウム採血管を用いる，⑤7-（β-ヒドロキシエチル）テオフィリン10mgをヘパリンに添加したもの（図5.3.2），⑥GPⅡb/ⅢaやGPⅠbに対する抗体を添加して測定など，さまざまな方法があげられる。簡単な方法として，凝固検査用クエン酸ナトリウム採血管を用意しこれに通常通り採血し測定する。その際，血液が抗凝固剤により希釈されているため，測定値に希釈倍数（1.1倍）を乗する。この方法によりほとんどのEDTA凝集は対処可能であるが，若干の血小板凝集を生ずることもある。

抗菌薬使用時にEDTAによる血小板凝集を起こすことがあるが，こういった場合は，使用をやめると凝集を起こさなくなる。経過中に血小板凝集を起こした場合は，薬歴を考慮する必要もある。

血球計数器から出力される粒度分布とメッセージ（flag）から血小板凝集の情報を得ることができる。

血小板凝集があるとき，血小板の粒度分布では，ハイエンド部分（図5.3.3，粒度分布の①で示す）に干渉が見られ，

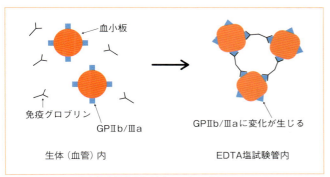

図5.3.1　EDTA依存性偽性血小板減少のメカニズム
血液にEDTA塩が加わると血小板膜抗原のGPⅡb/Ⅲaのエピトープが変化し，このエピトープと患者の免疫グロブリンとが反応し血小板凝集が起こると考えられている。

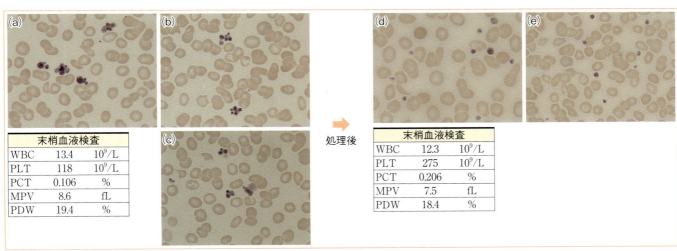

図5.3.2　7-（β-ヒドロキシエチル）テオフィリン10mg添加ヘパリン採血管使用で採血を行った際の塗抹標本像
(a)(b)(c) 薬剤添加前（末梢血液像）　×1,000　MG染色，(d)(e) 薬剤添加後（末梢血液像）　×1,000　MG染色

> **用語**　EDTA依存性偽性血小板減少（EDTA-dependent pseudothrombocytopenia；EDP），糖蛋白（glycoprotein；GP）

5章　血小板の形態異常と症例

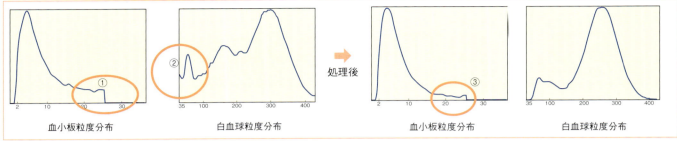

図5.3.3　7-(β-ヒドロキシエチル)テオフィリン10mg添加ヘパリン採血管で採血を行ったときの血小板と白血球粒度分布

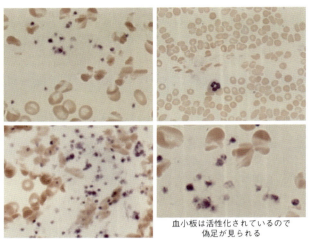

図5.3.4　採血手技の不備による血小板凝集　×400　MG染色

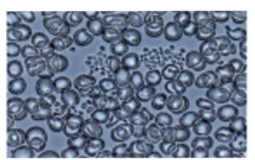

図5.3.5　未染色標本での血小板凝集像　×400　無染色

きれいな対数正規分布とならない。

　白血球粒度分布においては，凝集した血小板塊の影響を受けて，白血球粒度分布曲線の立ち上がりに山（図5.3.3，粒度分布の②で示す）ができる。

　このような情報が得られた場合は標本を作製し，血小板の大きさ，凝集の有無を見極める。さらに，血小板凝集の場合には，それがEDTAによるものか，採血手技によるものかを判断する。7-(β-ヒドロキシエチル)テオフィリンによる対処後〔7-(β-ヒドロキシエチル)テオフィリン10mgをヘパリン採血管に添加〕では，血小板粒度分布がなだらかに基線に戻っているのがわかる（図5.3.3粒度分布の③に示す）。

(1) 採血手技の不備による血小板凝集

　採血に時間がかかったり，注射器から血算容器への分注までに時間がかかった場合に，血小板が凝集することがある（図5.3.4，5.3.5）。

　この場合の血小板凝集はさまざまな大きさで血小板の集塊が見られること，赤血球に引っ掻いたような傷やフィブリン糸が見られること，大きな集塊が血液塗抹標本引き終わりに見られること，などの特徴がある。一方，EDPでは背景にフィブリン糸を認めない。

　血小板の凝集具合によっては，血液塗抹標本引き終わりがざらついている場合もある。

　血小板の凝集塊が見られる場合には，未染色標本でも顕微鏡のコンデンサーを下げて，対物40倍レンズで観察すると凝集を確認することができる（図5.3.5）。

　血小板凝集があった場合，白血球数は偽性高値となることが多い。また白血球分画にも影響することもあるので，再採血の必要がある。

5.3.2 血小板衛星現象

血小板衛星現象（PS）は，EDTA-2Kの存在下で血小板が白血球の周囲に付着する現象をいう。このため，血小板数の減少を引き起こす。発現の機序は明らかにされていないが，以下のようなことが考えられている。(1) EDTAのもつキレート効果により血小板および好中球の細胞膜表面に何らかの変化が生じる。(2) IgG型の凝集素が関与している。血小板の付着する数は，数個から数十個までさまざまである。付着した血小板を介して白血球が凝集し，白血球凝集を起こしているようにも見える（図5.3.6～5.3.8，表5.3.1）。

通常PSは好中球以外には認められないとされているが，単球，好酸球，好塩基球，骨髄球にも衛星現象が認められることがある。

血小板の凝集は，EDTAによる血小板凝集を解除する方法で，同様に解除される。

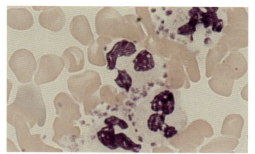

図5.3.6　血小板衛星現象（末梢血液像）×1,000　MG染色

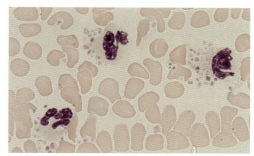

図5.3.7　血小板衛星現象（末梢血液像）×1,000　MG染色
周囲に血小板が付着した好中球は標本辺縁や引き終わりに多く見られる。

表5.3.1　EDTA血での末梢血液検査データ

WBC	8.5	10^9/L
RBC	3.89	10^{12}/L
Hb	13.5	g/dL
Ht	40.5	%
MCV	103.9	fL
MCH	34.8	pg
MCHC	33.5	g/dL
PLT	170	10^9/L

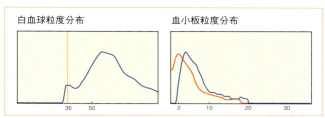

図5.3.8　本症例の白血球と血小板粒度分布

［野木岐実子］

用語　血小板衛星現象（platelet satelitism；PS）

6章 造血器腫瘍・その他

章目次

6.1：造血器腫瘍の概要……… 92

6.2：急性白血病（WHO分類による）… 97

6.3：骨髄異形成腫瘍……… 132

6.4：骨髄増殖性腫瘍……… 143

6.5：骨髄異形成/骨髄増殖性腫瘍…… 152

6.6：リンパ腫……… 157

6.7：その他……… 181

SUMMARY

　造血器腫瘍の分類は形態学的所見にもとづいたFAB（French-American-British）分類および，細胞遺伝学的・分子生物学的検査をもとにしたWHO（World Health Organization）分類が広く受け入れられ診断に用いられている。WHO分類は2001年に第3版，2008年に第4版，2017年に改訂第4版と更新を続けてきた。今回，2022年に各臓器の悪性腫瘍を腫瘍化の分子機構を重視しつつ系統だった枠組みに包含する意図のもと，最新版の第5版の概要が2022年6月にLeukemia誌に掲載された。

　全体の変更点としては，疾患分類の階層構造が改訂第4版に比べてより明確になった。category（カテゴリー），family/class（ファミリー/クラス），entity/type（疾患単位・病名），subtype（サブタイプ・亜型）のような階層構造となっている。また，融合遺伝子の遺伝子間の表記がハイフン（-）からダブルコロン（::）に変更になったことがあげられる。その他，それぞれの大きな変更点に関しては概要を参考にされたい。

　WHO分類が普及した現在も形態観察による細胞分類は重要な検査であり，今後も失われることはないと考える。また，造血器腫瘍以外の血液疾患に関しても形態観察は必須の検査であり，標本作製に始まり，普通染色による細胞分類，MPO染色に代表される特殊染色が行われ鏡検により判定される。それらの結果は，血液疾患の診断・治療に直結することが多く，血液検査を担当する臨床検査技師の責任は重大と考える。日常の臨床検査で異常を見逃さないためには，血液細胞形態観察の方法を習得し，各疾患の白血球形態の異常の特徴をしっかり把握することが大切であると考える。

6.1 造血器腫瘍の概要

造血器腫瘍の分類は形態学的所見にもとづいたFAB分類および，細胞遺伝学的・分子生物学的検査をもとにしたWHO分類が広く受け入れられ診断に用いられている。WHO分類は2001年に第3版，2008年に第4版，2017年に改訂第4版と更新を続けてきた。今回，2022年に各臓器の悪性腫瘍を腫瘍化の分子機構を重視しつつ系統だった枠組みに包含する意図のもと，最新版の第5版の概要が2022年6月にLeukemia誌に掲載された[1,2]。該当する文献は，[https://doi.org/10.1038/s41375-022-01613-1][1] および [https://doi.org/10.1038/s41375-022-01620-2][2] より閲覧できる。

全体の変更点としては，疾患分類の階層構造が改訂第4版に比べてより明確になった。カテゴリー，ファミリー/クラス，疾患単位・病名，サブタイプ・亜型のような階層構造となっている。また，融合遺伝子の遺伝子間の表記がハイフン（-）からダブルコロン（::）に変更になったことがあげられる。表6.1.1にWHO第5版の骨髄系[1]を，表6.1.2にBリンパ系[2]を，表6.1.3にTリンパ系[2]を，表6.1.4に組織球/樹状細胞腫瘍[1]を示す。骨髄系のおもな変更点としては，骨髄性前駆状態としてクローン性造血のカテゴリーが新設されたこと，若年性慢性骨髄単球性白血病が骨髄増殖性腫瘍に分類されたこと，慢性骨髄性白血病の移行期が削除されたこと，骨髄異形成症候群が骨髄異形成腫瘍（MDS）に変更になったこと，MDSの病型分類が大幅に変更になったこと（表6.1.1），急性赤白血病が急性赤芽球性白血病へ変更になったことがあげられる[1,3]。一方，リンパ系の変更点としては，ホジキンリンパ腫が成熟B細胞腫瘍のなかに明確に位置付けられたこと，新たにリンパ腫との鑑別が問題となる非腫瘍性病変（リンパ腫様病変）が記載されたこと，びまん性大細胞型B細胞リンパ腫として記載されていた疾患群を総称する名称として，大細胞型B細胞リンパ腫（LBCL）というファミリー/クラスが新たに設けられたこと，ダブルヒットリンパ腫/トリプルヒットリンパ腫に相当する疾患が，*MYC*と*BCL2*再構成を同時に認める場合に限定され，*BCL6*再構成は含まないことなどがあげられる。また，Bリンパ芽球性白血病/リンパ腫の病名は，G分染法での記載ではなく，遺伝子異常により焦点をあてたものに置き換わったことがあげられる[4]。

現在の白血病診断はフローサイトメトリー検査，遺伝子検査，染色体検査にもとづいたWHO分類が普及している。しかし形態観察による細胞分類は現在でも重要な検査であり，今後も失われることはないと考える。また，造血器腫瘍以外の血液疾患に関しても形態観察は必須の検査である。標本作製に始まり，普通染色による細胞分類，MPO染色に代表される特殊染色が行われ鏡検により判定される。それらの結果は，血液疾患の診断・治療に直結することが多く，血液検査を担当する臨床検査技師の責任は重大と考える。具体例をあげると，巨大前赤芽球または顆粒リンパ球を見逃さないことにより，赤芽球癆の原因が判明したり，アウエル小体を見つけたことにより急性骨髄性白血病と診断されたりと，われわれの鏡検により血液疾患の早期診断につながることをよく経験する。日常の臨床検査で異常を見逃さないためには，血液細胞形態観察の方法を習得し，各疾患の白血球形態の異常の特徴をしっかり把握することが大切であると考える。

用語 FAB分類（French-American-British Classification），世界保健機関（World Health Organization；WHO），カテゴリー（category），ファミリー/クラス（family/class），疾患単位・病名（entity/type），サブタイプ・亜型（subtype），骨髄異形成腫瘍（myelodysplastic neoplasms；MDS），大細胞型B細胞リンパ腫（large B-cell lymphoma；LBCL），ダブルヒットリンパ腫/トリプルヒットリンパ腫（double hit lymphoma/triple hit lymphoma），ミエロペルオキシダーゼ染色（myeloperoxidase；MPO）染色

6.1 造血器腫瘍の概要

表 6.1.1　WHO 分類第 5 版　骨髄増殖症および腫瘍

1章：骨髄性前駆病変
1. クローン性造血
    1) クローン性造血（CH）
    2) 意義不明のクローン性血球減少症（CCUS）

2章：骨髄増殖性腫瘍（MPN）
1. 骨髄増殖性腫瘍
    1) 慢性骨髄性白血病（CML）
    2) 慢性好中球性白血病（CNL）
    3) 慢性好酸球性白血病（CEL）
    4) 真性赤血球増加症（PV）
    5) 本態性血小板血症（ET）
    6) 原発性骨髄線維症（PMF）
    7) 若年性慢性骨髄単球性白血病（JMML）
    8) 骨髄増殖性腫瘍, 非特定型（MPN, NOS）

3章：肥満細胞症
    1) 皮膚肥満細胞症（CM）
    2) 全身性肥満細胞症（SM）
    3) 肥満細胞肉腫（MCS）

4章：骨髄異形成腫瘍（MDS）
1. 特定の遺伝子異常を伴う MDS
    1) 5q 欠失を伴う低芽球比率 MDS（MDS-5q）
    2) *SF3B1* 変異を伴う低芽球比率 MDS（MDS-*SF3B1*）
    3) *TP53* の両アレル不活性化変異を伴う MDS（MDS-bi*TP53*）
2. 形態学的に定義された MDS
    1) 低芽球比率 MDS（MDS-LB）
    2) 低形成 MDS（MDS-h）
    3) 芽球の増加を伴う MDS（MDS-IB）
        a) 芽球の増加を伴う MDS-1（MDS-IB1）
        b) 芽球の増加を伴う MDS-2（MDS-IB2）
        c) 芽球の増加と線維化を伴う MDS（MDS-F）
3. 小児の MDS
    1) 低芽球比率小児 MDS（cMDS-LB）
    2) 芽球の増加を伴う小児 MDS（cMDS-IB）

5章：骨髄異形成／骨髄増殖性腫瘍（MDS/MPN）
    1) 慢性骨髄単球性白血病（CMML）
    2) 好中球増加を伴う MDS/MPN（MDS/MPN-N）
    3) *SF3B1* 変異と血小板増加症を伴う MDS/MPN（MDS/MPN-*SF3B1*-T）
    4) 骨髄異形成／骨髄増殖性腫瘍, 非特定型（MDS/MPN, NOS）

6章：急性骨髄性白血病（AML）
1. 特定の遺伝子異常を伴う AML
    1) *PML::RARA* 融合遺伝子を伴う APL
    2) *RUNX1::RUNX1T1* 融合遺伝子を伴う AML
    3) *CBFB::MYH11* 融合遺伝子を伴う AML
    4) *DEK::NUP214* 融合遺伝子を伴う AML
    5) *RBM15::MRTFA* 融合遺伝子を伴う AML
    6) *BCR::ABL1* 融合遺伝子を伴う AML
    7) *KMT2A* 再構成を伴う AML
    8) *MECOM* 再構成を伴う AML
    9) *NUP98* 再構成を伴う AML
    10) *NPM1* 変異を伴う AML
    11) *CEBPA* 変異を伴う AML
    12) 骨髄異形成関連の AML（AML-MR）
    13) その他の定義された遺伝子変異を伴う AML
2. 分化段階で定義された AML
    1) 急性骨髄性白血病最未分化型
    2) 急性骨髄性白血病未分化型
    3) 急性骨髄性白血病分化型
    4) 急性好塩基球性白血病
    5) 急性骨髄単球性白血病
    6) 急性単球性白血病
    7) 急性赤芽球性白血病（AEL）
    8) 急性巨核芽球性白血病（AMKL）
3. 骨髄肉腫

7章：二次性骨髄性腫瘍
1. 先行条件ないし素因に関連した骨髄性腫瘍および増殖症
    1) 殺細胞性治療後の骨髄性腫瘍（MN-pCT）
    2) 生殖細胞系列素因に関連した骨髄性腫瘍
    3) ダウン症候群関連骨髄増殖症

8章：骨髄性／リンパ性腫瘍
1. 好酸球増加症および特定の遺伝子再構成を伴う骨髄性／リンパ性腫瘍
    1) *PDGFRA* 再構成を伴う骨髄性／リンパ性腫瘍
    2) *PDGFRB* 再構成を伴う骨髄性／リンパ性腫瘍
    3) *FGFR1* 再構成を伴う骨髄性／リンパ性腫瘍
    4) *JAK2* 再構成を伴う骨髄性／リンパ性腫瘍
    5) *FLT3* 再構成を伴う骨髄性／リンパ性腫瘍
    6) *ETV6::ABL1* 融合遺伝子を伴う骨髄性／リンパ性腫瘍
    7) その他のチロシンキナーゼ融合遺伝子を伴う骨髄性／リンパ性腫瘍

9章：混合系統型または分化系統不明瞭な急性白血病
1. 特定の遺伝子異常を伴う分化系統不明瞭な急性白血病（ALAL）
    1) *BCR::ABL1* 融合遺伝子を伴う混合表現型急性白血病（MPAL）
    2) *KMT2A* 再構成を伴う MPAL
    3) その他の定義された遺伝子変異を伴う ALAL
2. 免疫表現型により定義された分化系統不明瞭な急性白血病
    1) 混合表現型急性白血病, B／骨髄性（MPAL-B/M）
    2) 混合表現型急性白血病, T／骨髄性（MPAL-T/M）
    3) 混合表現型急性白血病, 稀な病型
    4) 分化系統不明瞭な急性白血病, 非特定型（ALAL, NOS）
    5) 急性未分化型白血病（AUL）

〔Khoury JD et al："The 5th edition of the World Health Organization Classification of Haematolymphoid Tumours: Myeloid and Histiocytic/Dendritic Neoplasms", Leukemia, 2022；36：1703-1719 より〕

✏️ 用語　クローン性造血（clonal hematopoiesis；CH）, 意義不明のクローン性血球減少症（clonal cytopenia of undetermined significance；CCUS）, 骨髄増殖性腫瘍（myeloproliferative neoplasms；MPN）, 慢性骨髄性白血病（chronic myeloid leukemia；CML）, 慢性好中球性白血病（chronic neutrophilic leukemia；CNL）, 慢性好酸球性白血病（chronic eosinophilic leukemia；CEL）, 真性赤血球増加症（polycythemia vera；PV）, 本態性血小板血症（essential thrombocythemia；ET）, 原発性骨髄線維症（primary myelofibrosis；PMF）, 若年性慢性骨髄単球性白血病（juvenile myelomonocytic leukemia；JMML）, 骨髄増殖性腫瘍, 非特定型（myeloproliferative neoplasms, not otherwise specified；MPN, NOS）, 皮膚肥満細胞症（cutaneous mastocytosis；CM）, 全身性肥満細胞症（systemic mastocytosis；SM）, 肥満細胞肉腫（mast cell sarcoma；MCS）, 骨髄異形成腫瘍（myelodysplastic neoplasms；MDS）, 5q 欠失を伴う低芽球比率 MDS（MDS with low blasts and 5q deletion；MDS-5q）, *SF3B1* 変異を伴う低芽球比率 MDS（MDS with low blasts and *SF3B1* mutation；MDS-*SF3B1*）, *TP53* の両アレル不活性化変異を伴う MDS（MDS with biallelic *TP53* inactivation；MDS-bi*TP53*）, 低芽球比率 MDS（MDS with low blasts；MDS-LB）, 低形成 MDS（MDS, hypoplastic；MDS-h）, 芽球の増加を伴う MDS（MDS with increased blasts；MDS-IB）, 線維化を伴う MDS（MDS with fibrosis；MDS-F）, 低芽球比率小児 MDS（childhood MDS with low blasts；cMDS-LB）, 芽球の増加を伴う小児 MDS（childhood MDS with increased blasts；cMDS-IB）, 骨髄異形成／骨髄増殖性腫瘍（myelodysplastic neoplasms/myeloproliferative neoplasms；MDS/MPN）, 慢性骨髄単球性白血病（chronic myelomonocytic leukemia；CMML）, *SF3B1* 変異と血小板増加症を伴う MDS/MPN（myelodysplastic/myeloproliferative neoplasm with *SF3B1* mutation and thrombocytosis；MDS/MPN-*SF3B1*-T）, 骨髄異形成／骨髄増殖性腫瘍, 非特定型（myelodysplastic/myeloproliferative neoplasm, not otherwise specified；MDS/MPN, NOS）, 急性骨髄性白血病（acute myeloid leukemia；AML）, 急性前骨髄球性白血病（acute promyelocytic leukemia；APL）, 骨髄異形成関連の AML（acute myeloid leukemia myelodysplasia-related；AML-MR）, 急性赤芽球性白血病（acute erythroid leukemia；AEL）, 殺細胞性治療後の骨髄性腫瘍（myeloid neoplasms post cytotoxic therapy；MN-pCT）, 分化系統不明瞭な急性白血病（acute leukemia of ambiguous lineage；ALAL）, 混合表現型急性白血病（mixed phenotype acute leukemia；MPAL）, 混合表現型急性白血病, B／骨髄性（mixed-phenotype acute leukemia, B/myeloid；MPAL-B/M）, 混合表現型急性白血病, T／骨髄性（mixed-phenotype acute leukemia, T/myeloid；MPAL-T/M）, 分化系統不明瞭な急性白血病, 非特定型（acute leukemia of ambiguous lineage, not otherwise specified；ALAL, NOS）, 急性未分化型白血病（acute undifferentiated leukemia；AUL）

表 6.1.2 WHO 分類第 5 版　B 細胞増殖異常症 / リンパ腫

1章　B細胞優位の腫瘍様病変
1. リンパ腫類似の反応性B細胞豊富リンパ球増殖症
   1) Florid 濾胞過形成
   2) 胚中心進展性異形成
   3) 女性生殖器の Florid 反応性リンパ球過形成 / リンパ腫様病変
   4) 伝染性単核球症（IM）
   5) EBV 陽性粘膜皮膚潰瘍
2. 免疫グロブリン G4（IgG4）関連疾患（IgG4-RD）
3. 単中心性 Castleman 病（UCD）
4. 特発性多中心性 Castleman 病（iMCD）
5. KSHV/HHV8 関連多中心性 Castleman 病（KSHV/HHV8-MCD）

2章　前駆B細胞腫瘍
1. Bリンパ芽球性白血病 / リンパ腫, 非特定型（B-ALL/LBL, NOS）
2. 高 2 倍体を伴うBリンパ芽球性白血病 / リンパ腫
3. 低 2 倍体を伴うBリンパ芽球性白血病 / リンパ腫
4. iAMP21 を伴うBリンパ芽球性白血病 / リンパ腫
5. *BCR::ABL1* 融合遺伝子を伴うBリンパ芽球性白血病 / リンパ腫
6. *BCR::ABL1* 様特徴を伴うBリンパ芽球性白血病 / リンパ腫
7. *KMT2A* 再構成を伴うBリンパ芽球性白血病 / リンパ腫
8. *ETV6::RUNX1* 融合遺伝子を伴うBリンパ芽球性白血病 / リンパ腫
9. *ETV6::RUNX1* 様特徴を伴うBリンパ芽球性白血病 / リンパ腫
10. *TCF3::PBX1* 融合遺伝子を伴うBリンパ芽球性白血病 / リンパ腫
11. *IGH::IL2* 融合遺伝子を伴うBリンパ芽球性白血病 / リンパ腫
12. *TCF3::HLF* 融合遺伝子を伴うBリンパ芽球性白血病 / リンパ腫
13. その他の遺伝子異常を伴うBリンパ芽球性白血病 / リンパ腫

3章　成熟B細胞腫瘍
1. 前腫瘍性・腫瘍性小リンパ球増加症
   1) 単クローン性B細胞リンパ球増加症（MBL）
   2) 慢性リンパ性白血病 / 小リンパ球性リンパ腫（CLL/SLL）
2. 脾臓B細胞リンパ腫 / 白血病
   1) 有毛細胞白血病（HCL）
   2) 脾辺縁帯リンパ腫（SMZL）
   3) 脾びまん性赤脾髄小B細胞リンパ腫（SDRPL）
   4) 明瞭な核小体を伴う脾B細胞性リンパ腫 / 白血病
3. リンパ形質細胞性リンパ腫（LPL）
   1) IgM 型 - リンパ形質細胞性リンパ腫/WM（IgM-type LPL/WM）
   2) 非 IgM 型リンパ形質細胞性リンパ腫/WM（non-IgM-type LPL/WM）
4. 辺縁帯リンパ腫
   1) 粘膜関連リンパ組織節外性辺縁帯リンパ腫（EMZL）
   2) 皮膚原発辺縁帯リンパ腫（PCMZL）
   3) 節性辺縁帯リンパ腫（NMZL）
   4) 小児辺縁帯リンパ腫（PNMZL）
5. 濾胞性リンパ腫
   1) 胚中心限局性（*in situ*）濾胞性B細胞腫瘍（ISFN）
   2) 濾胞性リンパ腫（FL）
      a) 古典的濾胞性リンパ腫（cFL）
      b) 異常な細胞学的特徴を伴う濾胞性リンパ腫（uFL）
      c) おもにびまん性増殖パターンを伴う濾胞性リンパ腫（dFL）
      d) 濾胞性大細胞型B細胞リンパ腫（FLBCL）
   3) 小児型濾胞性リンパ腫（PTFL）
   4) 十二指腸型濾胞性リンパ腫（DFL）
6. 皮膚濾胞中心リンパ腫
   1) 皮膚原発濾胞中心リンパ腫（PCFCL）
7. マントル細胞リンパ腫
   1) マントル帯限局型（*in situ*）マントル細胞腫瘍症（ISMCN）
   2) マントル細胞リンパ腫（MCL）
   3) 白血病性非節性マントル細胞リンパ腫（nnMCL）
8. インドレントB細胞リンパ腫の組織学的形質転換
   1) インドレントB細胞リンパ腫の組織学的形質転換

9. 大細胞型B細胞リンパ腫（LBCL）
   1) びまん性大細胞型B細胞リンパ腫, 非特定型（DLBCL, NOS）
   2) T 細胞組織球豊富型大細胞型B細胞リンパ腫（THRLBCL）
   3) *MYC* と *BCL2* 再構成を伴うびまん性大細胞型B細胞リンパ腫 / 高悪性度B細胞リンパ腫（DLBCL/HGBCL-*MYC*/*BCL2*）
   4) ALK 陽性大細胞型B細胞リンパ腫（ALK⁺LBCL）
   5) IRF4 再構成を伴う大細胞型B細胞リンパ腫（LBCL-*IRF4*-R）
   6) 11q 異常を伴う高悪性度B細胞リンパ腫（HGBCL-11q）
   7) リンパ腫様肉芽腫症（LYG）
   8) EBV 陽性びまん性大細胞型B細胞リンパ腫（EBV⁺DLBCL）
   9) 慢性炎症関連びまん性大細胞型B細胞リンパ腫（CI-DLBCL）
   10) フィブリン関連大細胞型B細胞リンパ腫（FA-LBCL）
   11) 水分過負荷関連大細胞型B細胞リンパ腫（FO-LBCL）
   12) 形質芽細胞リンパ腫（PBL）
   13) 免疫特権部位原発大細胞型B細胞リンパ腫（IP-LBCL）
      a) 中枢神経原発大細胞型B細胞リンパ腫（PCNS-LBCL）
      b) 硝子体網膜原発大細胞型B細胞リンパ腫（PVR-LBCL）
      c) 精巣原発大細胞型B細胞リンパ腫（PT-LBCL）
   14) 皮膚原発びまん性大細胞型B細胞リンパ腫・下肢型（PCLBCL-LT）
   15) 血管内大細胞型B細胞リンパ腫（IVLBCL）
   16) 縦隔原発大細胞型B細胞リンパ腫（PMBL）
   17) 縦隔グレーゾーンリンパ腫（MGZL）
   18) 高悪性度B細胞リンパ腫, 非特定型（HGBCL, NOS）
10. Burkitt リンパ腫
    1) Burkitt リンパ腫（BL）
11. KSHV/HHV8 関連B細胞リンパ増殖異常症・リンパ腫
    1) 原発性体腔液リンパ腫（PEL）
    2) KSHV/HHV8 陽性びまん性大細胞型B細胞リンパ腫（KSHV/HHV8⁺DLBCL）
    3) KSHV/HHV8 陽性胚向性リンパ増殖異常症（KSHV/HHV8⁺GLPD）
12. 免疫不全・調節不全関連リンパ増殖異常症・リンパ腫
    1) 免疫不全 / 調節不全（IDD）によって生じる過形成
    2) 免疫不全 / 調節不全に起因する多型性リンパ増殖性疾患
    3) EBV 陽性皮膚粘膜潰瘍（EBVMCU）
    4) 免疫不全 / 調節不全によって生じるリンパ腫
    5) 先天性免疫関連リンパ増殖性疾患（IEI-LPD）
13. ホジキンリンパ腫（HL）
    1) 古典的ホジキンリンパ腫（CHL）
       a) 結節硬化型古典的ホジキンリンパ腫（NSCHL）
       b) リンパ球豊富型古典的ホジキンリンパ腫（LRCHL）
       c) 混合細胞型古典的ホジキンリンパ腫（MCCHL）
       d) リンパ球減少型古典的ホジキンリンパ腫（LDCHL）
    2) 結節性リンパ球優位型ホジキンリンパ腫（NLPHL）

4章　形質細胞腫瘍およびM蛋白血症を伴う他の疾患
1. 単クローン性高ガンマ（γ）グロブリン血症
   1) 寒冷凝集素症（CAD）
   2) 臨床的意義不明の IgM 単クローン性高グロブリン血症（MGUS）
   3) 臨床的意義不明の非 IgM 単クローン性高グロブリン血症（non-IgM MGUS）
   4) 腎障害を伴う単クローン性高グロブリン血症（MGRS）
2. 単クローン性免疫グロブリン沈着性疾患
   1) 免疫グロブリン関連アミロイドーシス
   2) 単クローン性免疫グロブリン沈着疾患
3. 重鎖病（HCD）
   1) 重鎖病
   2) ガンマ重鎖症
   3) アルファ（α）重鎖病
4. 形質細胞腫瘍
   1) 形質細胞腫
   2) 形質細胞骨髄腫（PCL）
   3) 傍腫瘍症候群を伴う形質細胞腫瘍（POEMS 症候群など）

（Alaggio R et al：" The 5th edition of the World Health Organization Classification of Haematolymphoid Tumours：Lymphoid Neoplasms", Leukemia, 2022；36：1720-1748 より）

用語　伝染性単核球症（infectious mononucleosis；IM），免疫グロブリン G4（IgG4）関連疾患（IgG4-related disease；IgG4-RD），単中心性 Castleman 病（unicentric Castleman disease；UCD），特発性多中心性 Castleman 病（idiopathic multicentric Castleman disease；iMCD），KSHV/HHV8 関連多中心性 Castleman 病（KSHV/HHV8-associated multicentric Castleman disease；KSHV/HHV8-MCD），Bリンパ芽球性白血病 / リンパ腫, 非特定型（B-lymphoblastic leukemias/lymphomas, not otherwise specified；B-ALL/LBL, NOS），単クローン性B細胞リンパ球増加症（monoclonal B-cell lymphocytosis；MBL），慢性リンパ性白血病 / 小リンパ球性リンパ腫（chronic lymphocytic leukemia/small lymphocytic lymphoma；CLL/SLL），有毛細胞白血病（hairy cell leukemia；HCL），脾辺縁帯リンパ腫（splenic marginal zone lymphoma；SMZL），脾びまん性赤脾髄小B細胞リンパ腫（splenic diffuse red pulp small B-cell lymphoma；SDRPL），リンパ形質細胞性リンパ腫（lymphoplasmacytic lymphoma；LPL），IgM 型 - リンパ形質細胞性リンパ腫 / ワルデンストロームマクログロブリン血症（IgM-type lymphoplasmacytic lymphoma/Waldenström macroglobulinemia；IgM-type LPL/WM），粘膜関連リンパ組織節外性辺縁帯リンパ腫（extranodal marginal zone lymphoma of mucosa-associated lymphoid tissue；EMZL），皮膚原発辺縁帯リンパ腫（primary cutaneous marginal zone lymphoma；PCMZL），節性辺縁帯リンパ腫（nodal marginal zone lymphoma；NMZL），小児辺縁帯リンパ腫（paediatric nodal marginal zone lymphoma；PNMZL），胚中心限局性（*in situ*）濾胞性B細胞腫瘍（*in situ* follicular B-cell neoplasm；ISFN），濾胞性リンパ腫（follicular lymphoma；FL），古典的濾胞性リンパ腫（classic follicular lymphoma；cFL），異常な細胞学的特徴を伴う濾胞性リンパ腫（follicular lymphoma with unusual cytological features；uFL）

表 6.1.3　WHO 分類第 5 版　T 細胞および NK 細胞リンパ性増殖症およびリンパ腫

1章　T 細胞優位の腫瘍様病変 　1)　菊地・藤本病 　2)　自己免疫性リンパ増殖症候群（ALPS） 　3)　インドレント T リンパ芽球増殖症（iT-LBP） 2章　前駆 T 細胞腫瘍 　1.　T リンパ芽球性白血病／リンパ腫（T-ALL/LBL） 　　1)　T リンパ芽球性白血病／リンパ腫，非特定型（T-ALL/LBL, NOS） 　　2)　初期前駆 T 細胞性リンパ芽球性白血病／リンパ腫（ETP-ALL/LBL） 3章　成熟 T 細胞および NK 細胞腫瘍 　1.　成熟 T 細胞および NK 細胞白血病 　　1)　T 前リンパ球性白血病（T-PLL） 　　2)　T 大顆粒リンパ球性白血病（T-LGLL） 　　3)　NK 大顆粒リンパ球性白血病（NK-LGLL） 　　4)　成人 T 細胞白血病／リンパ腫（ATL/ATLL） 　　5)　セザリー症候群（SS） 　　6)　アグレッシブ NK 細胞白血病（ANKL） 　2.　皮膚原発 T 細胞リンパ増殖症およびリンパ腫 　　1)　皮膚原発 CD4 陽性小型または中型 T 細胞リンパ増殖異常症（PCSM-LPD） 　　2)　皮膚原発末端 CD8 陽性 T 細胞リンパ増殖異常症 　　3)　菌状息肉症（MF） 　　4)　皮膚原発 CD30 陽性 T リンパ増殖異常症：リンパ腫様丘疹症 　　5)　皮膚原発 CD30 陽性 T リンパ増殖異常症：皮膚原発未分化大細胞リンパ腫（C-ALCL） 　　6)　皮下脂肪織炎様 T 細胞リンパ腫（SPTCL） 　　7)　皮膚原発 γ/δ T 細胞リンパ腫（PCGD-TCL） 　　8)　CD8 陽性侵襲性表皮向性細胞傷害性 T 細胞リンパ腫（PCAETL） 　　9)　皮膚原発末梢性 T 細胞リンパ腫，非特定型（pcPTCL, NOS）	3.　腸管 T 細胞および NK 細胞リンパ性増殖症およびリンパ腫 　　1)　消化管インドレント T 細胞リンパ腫（iTCL-GI） 　　2)　消化管インドレント NK 細胞リンパ増殖異常症（iNK-LPD） 　　3)　腸症関連 T 細胞リンパ腫（EATL） 　　4)　単形性上皮向性腸管 T 細胞リンパ腫（MEITL） 　　5)　腸管 T 細胞リンパ腫，非特定型（ITCL, NOS） 　4.　肝脾 T 細胞リンパ腫 　　1)　肝脾 T 細胞リンパ腫 　5.　未分化大細胞型リンパ腫（ALCL） 　　1)　ALK 陽性未分化大細胞型リンパ腫（ALK⁺ALCL） 　　2)　ALK 陰性未分化大細胞型リンパ腫（ALK⁻ALCL） 　　3)　乳房インプラント関連未分化大細胞型リンパ腫（BIA-ALCL） 　6.　節性濾胞ヘルパー T 細胞（TFH）リンパ腫 　　1)　節性濾胞ヘルパー T 細胞リンパ腫，血管免疫芽球型（nTFHL, AI） 　　2)　節性濾胞ヘルパー T 細胞リンパ腫，濾胞型（nTFHL, F） 　　3)　節性濾胞ヘルパー T 細胞リンパ腫，非特定型（nTFHL, NOS） 　7.　その他の末梢性 T 細胞リンパ腫 　　1)　末梢性 T 細胞リンパ腫，非特定型（PTCL, NOS） 　8.　EBV 陽性 NK 細胞および T 細胞リンパ腫 　　1)　EBV 陽性節性 T および NK 細胞リンパ腫 　　2)　節外性 NK/T 細胞リンパ腫（ENKTL） 　9.　小児の EBV 陽性 T 細胞および NK 細胞リンパ性増殖症およびリンパ腫 　　1)　重症蚊刺過敏症 　　2)　種痘様水疱症リンパ増殖異常症（HV-LPD） 　　3)　全身性慢性活動性 EBV 病（CAEBV） 　　4)　小児の全身性 EBV 陽性 T 細胞リンパ腫（SEBVTCL）

（Alaggio R et al："The 5th edition of the World Health Organization Classification of Haematolymphoid Tumours: Lymphoid Neoplasms", Leukemia, 2022；36：1720-1748 より）

📝 用語　[p.94] おもにびまん性増殖パターンを伴う濾胞性リンパ腫（follicular lymphoma with a predominantly diffuse growth pattern；dFL），濾胞性大細胞型 B 細胞リンパ腫（follicular large B-cell lymphoma；FLBCL），小児型濾胞性リンパ腫（pediatric-type follicular lymphoma；PTFL），十二指腸型濾胞性リンパ腫（duodenal-type follicular lymphoma；DFL），皮膚原発濾胞中心リンパ腫（primary cutaneous follicle center cell lymphoma；PCFCL），マントル帯限局型（in situ）マントル細胞腫瘍症（in situ mantle cell neoplasm；ISMCN），マントル細胞リンパ腫（mantle cell lymphoma；MCL），白血病性非節性マントル細胞リンパ腫（leukemic non-nodal mantle cell lymphoma；nnMCL），大細胞型 B 細胞リンパ腫（large B-cell lymphoma；LBCL），びまん性大細胞型 B 細胞リンパ腫，非特定型（diffuse large B-cell lymphoma, not otherwise specified；DLBCL, NOS），T 細胞組織球豊富型 B 細胞リンパ腫（T-cell/histiocyte-rich large B-cell lymphoma；THRLBCL），MYC と BCL2 再構成を伴うびまん性大細胞型 B 細胞リンパ腫／高悪性度 B 細胞リンパ腫（diffuse large B-cell lymphoma/high-grade B-cell lymphoma with MYC and BCL2 rearrangements；DLBCL/HGBCL-MYC/BCL2），ALK 陽性大細胞型 B 細胞リンパ腫（ALK-positive large B-cell lymphoma；ALK⁺LBCL），IRF4 再構成を伴う大細胞型 B 細胞リンパ腫（large B-cell lymphoma with IRF4 rearrangement；LBCL-IRF4-R），11q 異常を伴う高悪性度 B 細胞リンパ腫（high-grade B-cell lymphoma with 11q aberration；HGBCL-11q），リンパ腫様肉芽腫症（lymphomatoid granulomatosis；LYG），慢性炎症関連びまん性大細胞型 B 細胞リンパ腫（diffuse large B-cell lymphoma associated with chronic inflammation；CI-DLBCL），フィブリン関連大細胞型 B 細胞リンパ腫（fibrin-associated diffuse large B-cell lymphoma；FA-LBCL），水分過負荷関連大細胞型 B 細胞リンパ腫（fluid overload-associated large B-cell lymphoma；FO-LBCL），形質芽細胞性リンパ腫（plasmablastic lymphoma；PBL），免疫特権部位原発大細胞型 B 細胞リンパ腫（primary large B-cell lymphoma of immune-privileged sites；IP-LBCL），中枢神経原発大細胞型 B 細胞リンパ腫（primary large B-cell lymphoma of the CNS (central nervous system)；PCNS-LBCL），硝子体網膜原発大細胞型 B 細胞リンパ腫（primary large B-cell lymphoma of vitreoretinal；PVR-LBCL），精巣原発大細胞型 B 細胞リンパ腫（primary large B-cell lymphoma of the testis；PT-LBCL），皮膚原発びまん性大細胞型 B 細胞リンパ腫・下肢型（primary cutaneous diffuse large B-cell lymphoma, leg type；PCLBCL-LT），血管内大細胞型 B 細胞リンパ腫（intravascular large B-cell lymphoma；IVLBCL），縦隔原発大細胞型 B 細胞リンパ腫（primary mediastinal large B-cell lymphoma；PMBL），縦隔グレーゾーンリンパ腫（mediastinal gray zone lymphoma；MGZL），高悪性度 B 細胞リンパ腫，非特定型（high-grade B-cell lymphoma, not otherwise specified；HGBCL, NOS），バーキットリンパ腫（Burkitt lymphoma；BL），原発性体腔液リンパ腫（primary effusion lymphoma；PEL），KSHV/HHV8 陽性びまん性大細胞型 B 細胞リンパ腫（KSHV/HHV8-positive diffuse large B-cell lymphoma，KSHV/HHV8⁺DLBCL），KSHV/HHV8 陽性胚中心性リンパ増殖異常症（KSHV/HHV8-positive germinotropic lymphoproliferative disorder；KSHV/HHV8⁺GLPD），免疫不全／調節不全（IDD）によって生じる過形成（hyperplasias arising in immune deficiency/dysregulation），EBV 陽性皮膚粘膜潰瘍（EBV-positive mucocutaneous ulcer；EBVMCU），先天性免疫関連リンパ増殖性疾患（inborn error immunity-associated lymphoid proliferations and lymphoma；IEI-LPD），古典的ホジキンリンパ腫（classic Hodgkin lymphoma；CHL），結節硬化型古典的ホジキンリンパ腫（nodular sclerosis classic Hodgkin lymphoma；NSCHL），リンパ球豊富型古典的ホジキンリンパ腫（lymphocyte-rich classic Hodgkin lymphoma；LRCHL），混合細胞型古典的ホジキンリンパ腫（mixed cellularity classic Hodgkin lymphoma；MCCHL），リンパ球減少型古典的ホジキンリンパ腫（lymphocyte depleted classic Hodgkin lymphoma；LDCHL），結節性リンパ球優位型ホジキンリンパ腫（nodular lymphocyte predominant Hodgkin lymphoma；NLPHL），寒冷凝集素症（cold agglutinin disease；CAD），臨床的意義不明の IgM 単クローン性高グロブリン血症（monoclonal gammopathy of undetermined significance；MGUS），臨床的意義不明の非 IgM 単クローン性高グロブリン血症（non-IgM monoclonal gammopathy of undetermined significance；non-IgM MGUS），腎障害を伴う単クローン性高グロブリン血症（monoclonal gammopathy of renal significance；MGRS），重鎖病（heavy chain disease；HCD），形質細胞骨髄腫（plasma cell myeloma；PCL），POEMS（Polyneuropathy, Organomegaly, Endocrinopathy, M-protein, Skin changes）症候群，[p.95] 自己免疫性リンパ増殖症候群（autoimmue lymphoproliferative syndrome；ALPS），インドレント T リンパ芽球増殖症（indolent T-lymphoblastic proliferation；iT-LBP），T リンパ芽球性白血病／リンパ腫（T-lymphoblastic leukemia/lymphoma；T-ALL/LBL），T リンパ芽球性白血病／リンパ腫，非特定型（T-lymphoblastic leukemia/lymphoma, not otherwise specified；T-ALL/LBL, NOS），初期前駆 T 細胞性リンパ芽球性白血病／リンパ腫（early T-cell precursor acute lymphoblastic leukemia/lymphoma；ETP-ALL/LBL），T 前リンパ球性白血病（T-cell prolymphocytic leukemia；T-PLL），T 大顆粒リンパ球性白血病（T-cell large granular lymphocytic leukemia；T-LGLL），NK 大顆粒リンパ球性白血病（NK-large granular lymphocytic leukemia；NK-LGLL），成人 T 細胞白血病／リンパ腫（adult T-cell leukemia/lymphoma；ATL/ATLL），セザリー症候群（Sézary syndrome；SS），アグレッシブ NK 細胞白血病（aggressive natural killer cell leukemia；ANKL），皮膚原発 CD4 陽性小型または中型 T 細胞リンパ増殖異常症（primary cutaneous CD4-positive small/medium T-cell lymphoproliferative disorder；PCSM-LPD），菌状息肉症（mycosis fungoides；MF），皮膚原発未分化大細胞リンパ腫（primary cutaneous anaplastic large cell lymphoma；C-ALCL），皮下脂肪織炎様 T 細胞リンパ腫（subcutaneous panniculitis-like T-cell lymphoma；SPTCL），皮膚原発 γ/δ T 細胞リンパ腫（primary cutaneous γδ T-cell lymphoma；PCGD-TCL），CD8 陽性侵襲性表皮向性細胞傷害性 T 細胞リンパ腫（primary cutaneous aggressive epidermotropic CD8⁺ T-cell lymphoma；PCAETL），皮膚原発末梢性 T 細胞リンパ腫，非特定型（primary cutaneous peripheral T-cell lymphoma, not otherwise specified；pcPTCL, NOS），消化管インドレント T 細胞リンパ腫（indolent T-cell lymphoma of the gastrointestinal tract；iTCL-GI），消化管インドレント NK 細胞リンパ増殖異常症（indolent NK-cell lymphoproliferative disorder of the gastrointestinal tract；iNK-LPD），腸症関連 T 細胞リンパ腫（enteropathy-associated T cell lymphoma；EATL），単形性上皮向性腸管 T 細胞リンパ腫（monomorphic epitheliotropic intestinal T cell lymphoma；MEITL）

表 6.1.4　WHO 分類第 5 版　組織球／樹状細胞腫瘍

1 章　形質細胞様樹状細胞腫瘍 　　　1）骨髄性腫瘍に伴う成熟形質細胞様樹状細胞増殖症 　　　　　（MPDCP） 　　　2）芽球性形質細胞様樹状細胞腫瘍（BPDCN）
2 章　ランゲルハンス細胞およびその他の樹状細胞腫瘍 　　1．ランゲルハンス細胞腫瘍 　　　1）ランゲルハンス細胞組織球症（LCH） 　　　2）ランゲルハンス細胞肉腫（LCS） 　　2．その他の樹状細胞腫瘍 　　　1）不確定型樹状細胞腫瘍（IDCT） 　　　2）指状嵌入樹状細胞肉腫（IDCS）
3 章　組織球／マクロファージ腫瘍 　　1．組織球性腫瘍 　　　1）若年性黄色肉芽腫（JXG） 　　　2）エルドハイム・チェスター病（ECD） 　　　3）ロサイ・ドルフマン病（RDD） 　　　4）ALK 陽性組織球症 　　　5）組織球性肉腫（HS）

(Khoury JD et al: "The 5th edition of the World Health Organization Classification of Haematolymphoid Tumours: Myeloid and Histiocytic/Dendritic Neoplasms", Leukemia, 2022；36：1703-1719 より)

［常名政弘］

用語

[p.95] 腸管 T 細胞リンパ腫，非特定型（intestinal T-cell lymphoma, not otherwised specified；ITCL, NOS），ALK 陽性未分化大細胞型リンパ腫（anaplastic large cell lymphoma, ALK-positive；ALK⁺ALCL），ALK 陰性未分化大細胞型リンパ腫（anaplastic large cell lymphoma, ALK-negative；ALK⁻ALCL），乳房インプラント関連未分化大細胞型リンパ腫（breast implant associated-anaplastic large cell lymphoma；BIA-ALCL），節性濾胞ヘルパー T 細胞（T follicular helper；TFH），節性濾胞ヘルパー T 細胞リンパ腫，血管免疫芽球型（nodal T follicular helper cell lymphoma, angioimmunoblastic-type；nTFHL, AI），節性濾胞ヘルパー T 細胞リンパ腫，濾胞型（nodal T follicular helper cell lymphoma, follicular-type；nTFHL, F），節性濾胞ヘルパー T 細胞リンパ腫，非特定型（nodal T follicular helper cell lymphoma, not otherwise specified；nTFHL, NOS），末梢性 T 細胞リンパ腫，非特定型（peripheral T cell lymphoma, not otherwise specified；PTCL, NOS），節外性 NK/T 細胞リンパ腫（extranodal NK/T cell lymphoma；ENKTL），種痘様水疱症リンパ増殖異常症（Hydroa vacciniforme-like lymphoproliferative disorders；HV-LPD），全身性慢性活動性 EBV 病（chronic active Epstein-Barr virus infection；CAEBV），小児の全身性 EBV 陽性 T 細胞リンパ腫（systemic EBV-positive T-cell lymphoma of childhood；SEBVTCL），[p.96] 骨髄性腫瘍に伴う成熟形質細胞様樹状細胞増殖症（mature plasmacytoid dendritic cell proliferation；MPDCP），芽球性形質細胞様樹状細胞腫瘍（blastic plasmacytoid dendritic cell neoplasm；BPDCN），ランゲルハンス細胞組織球症（Langerhans cell histiocytosis；LCH），ランゲルハンス細胞肉腫（Langerhans cell sarcoma；LCS），不確定型樹状細胞腫瘍（indeterminate dendritic cell tumour；IDCT），指状嵌入樹状細胞肉腫（interdigitating dendritic cell sarcoma；IDCS），若年性黄色肉芽腫（juvenile xanthogranuloma；JXG），エルドハイム・チェスター病（Erdheim-Chester disease；ECD），ロサイ・ドルフマン病（Rosai-Dorfman disease；RDD），組織球性肉腫（histiocytic sarcoma；HS）

参考文献

1) Khoury JD, Solary E, et al："The 5th edition of the World Health Organization Classification of Haematolymphoid Tumours: Myeloid and Histiocytic/Dendritic Neoplasms", Leukemia, 2022；36：1703-1719.
2) Alaggio R, Amador C, et al："The 5th edition of the World Health Organization Classification of Haematolymphoid Tumours: Lymphoid Neoplasms", Leukemia, 2022；36：1720-1748.
3) 北中　明，通山　薫：「髄系腫瘍概論／クローン性造血／骨髄系腫瘍を好発する遺伝性腫瘍症候群」，臨床検査，2023；67：688-692.
4) 伊豆津宏二：「リンパ系腫瘍概論」，臨床検査，2023；67：728-734.

6.2 急性白血病（WHO分類による）

6.2.1 急性骨髄性白血病最未分化型

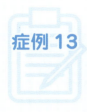

急性骨髄性白血病最未分化型

- **患者** 70代 男性
- 術前検査で貧血および血小板数減少，また末梢血液像に芽球の出現を認めたため，骨髄検査が施行された。
- 末梢血液検査所見：正球性貧血と血小板数減少を認める（表6.2.1）。
- 臨床化学検査所見：GLU，AMYの軽度上昇を認める（表6.2.1）。
- 末梢血液像所見：芽球を46.0％認める。芽球の形態学的特徴は，中型から大型でN/C比は60〜80％程度，核は濃染し，一部の細胞は核小体を有していた（図6.2.1）。
- 骨髄像所見：細胞密度は過形成。正常造血は抑制されており，芽球が骨髄全有核細胞（ANC）の約97％を占めていた。芽球の形態学的特徴は，大小不同，N/C比は60〜90％とさまざま，細胞質は好塩基性を呈し，核は類円形で濃染し，クロマチン構造はやや粗剛であるが，明瞭な核小体を有していた（図6.2.2，6.2.3）。
- 細胞化学染色：芽球はMPO染色（図6.2.4），エステラーゼ二重染色（図6.2.5）ともに陰性であった。
- 骨髄FCM検査所見：細胞表面形質解析では，CD13，CD33，CD34，HLA-DR陽性。CD3，CD19，CD20，CD79a陰性。細胞内抗原解析では，MPO陽性，cCD3陰性であることから急性骨髄性白血病最未分化型と診断された。

表6.2.1 臨床検査所見

末梢血液検査			臨床化学検査		
WBC	4.6	10^9/L	TP	7.3	g/dL
RBC	2.92	10^{12}/L	ALB	4.2	g/dL
Hb	9.4	g/dL	UN	17.2	mg/dL
Ht	27.7	%	Cr	0.67	mg/dL
MCV	94.9	fL	UA	17.2	mg/dL
MCH	32.2	pg	GLU	130	mg/dL
MCHC	33.9	g/dL	TB	0.5	mg/dL
PLT	80	10^9/L	AST	25	U/L
RET	0.6	%	ALT	24	U/L
凝固・線溶検査			LD	200	U/L
PT-INR	1.0		ALP	203	U/L
APTT	25.0	秒	γGT	23	U/L
フィブリノゲン	280.0	mg/dL	AMY	108	U/L
FDP	5.90	μg/mL	CK	54	U/L
Dダイマー	2.5	μg/mL	CRP	0.3	mg/dL
			eGFR	86	

①臨床検査所見（表6.2.1）

末梢血液検査では，白血球数は基準範囲内であるが，ヘモグロビン（Hb）量の低下，MCVは基準範囲内であり，正球性貧血を認める。また網赤血球数の増加は見られないことから，骨髄での赤芽球造血の低下が示唆される。加えて血小板数も減少しており，2系統の血球減少を認める。

凝固・線溶検査では，FDPは基準範囲内であるが，Dダイマーは軽度上昇を認め，何らかの二次線溶の亢進状態が考えられる。

臨床化学検査では，GLU，AMYの軽度上昇が見られるが，LDは基準範囲内であった。

②末梢血液像 MG染色（図6.2.1）

芽球が46.0％認められ，急性白血病が疑われる。その他，明らかな異常所見は認められない。

用語 急性骨髄性白血病最未分化型（minimally differentiated acute myeloid leukemia），骨髄全有核細胞（all nucreated bone marrow cells；ANC），核/細胞質比（nuclear/cytoplasm ratio；N/C比），ミエロペルオキシダーゼ（myeloperoxidase；MPO），フローサイトメトリー（flow cytometry；FCM），CD（cluster of differentiation），ヒト白血球型抗原（human leukocyte antigen；HLA），HLA-DR（human leukocyte antigen D-related），cCD（cytoplasmic cluster of differentiation），ヘモグロビン（hemoglobin；Hb）

6章 造血器腫瘍・その他

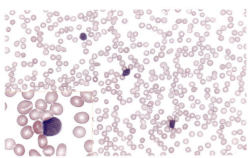

図6.2.1　末梢血液像　×200（拡大写真は×400）MG染色
末梢血に芽球出現を認めた。

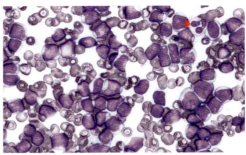

図6.2.2　骨髄像　×400　MG染色
有核細胞密度は過形成であり，ほぼ芽球で占められている。右上（→）に成熟好中球が見られ，白血病裂孔*1が確認できる。

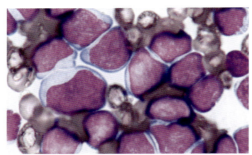

図6.2.3　骨髄像　×1,000　MG染色
芽球は大小不同。細胞質には顆粒やアウエル小体は見られない。

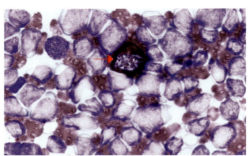

図6.2.4　骨髄像　×600　MPO染色（DAB法）
芽球はMPO染色陰性である。（→）：茶褐色に染まっているのは好中球系細胞（陽性対照細胞）である。

③骨髄像1　MG染色（図6.2.2）
　有核細胞密度は過形成，正常造血は抑制されており，ほぼ芽球（97.2％）で占められている。

④骨髄像2　MG染色（図6.2.3）
　芽球の形態学的特徴は，大小不同，N/C比60〜90％とさまざま，細胞質は好塩基性を呈し，核は類円形で濃染し，クロマチン構造はやや粗剛であるが，明瞭な核小体を有している。芽球は，ほぼtypeⅠblast（顆粒を認めない芽球）である。

⑤骨髄像3　MPO染色（DAB法）（図6.2.4）
　MPO染色は，確認できる範囲ですべての芽球が陰性であった。また芽球に顆粒は認められず，MPO染色も陰性であることから，この時点では急性リンパ性白血病（FAB分類のL2）が考えられたが，その後，FCM検査において，Tリンパ系およびBリンパ系マーカーはすべて陰性，骨髄系マーカーが陽性であることから，急性骨髄性白血病最未分化型と診断された。

⑥骨髄像4　エステラーゼ二重染色*2（図6.2.5）
　図6.2.5の左上（←）：茶褐色に染まっている細胞は単球

系細胞，左下（▼）：青色に染まっている細胞は顆粒系細胞であるが，ともに染色性を確認する陽性対照細胞である。

> **参考情報**
> * 1　**白血病裂孔**：急性白血病に見られる特徴的な所見で，骨髄や末梢血で芽球（増加した白血球細胞）と残存した成熟好中球のみが見られ，その中間の成熟段階の細胞がほとんど見られない状態のことをいう。
> * 2　**エステラーゼ二重染色**：非特異的エステラーゼ染色と特異的エステラーゼ染色を二重に染色する染色法である（表6.2.2参照）。

【鑑別のポイント】芽球には，細胞質にアズール顆粒やアウエル小体は認められず，MPO染色は陰性であった。FCM検査の細胞表面形質解析では，CD13，CD33，CD34，HLA-DR陽性。CD3，CD19，CD20，CD79a陰性。また，細胞内抗原解析では，MPO陽性，cCD3陰性であることから，FAB分類のM0（急性骨髄性白血病最未分化型）と診断された。

用語　白血球（white blood cell；WBC），赤血球（red blood cell；RBC），ヘモグロビン（hemoglobin；Hb），ヘマトクリット（hematocrit；Ht），平均赤血球容積（mean corpuscular volume；MCV），平均赤血球血色素量（mean corpuscular hemoglobin；MCH），平均赤血球血色素濃度（mean corpuscular hemoglobin concentration；MCHC），血小板（platelet；PLT），網赤血球（reticulocyte；RET），プロトロンビン時間国際標準比（prothrombin time-international normalized ratio；PT-INR），活性化部分トロンボプラスチン時間（activated partial thromboplastin time；APTT），フィブリン/フィブリノゲン分解産物（fibrin/fibrinogen degradation products；FDP），総蛋白（total protein；TP），アルブミン（albumin；ALB），尿素窒素（urea nitrogen；UN），クレアチニン（creatinine；Cr），尿酸（uric acid；UA），グルコース（glucose；GLU），総ビリルビン（total bilirubins；TB），アスパラギン酸アミノトランスフェラーゼ（aspartate aminotransferase；AST），アラニンアミノトランスフェラーゼ（alanine aminotransferase；ALT），乳酸脱水素酵素（lactate dehydrogenase；LD），アルカリホスファターゼ（alkaline phosphatase；ALP），γ-グルタミルトランスペプチダーゼ（gamma glutamyl transpeptidase；γGT），アミラーゼ（amylase；AMY），クレアチンキナーゼ（creatine kinase；CK），C反応性蛋白（C-reactive protein；CRP），推定糸球体濾過量（estimated glomerular filtration rate；eGFR），ジアミノベンチジン（diaminobenzidine；DAB），エステラーゼ染色（esterase染色；EST染色）

6.2 | 急性白血病（WHO分類による）

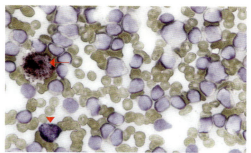

図 6.2.5　骨髄像　×400　エステラーゼ二重染色
芽球は，非特異的エステラーゼ（α-NB）染色，特異的エステラーゼ（ASD）染色ともに陰性である。（→）：単球系細胞，（▼）：顆粒球系細胞（ともに陽性対照細胞である）。

表 6.2.2　エステラーゼ染色について

	非特異的エステラーゼ染色	特異的エステラーゼ染色
目的細胞	単球系細胞	顆粒球系細胞
基質	α-naphthyl butyrate（α-NB） α-naphthyl acetate（α-NA）	naphthol AS-D chloroacetate（NASDCA）
後染色	カラッチ・ヘマトキシリン染色（核染色）	
陽性顆粒	茶褐色（基質α-NB） 赤褐色（基質α-NA）	青色
その他	・単球系細胞はNaFにより反応が阻害される ・α-NA（基質）は巨核球と強く反応することがある	・骨髄芽球：（−）〜（+）

Q FAB分類のM0（急性骨髄性白血病最未分化型）は，なぜM0（ゼロ）なのか？

A FAB分類は，1976年にフランス，米国，英国の血液学者7人によって提唱され，各国のFrench-American-Britishの頭文字を取り，「FAB分類」と名付けられた。本分類は，普通染色による白血病細胞（芽球）の細胞形態を主体に，どこの施設でも簡単にできる細胞化学染色を用いたわかりやすい分類であったことから，国際的に広く普及した。その基本は，芽球がANCの30%以上を占め，MPO染色で芽球の陽性率3.0%をカットオフとして骨髄性（AML）とリンパ性（ALL）を区別した。当初，AMLはM1〜M6の6病型に分類されていたが，1985年にM7（急性巨核芽球性白血病）が追加され，続いて1991年にM0（ゼロ）が追加された。とくにM0は，既存のM1（急性骨髄性白血病未分化型）よりも，さらに未分化な段階での腫瘍化（MPO活性を有していない段階での白血化であること）が解明されたことにより，急性骨髄性白血病最未分化型：M0として追加された。

［後藤文彦］

用語　フッ化ナトリウム（sodium fluoride；NaF），急性骨髄性白血病（acute myeloid leukemia；AML），急性リンパ性白血病（acute lymphocytic leukemia；ALL）

6.2.2　急性骨髄性白血病未分化型

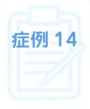

症例 14

急性骨髄性白血病未分化型

● 患者　50代　女性

- 白血球数増加を認め骨髄検査が施行された。
- 末梢血液検査所見：白血球数の著増，正球性正色素性貧血，血小板数の著減を認める（表6.2.3）。
- 臨床化学検査所見：LD，ALP，CRPの上昇を認める（表6.2.3）。
- 末梢血液像所見：細胞の大きさが中型から大型，N/C比は70〜90％，クロマチン構造繊細，一部の細胞に核小体を有する芽球を95％認めた。また，一部の芽球にアウエル小体が見られた（図6.2.6）。
- 骨髄像所見：末梢血液像と同様に，細胞の大きさは中型から大型，N/C比は70〜90％，クロマチン構造繊細，核小体を有する芽球をANCの93％に認めた。また一部の芽球にアウエル小体が見られた（図6.2.7，6.2.8）。
- 骨髄特殊染色所見：骨髄像MPO染色ではほとんどの芽球が陽性であった（図6.2.9）。またエステラーゼ二重染色の非特異的エステラーゼ（α-NB）染色は陰性，特異的エステラーゼ（NASDCA）染色は一部陽性であった（図6.2.10）。
- 骨髄FCM検査所見：細胞表面形質解析では，CD13，CD33，CD117の骨髄系マーカー陽性，CD7，CD34，HLA-DRも陽性であった（表6.2.4）。

表6.2.3　臨床検査所見

末梢血液検査			臨床化学検査			臨床化学検査		
WBC	109.2	10^9/L	TP	7.9	g/dL	γGT	37	U/L
RBC	3.09	10^{12}/L	ALB	3.1	g/dL	CK	39	U/L
Hb	9.2	g/dL	UN	12.7	mg/dL	CRP	13.78	mg/dL
Ht	28.8	%	Cr	1.04	mg/dL	IgG	2,369	mg/dL
MCV	93.2	fL	UA	3.6	mg/dL	IgA	260	mg/dL
MCH	29.8	pg	TG	146	mg/dL	IgM	90	mg/dL
MCHC	31.9	g/dL	TC	195	mg/dL	eGFR	43	
PLT	8	10^9/L	TB	0.5	mg/dL			
RET	4.9	%	AST	15	U/L			
凝固・線溶検査			ALT	15	U/L			
PT-INR	1.22		LD	456	U/L			
APTT	27.8	秒	ALP	475	U/L			

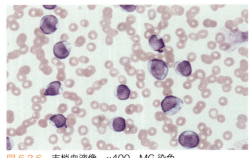

図6.2.6　末梢血液像　×400　MG染色

①臨床検査所見（表6.2.3）

末梢血液検査では，白血球数増加，正球性正色素性貧血，血小板数の著減を認める。白血球数に異常が生じたときには，自動血球分析装置から出力されるスキャッターグラムを確認することが重要である。健常人のスキャッターグラムでは，好中球，リンパ球，単球，好酸球，好塩基球の領域がそれぞれが離れて別々に分布する。しかし芽球などの幼若細胞，反応性リンパ球，リンパ腫細胞などの大型の細胞が出現した場合には，リンパ球と単球の領域が近接したり，連続性に分布することが多い。スキャッターグラムを確認することにより異常細胞の出現が示唆されることがある。

臨床化学検査では，LD，ALP，CRPの上昇を認める。LDの上昇は細胞の崩壊を反映しているものと考えられる。崩壊する細胞には，赤血球，白血球，組織などが考えられる。LD上昇時にはアイソザイムを検査することが診断の手がかりの1つになる。

②末梢血液像（図6.2.6）

細胞の大きさは中型から大型，N/C比は70〜90％，細胞質は水色，クロマチン構造繊細，一部の細胞に核小体を有する芽球を95％認めた。また，一部の芽球にアウエル小体が見られた。アウエル小体を認めた場合には，芽球のMPO染色は陽性で急性骨髄性白血病が疑われる。

その他，赤血球形態に異常は認めない。

血小板数は著減しているためほとんど見られない。

③骨髄像1　MG染色（図6.2.7）

細胞密度は過形成である。巨核球系，赤芽球系は白血病細胞増加のため，造血が抑制され低形成である。

用語　中性脂肪（triglyceride；TG），総コレステロール（total cholesterol；TC），免疫グロブリン（immunoglobulin；Ig）

6.2 急性白血病（WHO分類による）

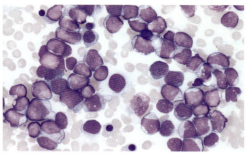

図6.2.7　骨髄像　×400　MG染色

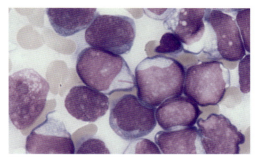

図6.2.8　骨髄像　×1,000　MG染色

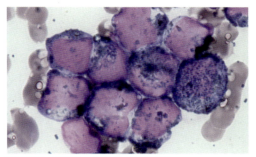

図6.2.9　骨髄像　×1,000　MPO染色

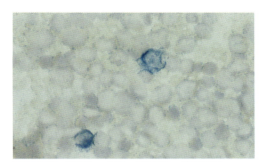

図6.2.10　骨髄像　×400　エステラーゼ二重染色

末梢血液像と同様に，細胞の大きさは中型から大型，N/C比は70～90％，細胞質は水色，クロマチン構造繊細，核小体を有する芽球をANCの93％に認めた。また一部の芽球にアウエル小体が見られる。

③骨髄像2　MG染色（図6.2.8）

細胞の大きさは中型から大型，N/C比は70～90％，細胞質は水色，クロマチン構造繊細，核形は円形または類円形，核小体を1～3個程度有する芽球を認める。一部の芽球に長いアウエル小体が見られる。

④骨髄像3　MPO染色（FDA法）（図6.2.9）

陽性では青色に染色される。芽球が30％（WHO分類では20％）以上で，芽球中のMPO陽性率が3％以上では急性白血病となる。本症例ではほとんどの芽球が陽性である。

⑤骨髄像4　エステラーゼ二重染色（図6.2.10）

単球系を染色する非特異的エステラーゼ（α-NB）染色と顆粒球系を染色する特異的エステラーゼ（NASDCA）染色を行った標本である。単球系細胞は茶褐色に染色され，顆粒球系，とくに成熟した好中球は青緑色に染色される。芽球は非特異的エステラーゼ陰性で，わずかに存在する好中球が特異的エステラーゼで染色され陽性となっている。

⑥骨髄FCM検査（表6.2.4）

細胞表面形質解析では，芽球の形質はCD13，CD33，CD117の骨髄系マーカー陽性であった。Tリンパ系のマーカーであるCD7が陽性（しばしば芽球で陽性となる），CD34，HLA-DRも陽性であった。その他，Tリンパ系マー

表6.2.4　骨髄FCM検査所見：血液細胞表面形質解析

	%
CD3	4.9
CD4	2.8
CD7	83.9
CD8	4.1
CD10	0
CD13	83.8
CD14	0.8
CD19	2.8
CD20	1.8
CD33	57.6
CD34	92.3
CD56	9.6
CD117	60.2
HLA-DR	92.1

カーのCD3，CD4，CD8は陰性，Bリンパ系マーカーのCD10，CD19，CD20陰性，NKマーカーのCD56陰性，単球系マーカーのCD14は陰性であった。以上のことより芽球の形質は骨髄球系と考えられる。

【鑑別のポイント】WHO分類の急性骨髄性白血病未分化型は，ANCの90％以上を骨髄芽球が占め（成熟細胞は10％未満），芽球のMPO染色陽性率が3％以上である。芽球にはアズール顆粒やアウエル小体を認めることがある。FCM検査ではMPO，CD13，CD33，CD117などの骨髄関連抗原が2つ以上発現していることがあげられる。また特定の染色体や遺伝子異常は認めない。

［常名政弘］

用語　2,7-ジアミノフルオレン（2,7-diaminofluorene；FDA）

6.2.3 急性骨髄性白血病分化型

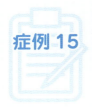

症例 15

急性骨髄性白血病分化型
- 患者　30代　男性
- 紫斑，鼻出血，疲労感，貧血，血小板数の減少を認め骨髄検査が施行された。
- 末梢血液検査所見：白血球数増加，正球性正色素性貧血，血小板数の著減を認める（表6.2.5）。
- 臨床化学検査所見：LD，フェリチン，CRPの上昇，Crの軽度上昇を認める（表6.2.5）。
- 末梢血液像所見：細胞の大きさは中型から大型，N/C比は80～90％，クロマチン構造繊細，核小体を有する芽球を12.0％認めた。また，分化した顆粒球系細胞が61.5％認められた（幼若顆粒球20.0％，成熟好中球41.5％）（図6.2.11）。
- 骨髄像所見：細胞密度は過形成，巨核球は低形成であった。造血3系統において有意な異形成細胞の増加は認めなかった。芽球の大きさは中型から大型，N/C比は70～90％，クロマチン構造繊細，核小体を有する芽球はANCで33.2％認めた。一部の芽球にアウエル小体が見られた。また，顆粒球系細胞（骨髄芽球含む）は非赤芽球骨髄有核細胞（NEC）で50％以上，単球系細胞はNECで10％未満であった（図6.2.12～6.2.14）。
- 骨髄特殊染色所見：骨髄像MPO染色では芽球は陽性であった（図6.2.15）。また，エステラーゼ二重染色では非特異的エステラーゼ（α-NB）染色陽性細胞は10％未満，特異的エステラーゼ（NASDCA）陽性細胞は50％程度観察された（図6.2.16）。
- 遺伝子染色体検査所見：特記すべき異常所見は認めなかった。

表6.2.5　臨床検査所見

末梢血液検査		臨床化学検査		臨床化学検査	
WBC	19.4 10^9/L	TP	7.0 g/dL	ChE	208 U/L
RBC	2.20 10^{12}/L	ALB	4.0 g/dL	CK	123 U/L
Hb	7.1 g/dL	UN	18 mg/dL	CRP	2.09 mg/dL
Ht	21.5 %	Cr	1.31 mg/dL	Fe	66 μg/dL
MCV	91.7 fL	UA	3 mg/dL	IgG	1,435 mg/dL
MCH	32.3 pg	GLU	94 mg/dL	IgA	254 mg/dL
MCHC	33.0 g/dL	TG	80 mg/dL	IgM	244 mg/dL
PLT	29 10^9/L	TC	99 mg/dL	eGFR	44.1
RET	0.75 %	TB	0.7 mg/dL	フェリチン	
凝固・線溶検査		AST	19 U/L		3417.4 ng/mL
PT-INR	1.09	ALT	16 U/L		
APTT	34.4 秒	LD	920 U/L		
Dダイマー		ALP	57 U/L		
	2.4 μg/mL	γGT	40 U/L		

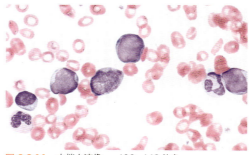

図6.2.11　末梢血液像　×400　MG染色

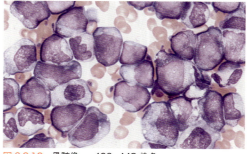

図6.2.12　骨髄像　×400　MG染色

①臨床検査所見（表6.2.5）

末梢血液検査では，白血球数増加，正球性正色素性貧血，血小板数の著減を認める。

臨床化学検査では，LD，フェリチン，CRPの上昇，Crの軽度上昇を認める。

凝固・線溶検査では，Dダイマー上昇。PT-INR，APTTに異常は認めない。

②末梢血液像　MG染色（図6.2.11）

細胞の大きさは中型（好中球と同等程度）から大型，N/C比は高く80～90％，クロマチン構造繊細，核小体を有する芽球を12.0％認めた。また，幼若顆粒球系細胞（前骨髄球，骨髄球，後骨髄球）は20.0％と多数観察され，成熟好中球（桿状核，分葉核）は41.5％出現していた。

📝 **用語**　非赤芽球骨髄有核細胞（non-erythroid cells；NEC），コリンエステラーゼ（cholinesterase；ChE），鉄（iron；Fe）

6.2 | 急性白血病（WHO分類による）

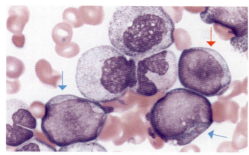

図6.2.13　骨髄像　×1,000　MG染色
→：type I blast，→：type II blast（少数の顆粒を有する）

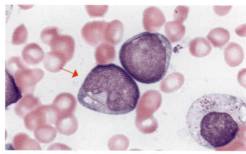

図6.2.14　骨髄像　×1,000　MG染色
→：芽球（アウエル小体）

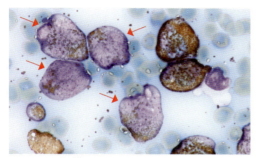

図6.2.15　骨髄像　×1,000　MPO染色
→：芽球

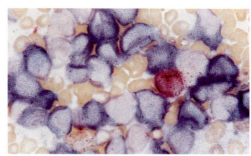

図6.2.16　骨髄像　×400　エステラーゼ二重染色
NASDCA陽性細胞（青）が50％程度を占め，α-NB陽性細胞（茶）は10％に満たない。

③骨髄像1　MG染色　（図6.2.12）

　細胞密度は過形成，巨核球は低形成であった。造血3系統において有意な異形成細胞の増加は認めなかった。芽球の大きさは中型（好中球と同等程度）から大型，N/C比は70～90％以上と比較的細胞質の幅が広いものもあり，クロマチン構造は繊細，核小体を有する芽球をANCで33.2％認めた。顆粒球系細胞（前骨髄球，骨髄球，後骨髄球，好中球）はNECで50％以上，単球系細胞（単芽球，前単球，単球）はNECで10％未満であった。

④骨髄像2　MG染色　（図6.2.13）

　芽球は細胞質に顆粒を認めない芽球（type I blast）のほか，細胞質に少量の顆粒球を認める芽球（type II blast）が比較的多く観察された。

⑤骨髄像3　MG染色　（図6.2.14）

　芽球の一部にアウエル小体を認めた。

⑥骨髄像4　MPO染色（DAB法）（図6.2.15）

　骨髄像MPO染色において，芽球は陽性（3％以上）であり急性骨髄性白血病が示唆された。

⑦骨髄像5　エステラーゼ二重染色　（図6.2.16）

　顆粒球系細胞を証明する特異的エステラーゼ（NASD-CA）染色は50％程度青色に陽性であった。単球系細胞を証明する非特異的エステラーゼ（α-NB）染色陽性細胞は10％未満であった（茶褐色に陽性）。

【鑑別のポイント】急性骨髄性白血病分化型は，WHO分類第5版では芽球の分化段階によって定義されるAMLに含まれ，特定の染色体異常や遺伝子異常は伴わない。FAB分類ではAML-M2に相当し，以下の1)～2)の所見を満たした場合，AML-M2と診断される。

1) 骨髄像において，赤芽球系細胞がANCの50％未満，かつ，芽球[*3]はANCの30～89％（MPO染色陽性率は3％以上）

2) 骨髄像において顆粒球系（前骨髄球以降の分化した細胞）がNECの10％以上，および単球系細胞（前単球＋単球）がNECの20％未満。

> **参考情報**
> *3　WHO分類とFAB分類において診断基準の芽球比率が異なる点に注意する。WHO芽球比率：20～89％。FAB芽球比率：30～89％。

> **検査室ノート　特異的エステラーゼ（NASDCA）染色の染色態度**
>
> 　反応基質にNASDCAを用いるエステラーゼ染色は，顆粒球系細胞の証明に用いられる。顆粒球系芽球のごく後期からNASDCAを加水分解する酵素（エステラーゼ）が発現するため[1]，骨髄芽球に対しては陰性〜弱陽性の染色態度を呈し，前骨髄球以降の顆粒球系細胞では，陽性〜強陽性を呈する。骨髄芽球比率が高い症例では，FAB分類のAML-M1（未分化型）とM2（分化型）の鑑別が問題となる。その場合NASDCAエステラーゼ染色態度が陽性〜強陽性≧10％を示す場合は，FAB分類のAML-M2（分化型）の診断に客観的な根拠を加える重要な所見となる。

参考文献

1) 古沢新平, 小宮正行：「ミエロペルオキシダーゼ染色陰性好中球を示す症例」, Medical Technology, 1993；2 ：947-957.

6.2.4 急性骨髄単球性白血病

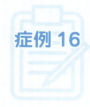

症例 16

急性骨髄単球性白血病
- 患者　10代　女性
- 発熱，咽頭痛，歯肉腫脹，貧血，血小板数の減少を認め骨髄検査が施行された。
- 末梢血液検査所見：白血球数軽度増加，正球性正色素性貧血，血小板数の著減を認める（表6.2.6）。
- 臨床化学検査所見：LDの上昇を認める（表6.2.6）。
- 末梢血液像所見：細胞の大きさは中型から大型，N/C比は80%以上，クロマチン構造繊細，核小体を有する芽球を38.5%認めた。その他，単球が49.0%出現していた（図6.2.17）。
- 骨髄像所見：細胞密度は過形成，巨核球は低形成であった。造血3系統において有意な異形成細胞の増加は認めなかった。芽球の大きさは中型から大型，N/C比は60～90%，クロマチン構造繊細，核小体を有する芽球はANCで34.6%認めた。一部の芽球にはアウエル小体が見られた。また，顆粒球系細胞（骨髄芽球含む）はNECで20%以上，単球系細胞はNECで30%以上認めた（図6.2.18～6.2.20）。
- 骨髄特殊染色所見：骨髄像MPO染色では芽球は陽性であった（図6.2.21）。エステラーゼ二重染色では非特異的エステラーゼ（α-NB）染色陽性細胞と特異的エステラーゼ（NASDCA）染色陽性細胞が混在して観察された（図6.2.22）。非特異的エステラーゼ（α-NB）染色陽性細胞は，NaF阻害試験で陽性反応が阻害された。
- 遺伝子染色体検査所見：特記すべき異常所見は認めなかった。

表6.2.6　臨床検査所見

末梢血液検査			臨床化学検査			臨床化学検査		
WBC	11.5	10^9/L	TP	7.2	g/dL	γGT	39	U/L
RBC	2.47	10^{12}/L	ALB	3.4	g/dL	ChE	232	U/L
Hb	7.8	g/dL	UN	6	mg/dL	AMY	63	U/L
Ht	22.5	%	Cr	0.53	mg/dL	CK	83	U/L
MCV	91.1	fL	UA	7.8	mg/dL	CRP	1.09	mg/dL
MCH	31.6	pg	GLU	82	mg/dL	Fe	66	μg/dL
MCHC	34.7	g/dL	TG	70	mg/dL	IgG	1,138	mg/dL
PLT	25	10^9/L	TC	176	mg/dL	IgA	675	mg/dL
RET	1.00	%	TB	0.4	mg/dL	IgM	124	mg/dL
凝固・線溶検査			AST	25	U/L	C3	177	mg/dL
PT-INR	1.17		ALT	17	U/L	C4	20	mg/dL
APTT	28.0	秒	LD	589	U/L	フェリチン	384.3ng/mL	
Dダイマー	1.1μg/mL		ALP	178	U/L			

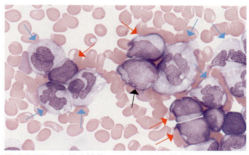

図6.2.17　末梢血液像　×400　MG染色
→：芽球，→：単球，→：前骨髄球

①臨床検査所見（表6.2.6）

末梢血液検査では，白血球数軽度増加，正球性正色素性貧血，血小板数の著減を認める。貧血，血小板数減少に関しては，骨髄における白血病細胞の増殖による造血抑制と考えられる。

臨床化学検査では，LDの増加，CRPの軽度上昇を認める。その他，とくに異常所見は認めない。

凝固・線溶検査では，Dダイマー軽度上昇。PT-INR，APTTに異常は認めない。

②末梢血液像　MG染色（図6.2.17）

細胞の大きさは中型から大型，N/C比は80%以上，クロマチン構造繊細，核小体を有する芽球を38.5%認めた。その他，単球が49.0%（5,635/μL）出現していた。

③骨髄像1　MG染色（図6.2.18）

細胞密度は過形成，巨核球は低形成であった。造血3系統において有意な異形成細胞の増加は認めなかった。芽球は，大きさは中型から大型，N/C比は60～90%以上，クロマチン構造繊細，核小体を有し，ANCで34.6%認めた。顆粒球系細胞（骨髄芽球含む）はNECで20%以上，単球系細胞はNECで30%以上認めた。

用語　補体蛋白第3成分（complement C3），補体蛋白第4成分（complement C4）

■6章　造血器腫瘍・その他

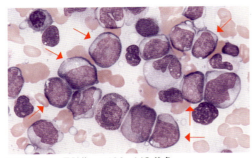

図6.2.18　骨髄像　×400　MG染色
→：芽球

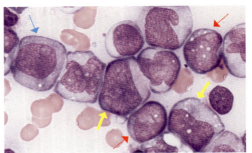

図6.2.19　骨髄像　×600　MG染色
→：芽球（骨髄系），→：芽球（単球系），→：前単球

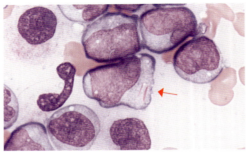

図6.2.20　骨髄像　×1,000　MG染色
→：芽球（アウエル小体）

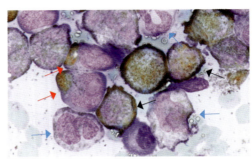

図6.2.21　骨髄像　×600　MPO染色
→：芽球（骨髄系），→：単球系細胞，→：顆粒球系細胞

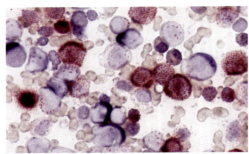

図6.2.22　骨髄像　×400　エステラーゼ二重染色
NASDCA陽性細胞（青）とα-NB陽性細胞（茶）が混在する

④骨髄像2　MG染色（図6.2.19）

中型でN/C比が90％以上の骨髄芽球様細胞，大型でN/C比が60％程度の前単球や単芽球様細胞が混在して観察された。

⑤骨髄像3　MG染色（図6.2.20）

芽球の一部にアウエル小体を認めた。

⑥骨髄像4　MPO染色（DAB法）（図6.2.21）

骨髄像MPO染色において，芽球は陽性（3％以上）であり骨髄性白血病が示唆された。骨髄芽球様細胞は強陽性〜陰性，顆粒球系細胞は強陽性，単球系細胞（単芽球，前単球，単球）は弱陽性〜陰性であった。

⑦骨髄像5　エステラーゼ二重染色（図6.2.22）

単球系細胞を証明する非特異的エステラーゼ（α-NB）染色は30％程度茶褐色に陽性，顆粒球系細胞を証明する特異的エステラーゼ（NASDCA）染色は20％程度青色に陽性であった。

非特異的エステラーゼ（α-NB）染色で茶褐色に陽性であった細胞は，フッ化ナトリウム阻害試験により染色が阻害され，単球系細胞の増加が証明された。

【鑑別のポイント】急性骨髄性白血病分化型は，WHO分類第5版では顆粒球系と単球系に分化する前駆細胞が腫瘍化したAMLと定義され，特定の染色体異常や遺伝子異常は伴わない。FAB分類のAML-M4に相当し，以下の1）〜3）の所見を満たした場合，AML-M4と診断される。

1) 末梢血の単球系細胞が5,000/μL以上，もしくは血清や尿のリゾチーム値が基準範囲上限の3倍以上。
2) 骨髄像において，赤芽球系細胞がANCの50％未満，かつ，芽球[*4]はANCの30％以上（MPO染色陽性率は3％以上）。
3) 骨髄像[*5]において顆粒球系（骨髄芽球含む）がNECの20％以上，および単球系細胞がNECの20％以上。

参考情報

[*4] WHO分類とFAB分類において診断基準の芽球比率が異なる点に注意する。WHO芽球比率：20％以上。FAB芽球比率：30％以上。

[*5] 骨髄像がM2様であっても末梢血の単球系細胞が5,000/μL以上，かつ，血清や尿のリゾチーム値が基準範囲上限の3倍以上あれば単球系細胞への分化があると判断され，AML-M4と診断される。

検査室ノート　非特異的エステラーゼ（α-NB）染色陰性 AML-M4

　FAB分類のAML-M4の10～40%の症例で，反応基質にα-NBを用いた非特異的エステラーゼ染色が陰性もしくは弱陽性になるといわれており[1,2]，α-NB陰性の所見のみでAML-M4を否定（単球系細胞の存在を否定）してはいけない。ゆえに，形態学的にAML-M4を疑う場合は，反応基質にα-NAを用いたエステラーゼ染色の併用が推奨されている[2]。また，MPO染色の染色態度を読み解くことにより，単球系細胞と顆粒球系細胞の出現比率を推測することも可能となる。通常，顆粒球系細胞はMPO強陽性，単球系細胞細胞はMPO弱陽性～陰性を呈するため，細胞化学染色の所見を参考にすることにより，普通染色を用いた細胞分類の一助となる。

［仙波利寿］

参考文献

1) 常名政弘，小池由佳子：「染色法の原理と特徴」，検査と技術，2009；37：1076-1081．
2) Dunphy CH, Orton SO et al: "Relative contributions of enzyme cytochemistry and flow cytometric immunophenotyping to the evaluation of acute myeloid leukemias with a monocytic component and of flow cytometric immunophenotyping to the evaluation of absolute monocytosess", Am J Clin Pathol, 2004；122：865-874．

6.2.5 急性単球性白血病

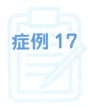

症例 17

急性単球性白血病

- ●患者　60代　男性
- ・白血球数増加，貧血，血小板数減少を認め骨髄検査が施行された。
- ・末梢血液検査所見：白血球数の増加，正球性正色素性貧血，血小板数の著減を認める（表6.2.7）。
- ・臨床化学検査所見：Cr，UA，LD，ALP，γGTの上昇を認める（表6.2.7）。
- ・凝固・線溶検査所見：FDPの上昇，APTTの延長を認める（表6.2.7）。
- ・末梢血液像所見：細胞の大きさは大型，N/C比は60〜80％，クロマチン構造繊細，核形不整な芽球を66％認めた（図6.2.23）。
- ・骨髄像所見：細胞密度は過形成，巨核球系，赤芽球系は低形成で異形成は認めなかった。細胞の大きさは大型，N/C比は60〜80％，クロマチン構造繊細，核小体を有し核形不整な芽球や前単球を併せてANCの90％に認めた（図6.2.24，6.2.25）。
- ・骨髄特殊染色所見：骨髄像MPO染色ではほとんどの芽球は陰性，前単球の一部が陽性であった（図6.2.26）。またエステラーゼ二重染色の非特異的エステラーゼ（α-NB）染色はほとんどの細胞が陽性，特異的エステラーゼ（NASDCA）染色は一部陽性であった（図6.2.27）。非特異的エステラーゼ陽性細胞は，フッ化ナトリウムの阻害試験で阻害された（図6.2.28）。
- ・骨髄FCM検査所見：細胞表面形質解析では，CD11c，CD36，CD64の単球系マーカー陽性であった。

表6.2.7　臨床検査所見

末梢血液検査			臨床化学検査		
WBC	35.7	10^9/L	TP	6.1	g/dL
RBC	2.87	10^{12}/L	ALB	3.8	g/dL
Hb	8.4	g/dL	UN	25	mg/dL
Ht	25.3	%	Cr	1.79	mg/dL
MCV	88.2	fL	UA	16.2	mg/dL
MCH	29.3	pg	TB	0.9	mg/dL
MCHC	33.2	g/dL	AST	46	U/L
PLT	35	10^9/L	ALT	32	U/L
RET	1.2	%	LD	1,355	U/L
凝固・線溶検査			ALP	331	U/L
PT-INR	1.24		γGT	211	U/L
APTT	42.6	秒	CK	44	U/L
FDP	105.20	μg/mL	CRP	0.27	mg/dL
			Fe	197	μg/mL
			eGFR	31.4	
			ASO	20	

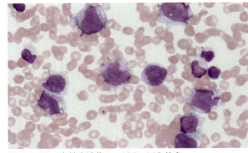

図6.2.23　末梢血液像　×400　MG染色

①**臨床検査所見**（表6.2.7）

末梢血液検査では，白血球数増加，正球性正色素性貧血，血小板数の著減を認める。

臨床化学検査では，Cr，UA，LD，ALP，γGTの上昇を認める。

凝固・線溶検査では，PT-INR，FDPの上昇，APTTの延長を認め，DICの所見と考えられる。

②**末梢血液像**（図6.2.23）

細胞の大きさは大型，N/C比は60〜80％，クロマチン構造は顆粒状繊細，核小体を有し核形，細胞質辺縁が不整な芽球を66％認めた。また，細胞質に微細な顆粒を認める。細胞質が好塩基性で核形が類円形の細胞が単芽球，細胞質の青味を失い，核形不整な細胞が前単球と考えられる。

③**骨髄像1　MG染色**（図6.2.24）

細胞密度は過形成，巨核球系，赤芽球系は低形成で異形成は認めなかった。細胞の大きさは大型，N/C比は60〜80％，クロマチン構造繊細，核小体を有し，核形は円形または類円形，細胞質は好塩基性の芽球と核形不整な前単球を併せてANCの90％に認めた。それらの細胞質には微細なアズール顆粒を有するものもある。

④**骨髄像2　MG染色**（図6.2.25）

細胞の大きさは大型，N/C比は60〜80％，クロマチン構造繊細，核小体を有し，核形は円形または類円形，細胞

用語　抗ストレプトリジンO抗体（anti-streptolysin O antibody；ASO）

6.2 | 急性白血病（WHO分類による）

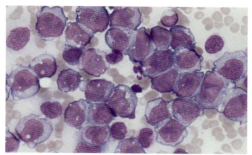

図6.2.24　骨髄像　×400　MG染色

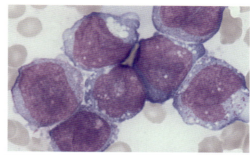

図6.2.25　骨髄像　×1,000　MG染色

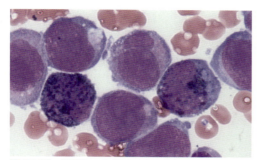

図6.2.26　骨髄像　×1,000　MPO染色

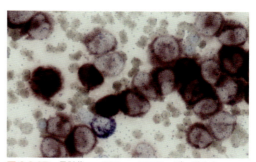

図6.2.27　骨髄像　×400　エステラーゼ二重染色

質は好塩基性の芽球と核形不整な前単球を認める。それらの細胞質には微細なアズール顆粒を有するものもある。

⑤骨髄像3　MPO染色（FDA法）（図6.2.26）
　ほとんどの芽球は陰性，前単球の一部が陽性であった。

⑥骨髄像4　エステラーゼ二重染色（図6.2.27）
　非特異的エステラーゼ（α-NB）染色はほとんどの細胞が茶褐色に陽性，特異的エステラーゼ（NASDCA）染色は一部青緑色に陽性であった。

⑦エステラーゼ二重染色フッ化ナトリウム阻害試験（図6.2.28）
　非特異的エステラーゼで茶褐色に陽性であった細胞は，フッ化ナトリウムの阻害試験で阻害され，単球系細胞と証明された。

【鑑別のポイント】WHO分類の急性単球性白血病は，ANCの80％以上を単球系細胞（単芽球，前単球，単球）が占め，単芽球が多いもの（単球系細胞の80％以上）を急性単芽球性白血病（AML-M5a），前単球が多いもの（単芽球が単球系細胞の80％未満）を急性単球性白血病（AML-M5b）としている（成熟顆粒球系細胞は20％未満）。

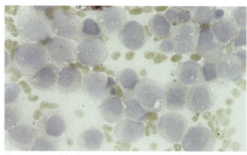

図6.2.28　骨髄像　×400　エステラーゼ二重染色フッ化ナトリウム阻害試験

芽球のMPO染色は陰性例が多く，散在性に陽性となる例もある。単球系の細胞の証明にはエステラーゼ染色の非特異的エステラーゼ染色でびまん性陽性を証明する必要がある。しかし一部のAML-M5では非特異的エステラーゼ染色が陰性例もあり，細胞表面形質解析などで単球系の証明が必要となる。単球系抗原のCD11c，CD14，CD36，CD64，リゾチームのうち2つ以上が陽性で単球系と証明される。また特定の染色体異常や遺伝子異常は認めない。

6.2.6 急性赤芽球性白血病（AEL）

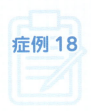

症例 18

急性赤芽球性白血病（AEL）

● 患者　60代　男性
- 汎血球減少を認め骨髄検査が施行された。
- 末梢血液検査所見：汎血球減少を認める（表6.2.8）。
- 臨床化学検査所見：LD，ALP，γGTの上昇を認める（表6.2.8）。
- 凝固・線溶検査所見：FDPの上昇を認める。
- 末梢血液像所見：細胞の大きさは大型，N/C比は90%程度，クロマチン構造繊細な芽球を2%認めた。また，巨大血小板が見られた（図6.2.29）。
- 骨髄像所見：細胞密度は過形成，巨核球は低形成で異形成は認めなかった。赤芽球系は過形成で大型，細胞質は好塩基性で一部の空胞を有し，多核などの異形成を伴った赤芽球を85%認めた。赤芽球系細胞は前赤芽球が40%，塩基性赤芽球が25%，多染性赤芽球が17%，正染性赤芽球が3%であった。そのほかに中型でN/C比は90%程度，クロマチン構造繊細な芽球をANCの8%，NECの約40%に認めた（図6.2.30～6.2.32）。
- 骨髄特殊染色所見：骨髄像MPO染色では芽球は陽性であった（図6.2.33）。またPAS染色で赤芽球の細胞質に顆粒状陽性を示した（図6.2.34）。

表6.2.8　臨床検査所見

末梢血液検査			臨床化学検査			臨床化学検査		
WBC	1.1	10⁹/L	TP	6.3	g/dL	AMY	20	U/L
RBC	2.69	10¹²/L	ALB	3.5	g/dL	CK	111	U/L
Hb	8.2	g/dL	UN	13	mg/dL	CRP	0.50	mg/dL
Ht	24.5	%	Cr	0.66	mg/dL	IgG	1,094	mg/dL
MCV	91.1	fL	UA	6.8	mg/dL	IgA	234	mg/dL
MCH	30.5	pg	TG	95	mg/dL	IgM	59	mg/dL
MCHC	33.5	g/dL	TC	94	mg/dL	eGFR	94.4	
PLT	58	10⁹/L	TB	0.6	mg/dL			
RET	0.1	%	AST	33	U/L			
凝固・線溶検査			ALT	14	U/L			
PT-INR	1.17		LD	720	U/L			
APTT	32.2	秒	ALP	312	U/L			
FDP	9.7	μg/mL	γGT	262	U/L			

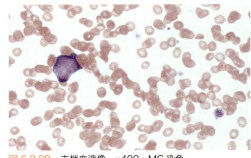

図6.2.29　末梢血液像　×400　MG染色

①臨床検査所見（表6.2.8）

末梢血液検査では，汎血球減少を認める。

臨床化学検査では，LD，ALP，γGTの上昇を認める。

凝固・線溶検査では，PT-INR，APTTにとくに異常は認めなかったが，FDPの上昇が見られた。

②末梢血液像（図6.2.29）

細胞の大きさは大型，N/C比は90%程度，クロマチン構造繊細な芽球を2%認めた。また，巨大血小板が見られた。

赤血球形態に異常所見は認めない。

③骨髄像1　MG染色（図6.2.30）

細胞密度は過形成，巨核球は低形成で異形成は認めなかった。赤芽球系は過形成で大型，細胞質は好塩基性で一部の空胞を有し，多核などの異形成を伴った赤芽球を85%認めた。赤芽球系細胞は前赤芽球が40%，塩基性赤芽球が25%，多染性赤芽球が17%，正染性赤芽球が3%であった。そのほかに中型でN/C比は90%程度，核網繊細な芽球をANCの4%に認めた。

④骨髄像2　MG染色（図6.2.31）

細胞の大きさは大型，N/C比は60～70%，細胞質は好塩基性で一部の細胞に空胞を有し，クロマチン構造は顆粒状繊細，境界が不明瞭で好塩基性の核小体を有する前赤芽球が認められた。そのほかに中型でN/C比は95%程度，クロマチン構造繊細な芽球を認めた。

⑤骨髄像3　MG染色（図6.2.32）

④と同様に，細胞の大きさは大型，N/C比は60～70%，細胞質は好塩基性で空胞を有し，クロマチン構造は顆粒状繊細，境界が不明瞭で好塩基性の核小体を有する前赤芽球が認められた。

用語　PAS染色（periodic acid-Schiff stain）

6.2 | 急性白血病（WHO分類による）

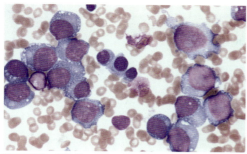

図6.2.30　骨髄像　×400　MG染色

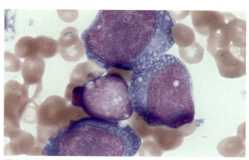

図6.2.31　骨髄像　×1,000　MG染色

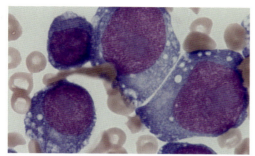

図6.2.32　骨髄像　×1,000　MG染色

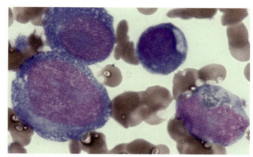

図6.2.33　骨髄像　×1,000　MPO染色

⑥骨髄像4　MPO染色（FDA法）（図6.2.33）
　図6.2.33の左の細胞は赤芽球，右にMPO陽性芽球が見られる。

⑦骨髄像5　PAS染色（図6.2.34）
　通常赤芽球はPAS陰性であるが，本症例では細胞質に顆粒状陽性を示している。

【鑑別のポイント】WHO分類の急性赤芽球性白血病はANCの80％以上が赤芽球系細胞で，さらに前赤芽球が30％以上の場合に診断される。異形成を伴った赤芽球が増加し，しばしばPAS染色で陽性となる。

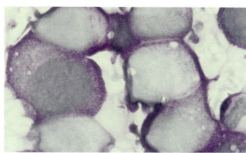

図6.2.34　骨髄像　×1,000　PAS染色

6.2.7 急性巨核芽球性白血病（AMKL）

症例19

急性巨核芽球性白血病（AMKL）

- 患者　0歳　男児
- 白血球数増加，貧血，血小板数減少を認め骨髄検査が施行された。
- 末梢血液検査所見：白血球数の増加，正球性正色素性貧血，血小板数の著減を認める（表6.2.9）。
- 臨床化学検査所見：異常所見は認めない（表6.2.9）。
- 末梢血液像所見：細胞の大きさは中型から大型，N/C比は80～90％，クロマチン構造繊細な芽球を57％認めた（図6.2.35）。
- 骨髄像所見：細胞密度は過形成。細胞の大きさは中型から大型，N/C比は80～90％，クロマチン構造繊細，細胞質は好塩基性の水疱状突起（bleb）を有する芽球をANCの66％に認めた（図6.2.36，6.2.37）。その他，巨核球系は正形成で微小巨核球，分離多核巨核球を認めた。
- 骨髄特殊染色所見：骨髄像MPO染色では芽球は陰性であった（図6.2.38）。また，酸性ホスファターゼ染色（ACP染色）では，芽球は顆粒状陽性を示した（図6.2.39）。
- 骨髄FCM検査所見：細胞表面形質解析では，CD13，CD33，CD117の骨髄系マーカー陽性，CD7，CD34陽性，さらに巨核球系マーカーであるCD41a，CD61が陽性であった（表6.2.10）。

表 6.2.9　臨床検査所見

末梢血液検査			臨床化学検査		
WBC	40.4	10^9/L	TP	6.0	g/dL
RBC	2.04	10^{12}/L	ALB	3.3	g/dL
Hb	6.3	g/dL	UN	15	mg/dL
Ht	19.4	%	Cr	0.28	mg/dL
MCV	95.1	fL	UA	4.3	mg/dL
MCH	30.9	pg	TB	0.2	mg/dL
MCHC	32.5	g/dL	AST	18	U/L
PLT	17	10^9/L	ALT	12	U/L
RET	4.6	%	LD	249	U/L
凝固・線溶検査			ALP	483	U/L
PT-INR	1.16		γGT	6	U/L
APTT	25.8	秒	AMY	14	U/L
FDP	5.40	μg/mL	CK	40	U/L
			CRP	1.06	mg/dL
			eGFR	1558.6	
			フェリチン	41	mg/dL

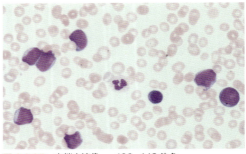

図 6.2.35　末梢血液像　×400　MG染色

血小板数は著減しているためほとんど見られない。

急性巨核芽球性白血病では末梢血液に，しばしば巨大血小板や巨核球が見られることがある。本症例では巨大血小板は認めなかった。

①臨床検査所見（表6.2.9）

末梢血液検査では，白血球数増加，正球性正色素性貧血，血小板数の著減を認める。急性巨核芽球性白血病では，血小板数の著減をきたすことが多いが，時に増加を示すこともある。

臨床化学検査では，乳児であるためALPは高値ではあるが，そのほかに異常所見は認めなかった。

凝固・線溶検査では，FDPがやや上昇している。

②末梢血液像（図6.2.35）

細胞の大きさは中型から大型，N/C比は80～90％，クロマチン構造繊細な芽球を57％認めた。その他，網赤血球比率が高いこともあり多染性赤血球がやや目立つが，赤血球形態に異常は認めない。

③骨髄像1　MG染色（図6.2.36）

細胞密度は過形成。細胞の大きさは中型から大型，N/C比は80～90％，クロマチン構造繊細，細胞質は好塩基性の芽球をANCの66％に認めた。その他，巨核球系は正形成で微小巨核球，分離多核巨核球を認めた。

④骨髄像2　MG染色（図6.2.37）

細胞の大きさは中型から大型，N/C比は80～90％，クロマチン構造繊細，一部細胞が円形で細胞質は好塩基性のblebを有する芽球を認めた。また，リンパ芽球様の細胞も見られた。

⑤骨髄像3　MPO染色（FDA法）（図6.2.38）

骨髄像MPO染色では芽球は陰性であった。

⑥骨髄像4　ACP染色（図6.2.39）

ACP染色では，芽球は顆粒陽性を示した。

6.2 急性白血病（WHO分類による）

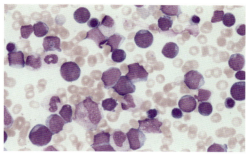

図6.2.36　骨髄像　×400　MG染色

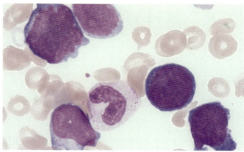

図6.2.37　骨髄像　×1,000　MG染色

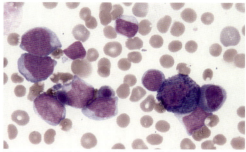

図6.2.38　骨髄像　×1,000　MPO染色

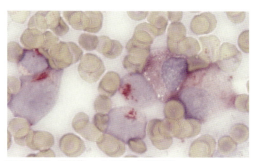

図6.2.39　骨髄像　×1,000　ACP染色

　その他の特殊染色では，PAS染色，非特異的エステラーゼ染色が陽性を示すことがある。

⑦骨髄FCM検査（表6.2.10）

　細胞表面形質解析では，CD13，CD33，CD117の骨髄系マーカー陽性，CD7，CD34陽性，さらに巨核球系マーカーであるCD41a，CD61が陽性であった。

　急性巨核芽球性白血病の85％以上では血小板関連抗原のCD41，CD61，CD42b，CD36のいずれか1つ以上が陽性であることが多い。とくにCD41，CD61は陽性率が高いといわれている。

　【鑑別のポイント】 WHO分類の急性巨核芽球性白血病は，ANCの30％以上を芽球が占め，芽球の50％以上が巨核球系の形質を示す白血病である。白血病細胞の特徴は中型から大型で，好塩基性の細胞質をもち，突起状のblebや偽足を有することがある。リンパ芽球様の形態を示すこともある。細胞化学染色では，MPO染色，特異的エステラーゼ染色は陰性，PAS染色，ACP染色，非特異的エステ

表6.2.10　骨髄FCM検査所見：血液細胞表面形質解析

	％
CD3	10.2
CD7	71.2
CD10	7.1
CD13	59.3
CD14	1.1
CD19	16.5
CD20	11.8
CD33	68.2
CD34	40.1
CD41a	69.2
CD56	19.8
CD61	65.7
CD117	57.2
HLA-DR	15.2

ラーゼ染色は陽性を示すことがある。細胞表面形質解析ではCD41a，CD61，CD42bの1つ以上が陽性である。また特定の染色体異常や遺伝子異常は認めない。とくに小児では，CD34，HLA-DR，CD36が陽性になるのが特徴である。

用語　酸性ホスファターゼ（acid phosphatase；ACP）

6.2.8　急性リンパ性白血病（ALL）

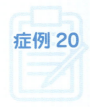

症例 20

急性リンパ性白血病（ALL）
- ●患者　60代　男性
- ・血小板数減少，貧血を認め骨髄検査が施行された。
- ・末梢血液検査所見：正球性正色素性貧血，血小板数の著減を認める（表6.2.11）。
- ・臨床化学検査所見：異常所見は認めない（表6.2.11）。
- ・末梢血液像所見：細胞の大きさは中型，N/C比は90％程度，クロマチン構造繊細な芽球を14％認めた（図6.2.40）。
- ・骨髄像所見：細胞密度は過形成，巨核球系，赤芽球系，顆粒球系は低形成であった。細胞の大きさは中型，N/C比は90％程度，クロマチン構造繊細，一部に核小体を有する芽球をANCの95％に認めた（図6.2.41，6.2.42）。
- ・骨髄特殊染色所見：骨髄像MPO染色で芽球は陰性を示した（図6.2.43）。またPAS染色で芽球は顆粒状または粗大顆粒状に陽性を示した（図6.2.44）。
- ・骨髄FCM検査所見：細胞表面形質解析では，CD10，CD19，細胞質内CD79aのBリンパ系陽性，Tリンパ系顆粒球系は陰性を示した（表6.2.12）。

表6.2.11　臨床検査所見

末梢血液検査		臨床化学検査		臨床化学検査	
WBC	4.9　10^9/L	TP	6.6　g/dL	IgG	716　mg/dL
RBC	2.55　10^{12}/L	ALB	4.3　g/dL	IgA	214　mg/dL
Hb	7.9　g/dL	UN	16　mg/dL	IgM	83　mg/dL
Ht	23.4　％	Cr	0.92　mg/dL	eGFR	63
MCV	91.8　fL	UA	3.3　mg/dL	フェリチン	698 mg/dL
MCH	31.0　pg	TB	0.2　mg/dL		
MCHC	33.8　g/dL	AST	16　U/L		
PLT	16　10^9/L	ALT	16　U/L		
RET	0.4　％	LD	225　U/L		
凝固・線溶検査		ALP	206　U/L		
PT-INR	0.86	γGT	21　U/L		
APTT	28.4　秒	CRP	0.07　mg/dL		
FDP	4.50　μg/mL	Fe	224　μg/mL		

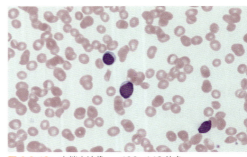

図6.2.40　末梢血液像　×400　MG染色

①臨床検査所見（表6.2.11）

　末梢血液検査では，白血球数は基準範囲内，正球性正色素性貧血，血小板数の著減を認める。貧血，血小板数減少に関しては，骨髄において白血病細胞の増殖により，造血が抑制されたことによると考えられる。

　臨床化学検査では，異常所見は認めない。

　凝固・線溶検査では，異常所見は認めない。

②末梢血液像（図6.2.40）

　細胞の大きさは中型，N/C比は90％程度，クロマチン構造繊細な芽球を14％認めた。図6.2.40に示した芽球は核小体がはっきりしない。

　その他，赤血球形態に異常は認めない。

　血小板数は著減しているためほとんど見られない。

③骨髄像1　MG染色（図6.2.41）

　細胞密度は過形成，巨核球系，赤芽球系，顆粒球系は低形成であった。細胞の大きさは中型，N/C比は90％程度，クロマチン構造繊細，一部に核小体を有する芽球をANCの95％に認めた。

④骨髄像2　MG染色（図6.2.42）

　細胞の大きさは中型，N/C比は90％程度，クロマチン構造繊細，一部に核小体を有する芽球を認めた。

　本症例では見られなかったが，核に切れ込みを認めるもの，細胞質に顆粒や空胞を有することがある。空胞が見られた場合にはBurkittリンパ腫との鑑別が重要となる。

⑤骨髄像3　MPO染色（FDA法）（図6.2.43）

　骨髄像MPO染色で芽球は陰性を示した。

　染色不良によりMPO染色が陰性を示すことがある。必ず成熟好中球が陽性であることを確認する必要がある。

⑥骨髄像4　PAS染色（図6.2.44）

　PAS染色で芽球は顆粒状または粗大顆粒状に陽性を示した。

　ALLにおけるPAS染色の意義としては，ALLのL1・2とBurkittタイプのL3との鑑別である。L1とL2ではPAS陽性になることが多いが，L3では陰性のことが多い。L1とL2およびL3では治療方法が異なるため鑑別は重要となる。

6.2 | 急性白血病（WHO分類による）

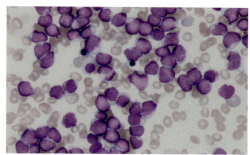

図 6.2.41　骨髄像　×400　MG染色

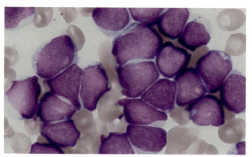

図 6.2.42　骨髄像　×1,000　MG染色

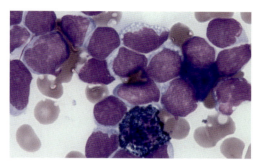

図 6.2.43　骨髄像　×1,000　MPO染色

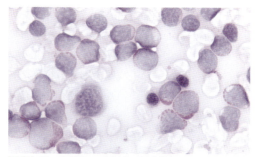

図 6.2.44　骨髄像　×1,000　PAS染色

⑦骨髄FCM検査（表6.2.12）

　細胞表面形質解析では，CD10，CD19，細胞質内CD79aのBリンパ系陽性，CD34，HLA-DRも陽性であった。また，Tリンパ系，顆粒球系マーカーは陰性を示した。

【鑑別のポイント】WHO分類のALLは，ANCの20%以上を芽球が占め，芽球のMPO染色陽性率は3%以下である。ALLにはBリンパ系とTリンパ系があり，前者は細胞表面形質解析で，芽球の形質がCD19強陽性の場合はCD10，細胞質内CD79，細胞質内CD22の1つ以上が陽性，CD19弱陽性の場合はCD10，細胞質内CD79a，細胞質内CD22の2つ以上が陽性であり，後者はCD3が表面または細胞質内陽性で診断される。また，特定の染色体異常や遺伝子異常は認めない。WHO分類第5版では，Bリンパ芽球性白血病/リンパ腫，非特定型（B-ALL/LBL, NOS）という名称になる。

表 6.2.12　骨髄FCM検査所見：血液細胞表面形質解析

	%
CD3	0.1
CD4	0.2
CD7	0.1
CD8	0.2
CD10	92.9
CD13	10.0
CD14	0.1
CD19	94.5
CD20	0.9
CD33	5.3
CD34	94.9
CD56	0.2
cCD79a	93.5
HLA-DR	94.4

用語　Bリンパ芽球性白血病/リンパ腫，非特定型（B-ALL/LBL, not otherwise specified；B-ALL/LBL, NOS）

6.2.9 混合表現型急性白血病（MPAL）

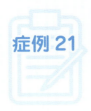

症例 21

混合表現型急性白血病（MPAL）
- ●患者　30代　女性
- ・白血球数増加，貧血，血小板数減少を認め骨髄検査が施行された。
- ・末梢血液検査所見：白血球数の著増，大球性正色素性貧血，血小板数の減少を認める（表6.2.13）。
- ・臨床化学検査所見：UA，LD，ALPの上昇を認める（表6.2.13）。
- ・末梢血液像所見：細胞の大きさは中型から大型，N/C比は70〜90％，クロマチン構造繊細，一部の細胞に核小体を有する芽球を95％認めた（図6.2.45）。
- ・骨髄像所見：末梢血液像と同様に，細胞の大きさは中型から大型，N/C比は70〜90％，クロマチン構造繊細，核小体を有する芽球をANCの90％認めた（図6.2.46，6.2.47）。
- ・骨髄特殊染色所見：骨髄像MPO染色ではほとんどの芽球が陰性であった（図6.2.48）。またエステラーゼ二重染色の非特異的エステラーゼ（α-NB）染色は陰性，特異的エステラーゼ（NASDCA）染色は一部陽性であった（図6.2.49）。
- ・骨髄FCM検査所見：細胞表面形質解析では，CD13，CD33，細胞質内MPOの骨髄系マーカー陽性，CD10，CD19，細胞質内CD79aのBリンパ系マーカー陽性，さらにCD7，CD34，HLA-DRも陽性であった（表6.2.14）。

表6.2.13　臨床検査所見

末梢血液検査		臨床化学検査			臨床化学検査		
WBC	751.9　10⁹/L	TP	7.3	g/dL	ChE	280	U/L
RBC	2.30　10¹²/L	ALB	4.5	g/dL	AMY	47	U/L
Hb	6.7　g/dL	UN	13.4	mg/dL	CRP	0.71	mg/dL
Ht	23.4　%	Cr	0.81	mg/dL	Fe	255	μg/mL
MCV	101.7　fL	UA	10.5	mg/dL	IgG	1,001	mg/dL
MCH	29.1　pg	TG	179	mg/dL	IgA	72	mg/dL
MCHC	28.6　g/dL	TC	124	mg/dL	IgM	147	mg/dL
PLT	44　10⁹/L	TB	0.4	mg/dL	eGFR	65.6	
RET	0.8　%	AST	42	U/L			
凝固・線溶検査		ALT	26	U/L			
PT-INR	1.04	LD	1,056	U/L			
APTT	29.7　秒	ALP	348	U/L			
FDP	6.50　μg/mL	γGT	64	U/L			

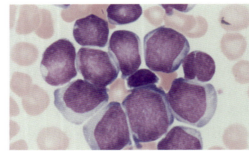

図6.2.45　末梢血液像　×1,000　MG染色

①**臨床検査所見**（表6.2.13）
末梢血液検査では，白血球数の著増，大球性正色素性貧血，血小板数の減少を認める。
臨床化学検査では，UA，LD，ALPの上昇を認める。

②**末梢血液像**（図6.2.45）
細胞の大きさは中型から大型，N/C比は70〜90％，クロマチン構造繊細，一部の細胞に核小体を1個〜数個有する芽球を95％認めた。

③**骨髄像1　MG染色**（図6.2.46）
細胞密度は過形成，顆粒球系，赤芽球系，巨核球系は低形成であった。細胞の大きさは中型から大型，N/C比は70〜90％，クロマチン構造繊細，核小体を1個〜数個有する芽球をANCの90％認めた。

④**骨髄像2　MG染色**（図6.2.47）
細胞の大きさは中型から大型，N/C比は70〜90％，クロマチン構造繊細，核小体を1個〜数個有する芽球をANCの90％認めた。

⑤**骨髄像3　MPO染色（FDA法）**（図6.2.48）
芽球はMPO染色陰性を示した。

⑥**骨髄像4　エステラーゼ二重染色**（図6.2.49）
単球系を染色する非特異的エステラーゼ（α-NB）染色と顆粒球系を染色する特異的エステラーゼ（NASDCA）染色を行った。単球系細胞は茶褐色に染色され，顆粒球系，とくに成熟した好中球は青緑色に染色される。芽球は非特異的エステラーゼ，特異的エステラーゼ陰性であった。

用語　混合表現型急性白血病（mixed phenotype acute leukemia；MPAL）

6.2 急性白血病（WHO分類による）

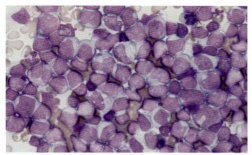

図6.2.46　骨髄像　×400　MG染色

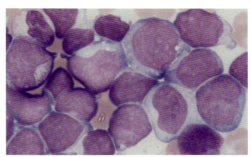

図6.2.47　骨髄像　×1,000　MG染色

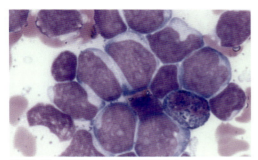

図6.2.48　骨髄像　×1,000　MPO染色

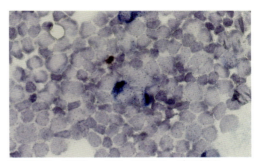

図6.2.49　骨髄像　×400　エステラーゼ二重染色

表6.2.14　骨髄FCM検査所見：血液細胞表面形質解析

	%
CD3	1.1
CD7	0.9
CD10	56.0
CD13	86.0
CD14	6.2
CD19	87.2
CD20	13.6
CD33	84.1
CD34	79.2
CD117	3.9
HLA-DR	90.6
cMPO	79.1
cCD3	1.6
cCD79a	74.8

表6.2.15　WHO分類第5版にもとづくMPAL診断のための系統判定基準

系統		判定
B細胞系	CD19強陽性	以下の3抗原のうち1つ以上が強陽性を示す CD10，CyCD22，CyCD79a
	CD19弱陽性	以下の3抗原のうち2つ以上が強陽性を示す CD10，CyCD22，CyCD79a
T細胞系	CD3陽性 （細胞質内あるいは細胞表面）	FCM：発現強度が一部で成熟T細胞の50%を超える
		免疫細胞化学：非δ鎖試薬で陽性を示す
顆粒球系	MPO陽性	FCM：発現強度が一部で成熟好中球の50%を超える
	単球系分化抗原陽性	以下の2項目以上が陽性 非特異的EST，CD11c，CD14，CD64，リゾチーム

(WHO Classification of Tumours, 5th edition, Vol.11 Haematolymphoid Tumours, 2024；203より)

⑦**骨髄FCM検査**（表6.2.14）

　細胞表面形質解析では，芽球の形質はCD13，CD33，細胞質内MPOの骨髄系マーカー陽性，CD10，CD19，細胞質内79aのBリンパ系マーカーが陽性，CD3，CD7，細胞質内CD3のTリンパ系マーカーは陰性であった。またCD34，HLA-DRも陽性であった。以上のことより芽球の形質は骨髄球系とBリンパ系の形質が同時に発現した混合表現型急性白血病と考えられる。

【**鑑別のポイント**】MPALは2系統以上の分化傾向を示す急性白血病である。診断においては表6.2.15に示した各系統に該当する形質を2系統以上に認めた場合に診断される。

6.2.10 一過性骨髄異常増殖症 (TAM)

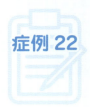

症例 22

一過性骨髄異常増殖症 (TAM)

● 患者　0歳　男児
- 白血球数著増を認め骨髄検査が施行された。
- 末梢血液検査所見：白血球数の著増，正球性正色素性貧血を認める（表 6.2.16）。
- 臨床化学検査所見：LD，CRP の上昇を認める（表 6.2.16）。
- 末梢血液像所見：細胞の大きさは中型から大型，N/C 比は 70〜90％，細胞質は好塩基性，クロマチン構造繊細，核小体を有する芽球を 92％認めた（図 6.2.50）。
- 骨髄像所見：細胞の大きさは中型から大型，N/C 比は 70〜90％，細胞質は好塩基性，クロマチン構造繊細，核小体を有する芽球を 80％程度認めた。また，微小巨核球が見られた（図 6.2.51〜6.2.53）。
- 骨髄特殊染色所見：骨髄像 MPO 染色では芽球は陰性を示した（図 6.2.54）。
- 骨髄 FCM 検査所見：細胞表面形質解析では，CD33，CD117 の骨髄系マーカー陽性，CD41a，CD61 の巨核球系マーカー陽性，CD7，CD34，CD56，HLA-DR も陽性であった（表 6.2.17）。

表 6.2.16　臨床検査所見

末梢血液検査			臨床化学検査		
WBC	166.1	10^9/L	TP	3.5	g/dL
RBC	2.89	10^{12}/L	ALB	2.1	g/dL
Hb	9.5	g/dL	UN	9.2	mg/dL
Ht	28.2	%	Cr	0.55	mg/dL
MCV	97.6	fL	UA	3.4	mg/dL
MCH	32.9	pg	TB	6.4	mg/dL
MCHC	33.7	g/dL	AST	25	U/L
PLT	275	10^9/L	ALT	6	U/L
凝固・線溶検査			LD	1,878	U/L
PT-INR	1.77		ALP	409	U/L
APTT	54.9	秒	CK	49	U/L
FDP	3.10	μg/mL	CRP	1.18	mg/dL
			IgG	465	mg/dL
			IgA	42	mg/dL
			IgM	44	mg/dL

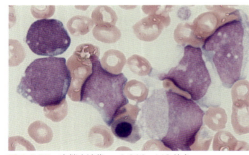

図 6.2.50　末梢血液像　×1,000　MG 染色

①臨床検査所見（表 6.2.16）

末梢血液検査では，白血球数の著増，正球性正色素性貧血を認める。本疾患では，白血球数が著増することが多い。

臨床化学検査では，LD，CRP の上昇を認める。

凝固・線溶検査では，PT-INR 上昇，APTT の延長が見られた。

②末梢血液像（図 6.2.50）

細胞の大きさは中型から大型，N/C 比は 70〜90％，細胞質は好塩基性，クロマチン構造繊細，核小体を有する芽球を 92％認めた。また，微小巨核球が見られた。

本疾患での芽球は髄外で増加しているため，末梢血液の芽球比率は骨髄より高いことが多い。好酸球の増加する例を多く経験する。

③骨髄像1　MG 染色（図 6.2.51）

細胞密度は過形成である。顆粒球系，赤芽球系は白血病細胞増加のため，造血が抑制され低形成である。巨核球系は正形成で微小巨核球が目立つ。

細胞の大きさは中型から大型，N/C 比は 70〜90％，細胞質は好塩基性，クロマチン構造繊細，核小体を有する芽球を 80％程度認めた。

④骨髄像2　MG 染色（図 6.2.52）

細胞の大きさは中型から大型，N/C 比は 70〜90％，細胞質は好塩基性，クロマチン構造繊細，核小体を有する芽球が増加している。基本的には急性巨核芽球性白血病と同様である。細胞質は好塩基性で，突起状の bleb や偽足が見られることがある。

⑤骨髄像3　MG 染色（図 6.2.53）

細胞の大きさは中型から大型，N/C 比は 70〜90％，細胞質は好塩基性，クロマチン構造繊細，核小体を有する芽球が増加している。図 6.2.53 の中心に微小巨核球が見

用語　一過性骨髄異常増殖症（transient abnormal myelopoiesis；TAM）

6.2 急性白血病（WHO分類による）

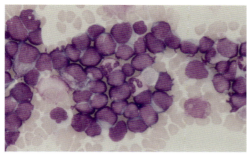

図6.2.51　骨髄像　×400　MG染色

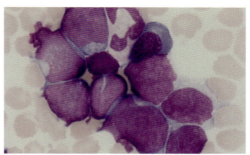

図6.2.52　骨髄像　×1,000　MG染色

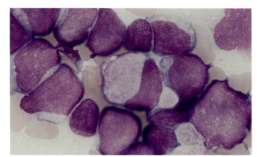

図6.2.53　骨髄像　×1,000　MG染色

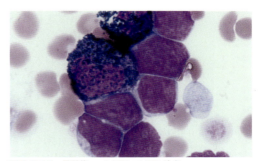

図6.2.54　骨髄像　×1,000　MPO染色

られる。本疾患では，末梢血液，骨髄で微小巨核球が見られることが多い。

⑥骨髄像4　MPO染色（FDA法）（図6.2.54）

骨髄像MPO染色では芽球は陰性を示した。

本疾患では，MPO，ズダン黒B（脂肪）染色で陽性率は3％未満である。また，PAS染色，ACP染色，非特異的エステラーゼ染色が陽性になることがある。

⑦骨髄FCM検査（表6.2.17）

細胞表面形質解析では，CD33，CD117の骨髄系マーカー陽性，CD41a，CD61の巨核球系マーカー陽性，CD7，CD34，CD56，HLA-DRも陽性であった。以上のことより芽球の形質は巨核球系と考えられる。

本疾患では，CD36，CD41a，CD42b，CD61の血小板関連抗原が陽性になることが多く，とくにCD41a，CD61が鑑別に有用である。

【鑑別のポイント】TAMは，ダウン症候群の新生児の末梢血や肝臓などで巨核芽球が増加し，急性巨核芽球性白血病と同様の血液像を呈する。その後，数週間から3カ月で自然治癒する病態である。

表6.2.17　骨髄FCM検査所見：血液細胞表面形質解析

	%
CD3	0.5
CD7	78.4
CD10	0.4
CD13	17.0
CD14	0.6
CD19	0.4
CD20	0.5
CD33	78.0
CD34	97.3
CD41a	38.6
CD56	82.0
CD61	68.6
CD117	89.7
HLA-DR	30.4

6.2.11 骨髄異形成関連の急性骨髄性白血病（AML-MR）

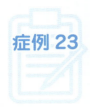

症例 23

骨髄異形成関連の急性骨髄性白血病（AML-MR）

● 患者　60代　男性

- 白血球数増加，貧血を認め骨髄検査が施行された。
- 末梢血液検査所見：白血球数の増加，正球性正色素性貧血を認める（表6.2.18）。
- 臨床化学検査所見：LDの上昇を認める（表6.2.18）。
- 末梢血液像所見：細胞の大きさは中型から大型，N/C比は70〜90％，クロマチン構造繊細，一部の細胞に核小体を有する芽球を48％認めた。また好中球に脱顆粒，偽Pelger-Huët核異常が見られた。その他，巨大血小板も認められた（図6.2.55）。
- 骨髄像所見：細胞の大きさは中型から大型，N/C比は70〜90％，クロマチン構造繊細，核小体を有する芽球をANCの36％に認めた。顆粒球系に脱顆粒，偽Pelger-Huët核異常，赤芽球系に核形不整，巨赤芽球様変化，巨核球系に非分葉核巨核球の異形成を認めた（図6.2.56〜6.2.59）。
- 骨髄特殊染色所見：骨髄像MPO染色では半数の芽球が陽性であった（図6.2.60）。
- 骨髄FCM検査所見：細胞表面形質解析では，CD13，CD33の骨髄系マーカー陽性，CD34，HLA-DRも陽性であった（表6.2.19）。

表6.2.18 臨床検査所見

末梢血液検査			臨床化学検査			臨床化学検査		
WBC	59.2	10^9/L	TP	6.8	g/dL	CK	126	U/L
RBC	2.70	10^{12}/L	ALB	3.1	g/dL	CRP	19.38	mg/dL
Hb	6.6	g/dL	UN	26.6	mg/dL	Fe	50	μg/mL
Ht	22.5	%	Cr	0.85	mg/dL	IgG	1,287	mg/dL
MCV	83.3	fL	UA	5.9	mg/dL	IgA	455	mg/dL
MCH	24.4	pg	TG	184	mg/dL	IgM	46	mg/dL
MCHC	29.3	g/dL	TC	86	mg/dL	eGFR	65.6	
PLT	220	10^9/L	TB	0.8	mg/dL			
RET	3.0	%	AST	17	U/L			
凝固・線溶検査			ALT	10	U/L			
PT-INR	1.40		LD	368	U/L			
APTT	27.8	秒	ALP	132	U/L			
FDP	10.30	μg/mL	γGT	18	U/L			

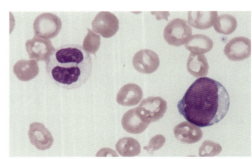

図6.2.55　末梢血液像　×1,000　MG染色

①**臨床検査所見**（表6.2.18）

末梢血液検査では，白血球数増加，正球性正色素性貧血を認める。

臨床化学検査では，LDの上昇を認める。

②**末梢血液像**（図6.2.55）

細胞の大きさは中型から大型，N/C比は70〜90％，クロマチン構造繊細，一部の細胞に核小体を有する芽球を48％認めた。また好中球に脱顆粒，偽Pelger-Huët核異常が見られた。その他，巨大血小板も認められた。

③**骨髄像1　MG染色**（図6.2.56）

細胞密度は過形成である。細胞の大きさは中型から大型，N/C比は70〜90％，クロマチン構造繊細，核小体を有する芽球をANCの36％に認めた。顆粒球系は過形成で脱顆粒，偽Pelger-Huët核異常を認めた。赤芽球系は正形成で核形不整，巨赤芽球様変化が見られた。また，巨核球系は過形成で非分葉核巨核球を認めた。各系統半数以上に異形成を認めた。

④**骨髄像2　MG染色**（図6.2.57）

細胞の大きさは30〜60μm，N/C比は30〜60％，非分葉核巨核球を3個認める。

⑤**骨髄像3　MG染色**（図6.2.58）

細胞の大きさは中型から大型，N/C比は60〜80％，細胞質は好塩基性，クロマチン構造繊細，核小体を有する芽球を36％認めた。また脱顆粒を伴った偽Pelger-Huët核異常が見られる好中球を認める。

⑥**骨髄像4　MG染色**（図6.2.59）

赤芽球系に巨赤芽球様変化を認める。その他，核辺縁不整を有する赤芽球も見られた。

⑦**骨髄像5　MPO染色（FDA法）**（図6.2.60）

MPO染色では半数の芽球が陽性であった。

用語　骨髄異形成関連の急性骨髄性白血病（acute myeloid leukemia myelodysplasia-related；AML-MR）

6.2 | 急性白血病（WHO分類による）

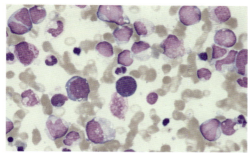

図 6.2.56　骨髄像　×400　MG染色

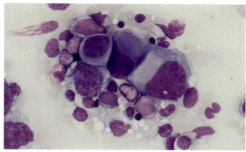

図 6.2.57　骨髄像　×400　MG染色

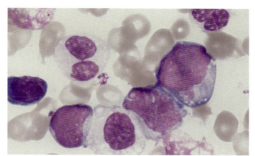

図 6.2.58　骨髄像　×1,000　MG染色

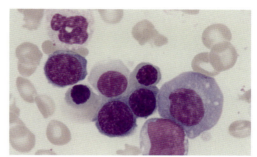

図 6.2.59　骨髄像　×1,000　MG染色

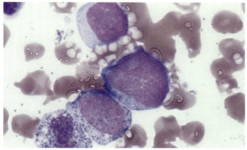

図 6.2.60　骨髄像　×1,000　MPO染色

表 6.2.19　骨髄FCM検査所見：血液細胞表面形質解析

	%
CD3	9.6
CD4	4.6
CD7	38.7
CD8	5.2
CD10	2.0
CD13	30.6
CD14	6.7
CD19	6.2
CD20	5.8
CD33	35.4
CD34	37.0
CD56	10.2
CD117	17.5
HLA-DR	45.5

【鑑別のポイント】AML-MRは，末梢血または骨髄の芽球比率が20％以上で，MDSあるいはMDS/MPNから移行したもの，なかには初めから診断される症例もあり，MDSに特徴的な染色体異常を有する白血病である。WHO分類第4版からの変更点としては，形態的な異形成のみで診断されなくなったこと，染色体異常が更新されたこと，診断に必要な8遺伝子の体細胞変異が定義されたことがあげられる。TP53両アレル不活化変異はAML-MRで頻度が高い異常であり，複雑核型異常と強い関連があるとされる。

6.2.12　*RUNX1::RUNX1T1* 融合遺伝子を伴う急性骨髄性白血病

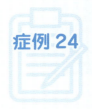

症例 24

***RUNX1::RUNX1T1* 融合遺伝子を伴う急性骨髄性白血病**

● 患者　30代　男性

- 血小板数の減少を認め骨髄検査が施行された。
- 末梢血液検査所見：血小板数の減少を認める（表 6.2.20）。
- 臨床化学検査所見：LD と UA の上昇を認める（表 6.2.20）。
- 末梢血液像所見：細胞の大きさは中型から大型，N/C 比は 30〜90％，クロマチン構造繊細，一部の細胞に核小体を有する芽球を 20％認めた（図 6.2.61）。
- 骨髄像所見：細胞密度は過形成，巨核球は低形成であった。赤芽球は低形成で異形成は認めなかった。芽球の大きさは中型から大型，N/C 比は 30〜95％と細胞質の広いものもあり，クロマチン構造繊細，核小体を有する芽球を ANC の 40％に認めた。また一部の芽球にアウエル小体が見られた（図 6.2.62，6.2.63）。
- 骨髄特殊染色所見：骨髄像 MPO 染色では芽球は陽性であった（図 6.2.64）。またエステラーゼ二重染色の非特異的エステラーゼ（α-NB）染色陽性細胞は 20％以下，特異的エステラーゼ（NASDCA）染色陽性細胞は約 60％認めた（図 6.2.65）。
- 骨髄 FCM 検査所見：細胞表面形質解析では，CD13，CD33，CD117 の骨髄系マーカー陽性，CD34，HLA-DR も陽性，CD19 の B リンパ系マーカー陽性，CD56 の NK マーカー陽性であった（表 6.2.21）。
- 染色体・遺伝子検査所見：t(8;21)(q22;22) を認め，遺伝子検査では，*RUNX1::RUNX1T1* 融合遺伝子が検出された。

表 6.2.20　臨床検査所見

末梢血液検査			臨床化学検査		
WBC	5.8	10^9/L	TP	7.7	g/dL
RBC	4.08	10^{12}/L	ALB	4.7	g/dL
Hb	12.3	g/dL	UN	8.8	mg/dL
Ht	37.4	％	Cr	0.71	mg/dL
MCV	91.7	fL	UA	4.3	mg/dL
MCH	30.1	pg	GLU	97	mg/dL
MCHC	32.9	g/dL	TG	136	mg/dL
PLT	74	10^9/L	TB	0.6	mg/dL
RET	1.1	％	AST	30	U/L
出血・凝固検査			ALT	40	U/L
PT-INR	0.85		LD	365	U/L
APTT	25.6	秒	ALP	266	U/L
FDP	1.10	μg/mL	AMY	82	U/L
			CK	155	U/L
			CRP	0.14	mg/dL
			eGFR	100.1	

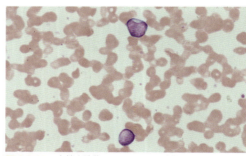

図 6.2.61　末梢血液像　×400　MG 染色

① 臨床検査所見（表 6.2.20）

　末梢血液検査では，血小板数の減少を認める。白血球数は基準範囲内，ヘモグロビン濃度はやや低下している。

　臨床化学検査では，LD と UA の上昇を認める。

② 末梢血液像（図 6.2.61）

　細胞の大きさは中型から大型，N/C 比は 30〜90％，クロマチン構造繊細，一部の細胞に核小体を有する芽球を 20％認めた。また好中球に偽 Pelger-Huët 核異常を認めた。血小板の形態異常は認めなかった。

③ 骨髄像 1　MG 染色（図 6.2.62）

　細胞密度は過形成，巨核球は低形成であった。赤芽球は低形成で異形成は認めなかった。芽球の大きさは中型から大型，N/C 比は 30〜95％と細胞質の広いものもあり，クロマチン構造繊細，核小体を有し一部に核形不整の芽球を ANC の 40％に認めた。また，好中球に偽 Pelger-Huët 核異常，脱顆粒好中球が見られた。その他，好酸球の増加が見られたが，異常顆粒は認めなかった。

用語　ナチュラルキラー（natural killer；NK）

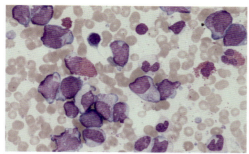

図 6.2.62　骨髄像　×400　MG 染色

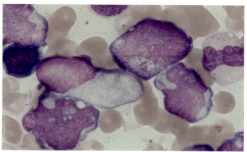

図 6.2.63　骨髄像　×1,000　MG 染色

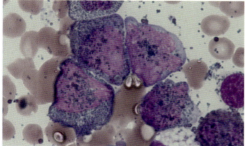

図 6.2.64　骨髄像　×1,000　MPO 染色

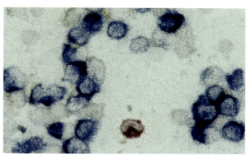

図 6.2.65　骨髄像　×400　エステラーゼ二重染色

④骨髄像2　MG 染色（図6.2.63）

　芽球の大きさは中型から大型，N/C 比は 30〜95% と細胞質の広いものもあり，クロマチン構造繊細，核小体を有し一部に核形不整の芽球を ANC の 40% に認めた。一部の芽球にアウエル小体が見られる。

⑤骨髄像3　MPO 染色（FDA 法）（図6.2.64）

　陽性では青色に染色される。芽球が 30%（WHO 分類では 20%）以上で，芽球中の MPO 陽性率が 3% 以上では急性白血病となる。本症例ではほとんどの芽球が陽性である。

⑥骨髄像4　エステラーゼ二重染色（図6.2.65）

　単球系細胞を証明する非特異的エステラーゼ（α-NB）染色陽性細胞は 20% 以下で，単球系が否定された。顆粒球系細胞を証明する特異的エステラーゼ（NASDCA）染色陽性細胞は約 60% 認めた。

⑦骨髄 FCM 検査（表6.2.21）

　細胞表面形質解析では，芽球の形質は CD13，CD33，CD117 の骨髄系マーカー陽性であった。また，CD34，HLA-DR も陽性であった。その他，T リンパ系マーカーの CD3，CD4，CD8 は陰性，B リンパ系マーカーの CD10，CD20 は陰性であったが CD19 は陽性，NK マーカーの CD56 も陽性であった。単球系マーカーの CD14 は陰性で

表 6.2.21　骨髄 FCM 検査所見：血液細胞表面形質解析

	%
CD3	14.8
CD4	7.1
CD7	17
CD8	9.2
CD10	0
CD13	53
CD14	0.8
CD19	49.5
CD20	4.1
CD33	60.9
CD34	45.7
CD56	27.3
CD117	34.6
HLA-DR	63.9

あった。以上のことより芽球の形質は骨髄球系と考えられる。

【鑑別のポイント】本疾患は *RUNX1::RUNX1T1* 融合遺伝子の異常を認め診断される。形態的特徴は芽球の MPO 染色陽性率が 3% 以上となることである。芽球にはアズール顆粒やアウエル小体を認めることがある。また（8;21）染色体転座が認められる。

6.2.13　*PML::RARA* 融合遺伝子を伴う急性前骨髄球性白血病

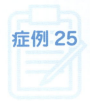

症例 25

PML::RARA 融合遺伝子を伴う急性前骨髄球性白血病

- 患者　50代　男性
- 汎血球減少を認め骨髄検査が施行された。
- 末梢血液検査所見：汎血球減少を認める（表6.2.22）。
- 臨床化学検査所見：ALP，CRPの上昇を認める（表6.2.22）。
- 凝固・線溶検査所見：FDPの上昇を認める（表6.2.22）。
- 末梢血液像所見：細胞の大きさは大型，N/C比は60％程度，クロマチン構造繊細，一部にファゴットを有する異常前骨髄球を60％認めた（図6.2.66）。
- 骨髄像所見：細胞密度は過形成，巨核球は低形成であった。赤芽球系は低形成で異形成は認めなかった。細胞の大きさが大型，N/C比は40〜90％，クロマチン構造繊細，ファゴットを有する異常前骨髄球をANCの90％に認めた（図6.2.67，6.2.68）。
- 骨髄特殊染色所見：骨髄像MPO染色では異常前骨髄球は強陽性であった（図6.2.69）。またエステラーゼ二重染色の非特異的エステラーゼ（α-NB）染色は陰性，特異的エステラーゼ（NASDCA）染色は一部陽性であった（図6.2.70）。
- 染色体・遺伝子検査所見：t(15;17)(q22;q12)，遺伝子検査では*PML::RARA*融合遺伝子が検出された。

表6.2.22　臨床検査所見

末梢血液検査			臨床化学検査		
WBC	1.4	10^9/L	TP	7.4	g/dL
RBC	2.90	10^{12}/L	ALB	4.2	g/dL
Hb	8.7	g/dL	UN	14.0	mg/dL
Ht	24.6	%	Cr	0.79	mg/dL
MCV	84.8	fL	UA	3.7	mg/dL
MCH	30.0	pg	TB	1.0	mg/dL
MCHC	35.4	g/dL	AST	19	U/L
PLT	19	10^9/L	ALT	20	U/L
RET	1.0	%	LD	191	U/L
凝固・線溶検査			ALP	353	U/L
PT-INR	1.27		γGT	67	U/L
APTT	28.8	秒	ChE	373	U/L
FDP	294.60	μg/mL	AMY	43	U/L
			CK	84	U/L
			CRP	6.32	mg/dL
			eGFR	78.7	

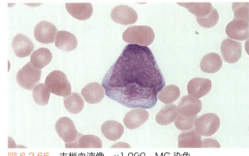

図6.2.66　末梢血液像　×1,000　MG染色

①臨床検査所見（表6.2.22）

末梢血液検査では，汎血球減少を認める。汎血球減少を認めた場合には，再生不良性貧血，骨髄異形成腫瘍，急性前骨髄球性白血病（APL）が疑われる。そのなかでもAPLは必ず疑う。

臨床化学検査では，ALP，CRPの上昇を認める。

凝固・線溶検査では，FDPの上昇を認める。急性前骨髄球性白血病では，線溶系優位の播種性血管内凝固（DIC）をきたしていることが多い。

②末梢血液像（図6.2.66）

細胞の大きさは大型，N/C比は60％程度，クロマチン構造繊細，一部にファゴットを有する異常前骨髄球を60％認めた。

その他，赤血球形態に異常は認めない。

血小板数は著減しているためほとんど見られない。

③骨髄像1　MG染色（図6.2.67）

細胞密度は過形成，巨核球は低形成であった。赤芽球系は低形成で異形成は認めなかった。細胞の大きさは大型，N/C比は40〜90％，クロマチン構造繊細，一部にファゴットを有する異常前骨髄球をANCの90％に認めた。

④骨髄像2　MG染色（図6.2.68）

細胞の大きさは大型，N/C比は40〜90％，クロマチン構造繊細，細胞質に粗大なアズール顆粒，多数のアウエル

用語　急性前骨髄球性白血病（acute promyelocytic leukemia；APL），播種性血管内凝固（disseminated intravascular coagulation；DIC）

6.2 | 急性白血病（WHO分類による）

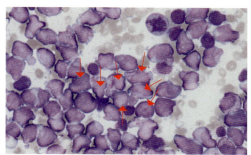

図6.2.67　骨髄像　×400　MG染色

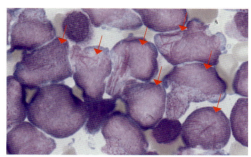

図6.2.68　骨髄像　×1,000　MG染色

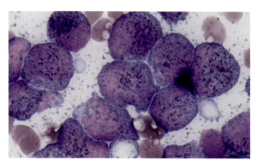

図6.2.69　骨髄像　×1,000　MPO染色

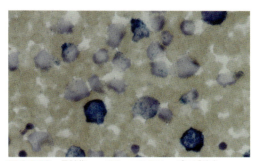

図6.2.70　骨髄像　×400　エステラーゼ二重染色

小体を有するファゴットが見られる異常前骨髄球をANCの90％に認めた。

⑤**骨髄像3　MPO染色（FDA法）**（図6.2.69）

骨髄像MPO染色では異常前骨髄球は強陽性であった。

⑥**骨髄像4　エステラーゼ二重染色**（図6.2.70）

エステラーゼ染色の非特異的エステラーゼ（α-NB）染色は陰性，特異的エステラーゼ（NASDCA）染色は一部陽性であった。

【鑑別のポイント】本疾患は*PML::RARA*融合遺伝子の遺伝子異常を認め診断される。ANCに異常前骨髄球が増加する白血病である。異常前骨髄球は，粗大なアズール顆粒を多数認め，亜鈴（ダンベル）状の核形を示し，ファゴット（アウエル小体の束を有する細胞）を認める。また，異常前骨髄球のMPO染色は強陽性を示す。(15;17)(q22;q12)の染色体転座が見られることが多い。またDIC（播種性血管内凝固）を合併することが多く，早期発見が重要である。

検査室ノート　APL発見のポイント！

- 汎血球減少が見られたときは必ず疑う。
- フィブリノゲンの低下，FDPの上昇が見られた場合はさらに注意して鏡検する。
- 鏡検は複数人で行うと見逃しが少なくなる。
- 単球系細胞と紛らわしいときはMPO染色を行う。APL細胞は強陽性，単球系細胞は弱陽性である。

6.2.14 *CBFB::MYH11* 融合遺伝子を伴う急性骨髄性白血病

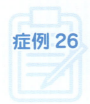

症例 26

CBFB::MYH11 融合遺伝子を伴う急性骨髄性白血病
- ●患者　60代　女性
- ・白血球数増加を認め骨髄検査が施行された。
- ・末梢血液検査所見：白血球数の増加，正球性正色素性貧血，血小板数の著減を認める（表6.2.23）。
- ・臨床化学検査所見：LD，ALPの上昇を認める（表6.2.23）。
- ・末梢血液像所見：細胞の大きさは中型から大型，N/C比は60〜90％，クロマチン構造繊細な芽球を33％認めた。その他，単球を42％認めた（図6.2.71）。
- ・骨髄像所見：細胞密度は過形成，巨核球系，赤芽球系は低形成で異形成は認めなかった。N/C比は60〜90％，クロマチン構造繊細，核小体を有する芽球をANCの35％認めた。また，単球系細胞が30％程度見られた。その他，異常好酸球も認める（図6.2.72，6.2.73）。
- ・骨髄特殊染色所見：骨髄像MPO染色では芽球が陽性であった（図6.2.74）。またエステラーゼ二重染色の非特異的エステラーゼ（α-NB）染色は30％程度陽性，特異的エステラーゼ（NASDCA）染色は20％程度陽性であった（図6.2.75）。非特異的エステラーゼ染色陽性細胞は，フッ化ナトリウム（NaF）により阻害された（図6.2.76）。
- ・染色体・遺伝子検査所見：16番染色体の逆位である inv(16)(p13;q22) を認め，遺伝子検査では *CBFB::MYH11* 融合遺伝子が検出された。

表6.2.23　臨床検査所見

末梢血液検査		臨床化学検査		臨床化学検査	
WBC	68.7 10^9/L	TP	6.8 g/dL	CRP	0.08 mg/dL
RBC	1.61 10^{12}/L	ALB	4.1 g/dL	Fe	100 μg/mL
Hb	4.9 g/dL	UN	8.6 mg/dL	IgG	1,042 mg/dL
Ht	16.0 %	Cr	0.30 mg/dL	IgA	82 mg/dL
MCV	99.4 fL	UA	6.0 mg/dL	IgM	205 mg/dL
MCH	30.4 pg	TB	0.3 mg/dL	eGFR	432.5
MCHC	30.6 g/dL	AST	14 U/L	フェリチン	191 mg/dL
PLT	23 10^9/L	ALT	4 U/L		
RET	1.7 %	LD	575 U/L		
凝固・線溶検査		ALP	321 U/L		
PT-INR	1.16	γGT	14 U/L		
APTT	25.8 秒	AMY	174 U/L		
FDP	5.40 μg/mL	CK	65 U/L		

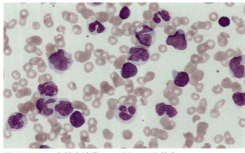

図6.2.71　末梢血液像　×400　MG染色

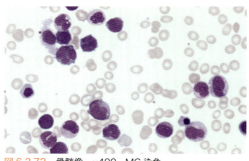

図6.2.72　骨髄像　×400　MG染色

①臨床検査所見（表6.2.23）

末梢血液検査では，白血球数の増加，正球性正色素性貧血，血小板数の著減を認める。

臨床化学検査では，LD，ALPの上昇を認める。その他，とくに異常所見は認めない。

凝固・線溶検査では，PT-INR，APTTに異常は認めない。FDPがやや上昇している。

②末梢血液像（図6.2.71）

細胞の大きさは中型から大型，N/C比は60〜90％，クロマチン構造繊細，核小体を有し，核形不整な芽球を33％認めた。また，単球が42％と増加が見られた。

その他，成熟好中球を認めるが明らかな異形成は認めない。

③骨髄像1　MG染色（図6.2.72）

細胞密度は過形成，巨核球系，赤芽球系は低形成で異形成は認めなかった。N/C比は60〜90％，クロマチン構造繊細，核小体を有し核形不整な芽球をANCの35％認めた。また，単球系細胞が30％程度見られた。

④骨髄像2　MG染色（図6.2.73）

N/C比は60〜90％，クロマチン構造繊細，核小体を数個有し，核形不整な芽球が見られる。また，好酸性の顆

6.2 | 急性白血病（WHO分類による）

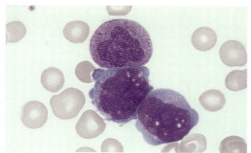

図6.2.73　骨髄像　×1,000　MG染色

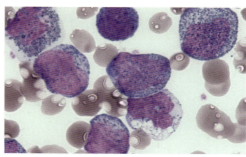

図6.2.74　骨髄像　×1,000　MPO染色

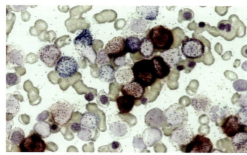

図6.2.75　骨髄像　×400　エステラーゼ二重染色

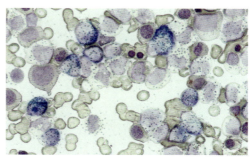

図6.2.76　骨髄像　×400　エステラーゼ二重染色フッ化ナトリウム阻害試験

粒のほかに暗紫色に異染性[*6]を示す顆粒を有する異常好酸球が見られる。

> **参考情報**
> ＊6　**異染性**：染色を行ったときに色素の本来の色と異なった色調を示すことをいう。好酸球は染色液中のエオシンと反応し通常は橙色の色調を示す。本症例では，一部の好酸球が暗紫色に染色された顆粒を有するのも特徴の1つである。

⑤**骨髄像3　MPO染色（FDA法）**（図6.2.74）

芽球はMPO陽性である。また，弱陽性に染色された細胞は単球系細胞と思われる。好酸球も陽性を示した。

⑥**骨髄像4　エステラーゼ二重染色**（図6.2.75）

単球系細胞を証明する非特異的エステラーゼ（α-NB）染色は30％程度茶褐色に陽性，顆粒球系細胞を証明する特異的エステラーゼ（NASDCA）染色は20％程度青色に陽性であった。

⑦**骨髄像5　エステラーゼ二重染色フッ化ナトリウム阻害試験**（図6.2.76）

非特異的エステラーゼ染色で茶褐色に陽性であった細胞は，フッ化ナトリウムにより阻害されると単球系の細胞であることが確認できる。したがって単球系の増加が証明された。

【**鑑別のポイント**】本疾患は*CBFB::MYH11*融合遺伝子の遺伝子異常を認めると診断される。ANCの20％以上を骨髄芽球が占め，芽球のMPO染色陽性率は3％以上である。さらに顆粒球系および単球系細胞がそれぞれ20％以上，赤芽球系細胞が50％未満，異常顆粒を有する好酸球が5％以上認められるとされている。また，染色体検査で，inv(16)(p13;q22)の核型異常が認められる。

［常名政弘］

6.2.15　*BCR::ABL1* 融合遺伝子を伴う B リンパ芽球性白血病 / リンパ腫

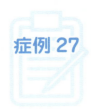

症例 27

***BCR::ABL1* 融合遺伝子を伴う B リンパ芽球性白血病 / リンパ腫**

● 患者　10 代　男性

- 白血球数の著明な増加，貧血，血小板数の減少を認めたため骨髄検査が施行された。
- 末梢血液検査所見：白血球数増加，正球性貧血，血小板数の減少が認められる（表 6.2.24）。
- 臨床化学検査所見：LD の上昇を認める（表 6.2.24）。
- 末梢血液像所見：芽球が目立つ。大きさは小型〜中型，N/C 比は 80% 以上，核クロマチン構造繊細〜やや粗剛，核小体は明瞭〜不明瞭であった（図 6.2.77, 6.2.78）。
- 骨髄像所見：細胞密度は過形成で芽球が多くを占める。巨核球は少なく末梢血中の血小板数低値と一致する。3 系統に明らかな異形成は認めない（図 6.2.79〜6.2.81）。
- 骨髄 FCM 検査所見：細胞表面形質解析では CD10, CD13, CD33, CD19, CD22, CD34, 細胞内は CD79a, TdT 陽性であった（表 6.2.25）。
- 染色体・遺伝子検査所見：46,XY,t(9;22)(q34;q11.2) を 20 細胞中 19 細胞に認めた。また，遺伝子検査において minor*BCR::ABL1* 融合遺伝子が検出された。

表 6.2.24　臨床検査所見

末梢血液検査			臨床化学検査			臨床化学検査		
WBC	401.0	10^9/L	TP	6	g/dL	IgG	1,033	mg/dL
RBC	2.27	10^{12}/L	ALB	3.6	g/dL	IgA	114	mg/dL
Hb	6.5	g/dL	UN	11	mg/dL	IgM	85	mg/dL
Ht	21.4	%	Cr	0.33	mg/dL			
MCV	94.3	fL	UA	0.5	mg/dL			
MCH	28.6	pg	GLU	98	mg/dL			
MCHC	30.4	g/dL	TB	0.3	mg/dL			
PLT	63	10^9/L	AST	28	U/L			
凝固・線溶検査			ALT	13	U/L			
PT-INR	1.09		LD	1,161	U/L			
APTT	25.1	秒	ALP	297	U/L			
FDP	17.00	μg/mL	CRP	0.03	mg/dL			

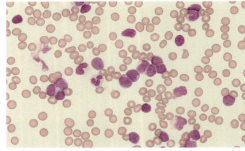

図 6.2.77　末梢血液像　×400　MG 染色

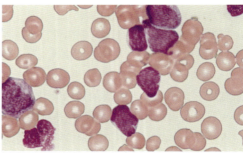

図 6.2.78　末梢血液像　×1,000　MG 染色

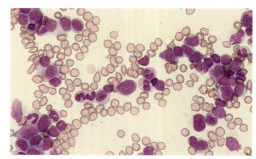

図 6.2.79　骨髄像　×400　MG 染色

① **臨床検査所見（表 6.2.24）**

末梢血液検査では，白血球数の著明な増加（401×10^9/L），正球性貧血（Hb 6.5g/dL, MCV 94.3fL），血小板数の減少（63×10^9/L）を認めた。

臨床化学検査では LD の上昇（1,161U/L）を認めた。

凝固・線溶検査では FDP の上昇を認めた。

② **末梢血液像（図 6.2.77, 6.2.78）**

芽球が目立ち，細胞の大きさは小型から中型，N/C 比は 80% 以上，核クロマチン構造繊細で核小体明瞭，一部核に湾入など異型を認める。細胞質は淡青色調を呈し，細胞質辺縁は比較的整であった。

③ **骨髄像　MG 染色（図 6.2.79〜6.2.81）**

芽球が非常に目立つ。細胞の大きさは中型から大型，N/C 比は 80% 以上，核クロマチン構造繊細で核小体明瞭，核に湾入など異型を認めた。細胞質は淡青色調で細胞質辺縁は不整を伴うものが一部観察された。

④ **骨髄 FCM 検査（表 6.2.25）**

細胞表面形質解析では骨髄系マーカー CD13, CD33 に加

6.2 | 急性白血病（WHO分類による）

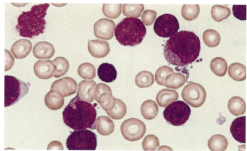

図 6.2.80　骨髄像　×1,000　MG染色

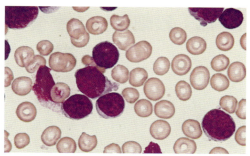

図 6.2.81　骨髄像　×1,000　MG染色

えB細胞マーカーCD19，CD22が陽性を示した。またCD10，CD34陽性，細胞内CD79aおよびTdT陽性，MPOは陰性であったことからB細胞性のリンパ芽球であることが考えられた。

【鑑別のポイント】 *BCR::ABL1* 融合遺伝子を伴うBリンパ芽球性白血病／リンパ腫は，染色体検査で，t（9；22）の核型異常，遺伝子検査で *BCR::ABL1* 融合遺伝子が認められる。*BCR::ABL1* の遺伝子異常を有する場合，細胞表面形質解析において骨髄系マーカーのCD13，CD33が陽性を示すことが多く，とくにCD66c（KCR-SA）の陽性所見は特異性が高いと考えられている[1]。

Bリンパ球系マーカーと骨髄系マーカーが陽性の場合，MPALとの鑑別は念頭に置くべきと考えられる。MPALにおける骨髄系の陽性条件は，MPO陽性あるいは単球系分化抗原陽性（非特異的エステラーゼ，CD11c，CD14，CD64，リゾチームの2項目以上）の場合とされている[2]。

表 6.2.25　骨髄FCM検査所見：血液細胞表面形質解析

	%
CD3	0.2
CD5	0.2
CD7	0.5
CD10	98.6
CD11c	4.3
CD13	93.4
CD14	0.4
CD19	98.2
CD20	33.4
CD22	99.6
CD25	86.8
CD33	50.2
CD34	99.2
CD56	2.4
CD64	2.2
CD123	85.0
cyCD79a	52.4
TdT	24.6
MPO	2.0

［有賀　祐］

参考文献

1) 八田善弘：「急性リンパ性白血病の初期診断と外来治療」，日本内科学会雑誌，2022；111：1351-1356．
2) 稲葉　亨：「混合系統型ないし分化系統不明瞭な急性白血病／組織球／樹状細胞腫瘍」，臨床検査，2023；67：722-726．
3) 高見昭良：「B細胞優位の腫瘍様病変／Bリンパ芽球性白血病／リンパ腫」，臨床検査，2023；67：735-737．
4) 丸尾理恵：「t(9;22)(q34;q11.2)；*BCR-ABL1* を伴う B-ALL/LBL 有毛細胞白血病」，血液形態アトラス，104-105，矢冨　裕，他（編），医学書院，2017．

6.2.16　殺細胞性治療後の骨髄性腫瘍（MN-pCT）

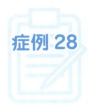

症例 28

殺細胞性治療後の骨髄性腫瘍（MN-pCT）
- ●患者　60代　女性
- ・乳がん治療後，貧血，血小板数の減少を認め骨髄検査が施行された。
- ・末梢血液検査所見：大球性正色素性貧血，血小板数の減少を認める（表6.2.26）。
- ・臨床化学検査所見：LD，CRP，フェリチンの上昇を認める（表6.2.26）。
- ・末梢血液像所見：無顆粒または低顆粒好中球，巨大血小板が散見された。赤血球の大小不同も認める（図6.2.82）。
- ・骨髄像所見：細胞密度は正形成，巨核球は過形成であった。顆粒球系，赤芽球系，巨核球系において有意な異形成細胞の増加（各血球系統それぞれ10%以上）を認めた。芽球細胞はANCで1.0%認めた（図6.2.83〜6.2.87）。
- ・遺伝子・染色体検査所見：白血病関連融合遺伝子は検出せず，不均衡染色体異常－5，+14を認めた。

表6.2.26　臨床検査所見

末梢血液検査			臨床化学検査			臨床化学検査		
WBC	3.3	10^9/L	TP	6	g/dL	γGT	15	U/L
RBC	1.71	10^{12}/L	ALB	3.2	g/dL	ChE	144	U/L
Hb	5.8	g/dL	UN	18	mg/dL	CK	23	U/L
Ht	18.8	%	Cr	0.70	mg/dL	CRP	1.53	mg/dL
MCV	109.0	fL	UA	4.5	mg/dL	Fe	178	μg/dL
MCH	33.9	pg	GLU	82	mg/dL	フェリチン	248ng/mL	
MCHC	30.9	g/dL	TG	60	mg/dL			
PLT	135	10^9/L	TC	136	mg/dL			
RET	1.04	%	TB	0.6	mg/dL			
凝固・線溶検査			AST	16	U/L			
PT-INR	1.12		ALT	12	U/L			
APTT	38.2	秒	LD	176	U/L			
Dダイマー	0.5	μg/mL	ALP	224	U/L			

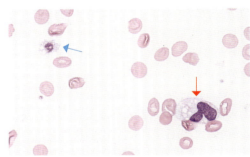

図6.2.82　末梢血液像　×400　MG染色
→：無顆粒好中球　→：巨大血小板

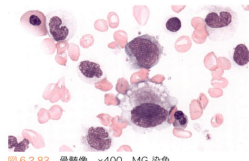

図6.2.83　骨髄像　×400　MG染色

①**臨床検査所見**（表6.2.26）

末梢血液検査では，大球性正色素性貧血，血小板数の減少を認める。

臨床化学検査では，LD，CRP，フェリチンの上昇を認める。

凝固・線溶検査に異常は認めない。

②**末梢血液像　MG染色**（図6.2.82）

無顆粒または低顆粒（通常の成熟好中球と比較し8割の顆粒が減少している）好中球や巨大血小板（8μm以上≒周りの赤血球の大きさと同等以上）が散見された。赤血球の大小不同も認めるが，芽球は観察されなかった。

③**骨髄像1　MG染色**（図6.2.83）

細胞密度は正形成，巨核球は過形成であった。顆粒球系，赤芽球系，巨核球系において有意な異形成細胞の増加（各血球系統それぞれ10%以上）を認めた。芽球はANCで1.0%認めた。

④**骨髄像2　MG染色**（図6.2.84）

分離多核巨核球（multiple widely-separated nuclei megakaryocyte），非分葉核巨核球（non-lobutated nuclei megakaryocyte）のほか，微小巨核球（micromegakaryocyte）など，異形成が多数（巨核球系細胞の50%以上）観察された。

⑤**骨髄像3　MG染色**（図6.2.85）

MDSの形態学的な診断で特異性が高いとされる無顆粒または低顆粒好中球[1]が多数（成熟好中球の10%以上）

用語　殺細胞性治療後の骨髄性腫瘍（myeloid neoplasm post cytotoxic therapy；MN-pCT）

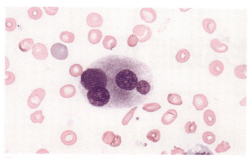

図 6.2.84　骨髄像　×400　MG 染色
分離多核巨核球

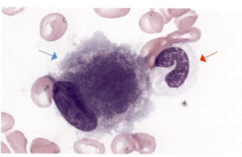

図 6.2.85　骨髄像　×1,000　MG 染色
→：無顆粒好中球，→：非分葉核巨核球

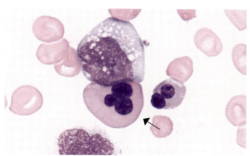

図 6.2.86　骨髄像　×1,000　MG 染色
→：核辺縁不整赤芽球

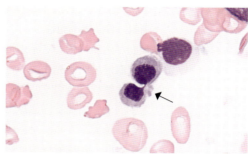

図 6.2.87　骨髄像　×1,000　MG 染色
→：核間染色質橋

観察された。

⑥骨髄像4, 5　MG 染色（図 6.2.86，6.2.87）

　赤芽球は多核，核辺縁不整，核間染色質橋など多様な異形成細胞が多数（赤芽球系細胞の 50％以上）観察された。

【鑑別のポイント】化学療法や放射線治療（殺細胞性治療法）後に発症した AML，MDS，および MDS/MPN は，一括して殺細胞性治療後の骨髄性腫瘍（MN-pCT）と定義される。殺細胞性治療前に MDS，MPN，MDS/MPN を発症しており，そこから進展した AML はこのカテゴリーには含まれない。したがって，MN-pCT の診断には，化学療法歴または大面積放射線療法歴の記録に加えて，その後生じた骨髄性腫瘍の基準を満たすことが必要となる。染色体異常は de novo 症例（40〜60％）と比較し高頻度（70〜90％）に認められ，複雑核形の割合も高く，一般的に予後は不良である[2]。MN-pCT に関与する細胞障害性要因を表 6.2.27 に示す。

表 6.2.27　MN-pCT に関与する細胞障害性要因

アルキル化薬	メルファラン，シクロホスファミド，ブスルファン，シスプラチン，カルボプラチンなど
トポイソメラーゼⅡ阻害薬※	エトポシド，ドキソルビシン，ダウノルビシン，ミトキサントロンなど
代謝拮抗薬	チオプリン製剤，ミコフェノール酸，フルダラビン
微小管阻害薬	ビンクリスチン，ビンブラスチン，ビンデシン，パクリタキセル，ドセタキセル
PARP1 阻害薬	オラパリブ，ニラパリブ，ルカパリブ
放射線治療	活動性骨髄を照射範囲に含む放射線治療

※トポイソメラーゼⅡ阻害薬は治療関連リンパ芽球性白血病を引き起こす可能性もある

［仙波利寿］

用語　PARP（poly ADP-ribose polymerase）

参考文献

1) 松田　晃，他：「骨髄異形成症候群の形態学的異形成に基づく診断確度区分（第 2 版）」，2023．http://zoketsushogaihan.umin.jp/file/2022/MDS_Morphological_Diagnostic_Atlas2022.pdf
2) Østgård LSG, Medeiros BC, et al："Epidemiology and clinical significance of secondary and therapy-related acute myeloid leukemia: A national population-based cohort study", J Clin Oncol, 2015；33：3641-3649．

6.3 骨髄異形成腫瘍

6.3.1 5q欠失を伴う低芽球比率骨髄異形成腫瘍（MDS-5q）

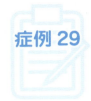

症例29

5q欠失を伴う低芽球比率骨髄異形成腫瘍（MDS-5q）
- 患者　80代　男性
- 貧血が治療に対して不応性に進行したため，その精査で骨髄穿刺が施行された。
- 末梢血液検査所見：大球性貧血と血小板数の増加を認める（表6.3.1）。
- 臨床化学検査所見：CRPの軽度上昇が見られた（表6.3.1）。
- 末梢血液像所見：白血球分類にとくに異常は認められなかった（図6.3.1）。
- 骨髄像所見：有核細胞密度は正形成。顆粒球系および赤芽球系細胞に各成熟段階の細胞が揃っており，明らかな異形成は認められなかった（図6.3.2）。巨核球数は増加しており，形態学的にはやや小型で丸みを帯び，核は非分葉核で偏在を示す単調な細胞像を認めた（図6.3.3, 6.3.4）。
- 病理組織検査所見：単核の小型巨核球が密在する部位を認めた（図6.3.5）。
- 染色体検査所見：46, XY, del(5q)(q15.q31)を20細胞中6細胞に認めた。

表6.3.1　臨床検査所見

末梢血液検査			臨床化学検査			臨床化学検査		
WBC	4.7	10^9/L	TP	7.1	g/dL	CRP	1.2	mg/dL
RBC	1.42	10^{12}/L	ALB	3.6	g/dL	Fe	104	µg/mL
Hb	5.4	g/dL	UN	22.6	mg/dL	eGFR	52	
Ht	16.8	%	Cr	1.06	mg/dL	フェリチン	471	mg/dL
MCV	118.3	fL	UA	5.6	mg/dL			
MCH	38.0	pg	GLU	140	mg/dL			
MCHC	32.1	g/dL	TB	0.5	mg/dL			
PLT	527	10^9/L	AST	12	U/L			
RET	1.4	%	ALT	7	U/L			
凝固・線溶検査			LD	211	U/L			
PT-INR	1		ALP	237	U/L			
APTT	27.0	秒	γGT	20	U/L			
フィブリノゲン			ChE	235	U/L			
	474.00	mg/dL	AMY	80	U/L			
FDP	<2.00	µg/mL	CK	70	U/L			

①臨床検査所見（表6.3.1）

末梢血液検査では，ヘモグロビン量5.4g/dL，MCV 118.3fLの大球性貧血と，血小板数の増加を認める。

大球性貧血をみた場合には，巨赤芽球性貧血（ビタミンB12，葉酸欠乏），MDS，肝障害に伴う貧血，また溶血や出血などを考えるが，本症例では網赤血球は増加しておらず，溶血や出血は否定的である。また，臨床化学検査（AST, ALT, LD, ALP, γGT）は基準範囲内であることから巨赤芽球性貧血，肝障害に伴う貧血も除外できる。治療に不応性であることを考慮すると，欠乏性の貧血では

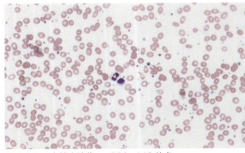

図6.3.1　末梢血液像　×200　MG染色
貧血と血小板増加が確認できる。

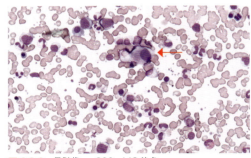

図6.3.2　骨髄像　×200　MG染色
顆粒球系細胞，赤芽球系細胞ともに各成熟段階の細胞が見られる。
中央やや上に小型の非分葉核巨核球が見られる（←）。

なくMDSを疑って検索していく必要がある。

②末梢血液像　MG染色（図6.3.1）

白血球分画は基準範囲内であった。背景に，増加した血

用語　5q欠失を伴う低芽球比率MDS（MDS with low blasts and 5q deletion；MDS-5q）

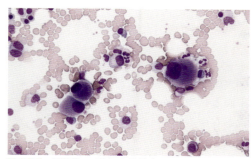

図 6.3.3　骨髄像　×200　MG 染色
巨核球は全体的に核は非分葉核(円形)で単調な形態である。

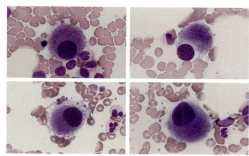

図 6.3.4　骨髄像　×400　MG 染色
巨核球の形態は，丸みを帯び非分葉核で偏在が見られる。

小板とやや大型の血小板が目立つ。
③骨髄像1　MG 染色（図 6.3.2）
　骨髄像では，M/E比は基準範囲内（貧血に対する赤芽球の過形成は認められない），顆粒球系および赤芽球系細胞は各成熟段階の細胞が確認できる。また明らかな異形成は認められなかった。
④骨髄像2　MG 染色（図 6.3.3）
　巨核球の形態学的特徴は，やや小型で丸みを帯びており，核は非分葉核（ほぼ円形核）で偏在が見られる。
⑤骨髄像3　MG 染色（図 6.3.4）
　巨核球の形態学的特徴は，共通して小型で丸みを帯びており，非分葉核で偏在している。
⑥骨髄凝固部（骨髄 clot section）（図 6.3.5）
　巨核球の形態は，骨髄像（スメア）と同様に非分葉核（単核）で核が偏在する単調な細胞像である。

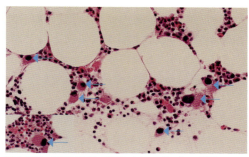

図 6.3.5　骨髄凝固部（骨髄 clot section）　×100　HE 染色
単核成熟巨核球が密在している（←）。

【鑑別のポイント】骨髄検査で特徴的な非分葉核巨核球の増加を認め，また染色体検査において del (5q)(q15.q31) 単独の染色体異常を認めたことから，5q 欠失を伴う低芽球比率 MDS（WHO 分類第5版）と診断された。

用語　骨髄球系/赤芽球系比（myeloid/erythroid ratio；M/E 比），ヘマトキシリン・エオシン染色（Hematoxylin-Eosin 染色；HE 染色）

Q 5q-症候群（5q欠失を伴う低芽球比率MDS）とは？

A 5q欠失を伴う低芽球比率MDSは，当初，MDS（myelodysplastic syndromes）のなかで，1）芽球の（骨髄5%未満，末梢血で1%未満と）増加がなく，2）5番染色体長腕欠失（del(5q)/5q-）単一の染色体異常を有する病型「MDS with isolated del(5q)」として，一般に「5q-症候群」とよばれてきた。その後，WHO分類改訂第4版では予後に影響がないことを理由にdel(7q)および-7を除く付加的染色体異常が1つ存在していても本病型としてよいことになった。本病型の特徴は，巨核球の形態学的特徴（特徴的な非分葉核巨核球の増加）である。その他，大球性貧血，血小板の増加例が多いことや，MDSのなかで唯一女性に好発することなどがある。また欧米では，MDS全体の約10%を占めると報告されているが，わが国では1.3%と推測される稀な病型である[1,2]。サリドマイド誘導体であるレナリドミド（レナリドマイド）が高率に奏効を示すことが知られている[3]。WHO分類第5版においては，「骨髄異形成腫瘍（myelodysplastic neoplasms）」と名称変更が行われたが，略称は「MDS」のままである[4]。病型分類では，「MDS with defining genetic abnormalities（特定の遺伝子異常を伴うMDS）」に属し，「MDS with low blasts and 5q deletion」となっている。

▶**参考情報**

染色体の略記に注意

5q-症候群で認められる染色体異常は5番染色体長腕欠失で，この欠失（deletion）は略記として，「del」が用いられる。それとよく間違われる略記として，「der」がある。このder（derivative chromosome）は，派生（組換えなどで新たにできた）染色体を意味する略記である。

［後藤文彦］

参考文献

1) 通山　薫：「5q-症候群」，WHO血液腫瘍分類〜WHO分類2008をうまく活用するために，直江知樹，他（編），133-134，医学ジャーナル社，2010．

2) 通山　薫：「5q-症候群」，WHO分類第4版による白血病・リンパ系腫瘍の病態学，押味和夫（監），木崎昌弘，田丸淳一（編），99-100，中外医学社，2009．

3) 朝長万左男：「第5章　5．5q-症候群」，血液細胞形態学 マスターコース，朝長万左夫（監），83，MUTO PURE CHEMICALS CO.,LTD，2013．

4) 増田亜希子：「造血器腫瘍WHO分類第5版の改訂ポイントー実例を交えてー」，東京都医学検査，2024；52：87-89．

6.3.2 *SF3B1* 変異を伴う低芽球比率骨髄異形成腫瘍（MDS-*SF3B1*）

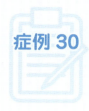

症例 30

SF3B1 変異を伴う低芽球比率骨髄異形成腫瘍（MDS-*SF3B1*）*

* *SF3B1* 遺伝子解析未実施のため，15％以上の RS が認められた症例として正確には，「RS を伴う低芽球比率骨髄異形成腫瘍（MDS-RS-LB）」である。

● **患者　70代　男性**
- 白血球数やや減少，貧血，血小板数の減少を認め骨髄検査が施行された。
- 末梢血液検査所見：白血球数減少，正球性貧血，血小板数の減少を認める（表 6.3.2）。
- 臨床化学検査所見：特記すべき異常は認められない（表 6.3.2）。
- 末梢血液像所見：赤血球の大小不同，大型血小板，成熟好中球の顆粒減少および偽 Pelger-Huët 核異常を認める（図 6.3.6，6.3.7）。
- 骨髄像所見：やや低形成性の骨髄であるが，巨核球は保たれている。M/E 比は顆粒球系が優位で芽球の増生を認めない。3 系統すべてに異形成が認められた（図 6.3.8，6.3.9）。
- 骨髄特殊染色所見：Fe 染色では環状鉄芽球（RS）を認めた（図 6.3.10，6.3.11）。
- 染色体検査所見：G-band 法において 20 細胞中，46,XY,del(1)(p?),del(5)(q?),-7 を 3 細胞認めた。

表 6.3.2　臨床検査所見

末梢血液検査			臨床化学検査		
WBC	3.1	10^9/L	TP	6.4	g/dL
RBC	2.58	10^{12}/L	ALB	3	g/dL
Hb	7.1	g/dL	UN	13	mg/dL
Ht	22.3	%	Cr	0.81	mg/dL
MCV	86.4	fL	UA	6.1	mg/dL
MCH	27.5	pg	GLU	100	mg/dL
MCHC	31.8	g/dL	TB	1.0	mg/dL
PLT	33	10^9/L	AST	13	U/L
RET	3	%	ALT	8	U/L
凝固・線溶検査			LD	242	U/L
PT-INR	1.1		ALP	185	U/L
APTT	25.2	秒	γGT	39	U/L
FDP	8.00	μg/mL	CRP	0.77	mg/dL

① **臨床検査所見**（表 6.3.2）

末梢血液検査では，白血球数はやや減少（3.1×10^9/L），正球性貧血（Hb 7.1g/dL，MCV 86.4fL），血小板数減少（33×10^9/L）を認め，臨床化学検査では LD の軽度上昇（242U/L）を認める。

② **末梢血液像**（図 6.3.6，6.3.7）

赤血球の大小不同，大型血小板，成熟好中球の顆粒減少および偽 Pelger-Huët 核異常を認める。

③ **骨髄像1　MG 染色**（図 6.3.8）

やや低形成性の骨髄であるが，巨核球は正形成性に認められる。M/E 比 6.9 と顆粒球系が優位である。芽球は 5％ 未満で異形成が認められる。また非分葉核巨核球が認められる。

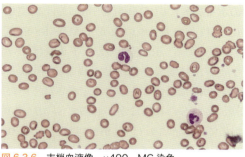

図 6.3.6　末梢血液像　×400　MG 染色

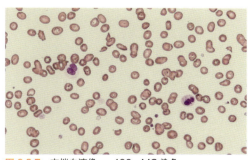

図 6.3.7　末梢血液像　×400　MG 染色

④ **骨髄像2　MG 染色**（図 6.3.9）

芽球を認める。また，成熟好中球の偽 Pelger-Huët 核異常を認める。

⑤ **骨髄像3　特殊染色：Fe 染色**（図 6.3.10，6.3.11）

RS を 15％以上認める。

✎ **用語**　*SF3B1* 変異を伴う低芽球比率骨髄異形成腫瘍（MDS with low blasts and *SF3B1* mutation；MDS-*SF3B1*），環状鉄芽球（ring sideroblats；RS），RS を伴う低芽球比率 MDS（MDS with low blasts and ring sideroblasts；MDS-RS-LB）

6章 造血器腫瘍・その他

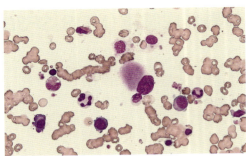

図 6.3.8　骨髄像　×400　MG染色

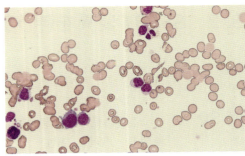

図 6.3.9　骨髄像　×400　MG染色

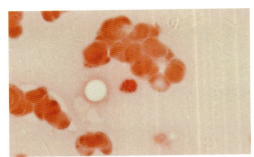

図 6.3.10　骨髄像　×1,000　Fe染色

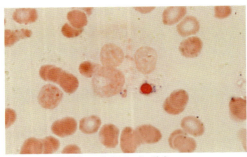

図 6.3.11　骨髄像　×1,000　Fe染色

【鑑別のポイント】WHO分類第5版におけるMDS-*SF3B1*は，WHO分類改訂第4版のなかでMDS-RS-SLD，MDS-RS-MLDに相当する。RS陽性のカットオフはRSが15％以上，または*SF3B1*変異を検出した場合に5％以上のRSを認めた場合にRSは陽性とするよう定義されていた。WHO分類第5版ではRSの有無にかかわらず*SF3B1*変異の検出が重視されている。これはRSが5％以上認められたMDSを対象に*SF3B1*遺伝子解析を行うと90％以上で*SF3B1*変異が認められたことから考慮されたものと考えられる。一方で，*SF3B1*遺伝子解析未実施もしくは実施できない場合に，15％以上のRS陽性所見にて，「RSを伴う低芽球比率MDS」〔MDS-LB（MDS with low blasts）and ring sideroblasts〕と呼称することが許容されている。芽球は，末梢血では2％未満，骨髄では5％未満と定義されている[1]。

📝 **用語**　単一血球系統の異形成と環状鉄芽球を伴う骨髄異形成症候群（myelodysplastic syndrome with single lineage dysplasia and ring sideroblasts；MDS-RS-SLD），多血球系異形成と環状鉄芽球を伴う骨髄異形成症候群（myelodysplastic syndrome with multilineage dysplasia and ring sideroblasts；MDS-RS-MLD）

📖 **参考文献**

1）前田智也，松田　晃：「骨髄異形成腫瘍（旧 骨髄異形成症候群）」，臨床検査，2023；67：703-708.

6.3.3 低芽球比率骨髄異形成腫瘍（MDS-LB）

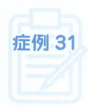

症例 31

低芽球比率骨髄異形成腫瘍（MDS-LB）
- **患者　60代　男性**
- 貧血，血小板数の減少を認めたため骨髄検査が施行された。
- 末梢血液検査所見：大球性貧血，血小板数の減少を認める（表6.3.3）。
- 凝固・線溶検査所見：FDPの上昇を認める（表6.3.3）。
- 臨床化学検査所見：GLU，CRPの上昇を認める（表6.3.3）。
- 末梢血液像所見：赤血球の大小不同，偽Pelger-Huët核異常好中球を認める（図6.3.12）。
- 骨髄像所見：細胞密度はやや低形成，巨核球は減少，赤芽球優位である。好中球に偽Pelger-Huët核異常を認めた（図6.3.13～6.3.15）。
- 骨髄特殊染色所見：Fe染色から環状鉄芽球（RS）は認められない（図6.3.16）。
- 染色体検査所見：G-band法において20細胞中，46,XY,-5,-7を2細胞認めた。

表6.3.3　臨床検査所見

末梢血液検査		臨床化学検査		臨床化学検査	
WBC	5.3 10^9/L	TP	6.9 g/dL	AMY	12 U/L
RBC	1.49 10^{12}/L	ALB	3.1 g/dL	CK	145 U/L
Hb	5.3 g/dL	UN	30 mg/dL	CRP	19.86 mg/dL
Ht	15.7 %	Cr	1.03 mg/dL	eGFR	54
MCV	105.4 fL	UA	5 mg/dL		
MCH	35.6 pg	GLU	177 mg/dL		
MCHC	33.8 g/dL	TB	1.4 mg/dL		
PLT	86 10^9/L	AST	11 U/L		
RET	1.7 %	ALT	5 U/L		
凝固・線溶検査		LD	154 U/L		
PT-INR	1.4	ALP	32 U/L		
APTT	32.5 秒	γGT	38 U/L		
FDP	7.60 μg/mL	ChE	138 U/L		

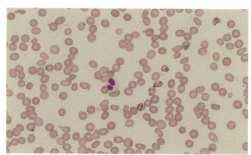

図6.3.12　末梢血液像　×400　MG染色

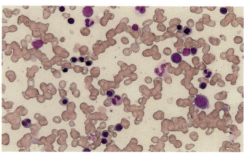

図6.3.13　骨髄像　×400　MG染色

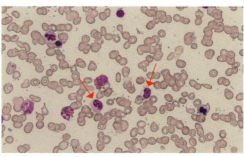

図6.3.14　骨髄像　×400　MG染色
→：好中球桿状核球

①臨床検査所見（表6.3.3）
末梢血液検査では，白血球数は基準範囲内であったが，大球性貧血（Hb 5.3g/dL，MCV 105.4fL）および血小板数減少（86×10^9/L）を認め，臨床化学検査では，CRPの著明な上昇（19.86mg/dL）を認める。

②末梢血液像（図6.3.12）
赤血球の大小不同を認め，成熟好中球の偽Pelger-Huët核異常が観察される。

③骨髄像1　MG染色（図6.3.13）
M/E比は0.1と赤芽球系が優位である。赤芽球は核辺縁不整が認められる。偽Pelger-Huët核異常好中球を認める。

④骨髄像2　MG染色（図6.3.14，6.3.15）
図6.3.14の中央に好中球桿状核球を2個認める（図中→にて示す）。左の好中球の細胞質顆粒に比し，右の好中球の細胞質は顆粒が減少し脱顆粒を呈する好中球と考えられる（80％以上の顆粒減少が脱顆粒とされる）。なお，右の好中球は好中球分類基準における長径：短径が3：1未満

用語　低芽球比率骨髄異形成腫瘍（myelodysplastic neoplasm with low blasts；MDS-LB）

6章 造血器腫瘍・その他

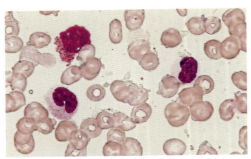

図6.3.15　骨髄像　×1,000　MG染色

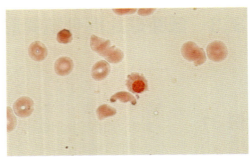

図6.3.16　骨髄像　×1,000　Fe染色

のため後骨髄球に該当するが，クロマチン構造凝集の程度から後骨髄球より成熟が進んでいるため好中球桿状核球と判断した。

⑤骨髄像3　Fe染色（図6.3.16）

　RSは認められない。

【鑑別のポイント】低芽球比率骨髄異形成腫瘍（MDS-LB）は，WHO分類改訂第4版におけるMDS-SLD，MDS-MLDに相当し，*SF3B1*変異は認められない。したがって第5版では異形成の系統の数による分類が行われなくなった点がポイントである。芽球は，末梢血では2％未満，骨髄では5％未満と定義されている[1]。

［有賀　祐］

用語　単一血球系統の異形成を伴う骨髄異形成症候群（myelodysplastic syndrome with single lineage dysplasia；MDS-SLD），多血球系異形成を伴う骨髄異形成症候群（myelodysplastic syndrome with multilineage dysplasia；MDS-MLD）

参考文献

1) 前田智也, 松田　晃：「骨髄異形成腫瘍(旧 骨髄異形成症候群)」, 臨床検査, 2023；67：703-708.

6.3.4 芽球の増加を伴う骨髄異形成腫瘍-1（MDS-IB1）

症例 32

芽球の増加を伴う骨髄異形成腫瘍-1（MDS-IB1）
- 患者　70代　男性
- 貧血，血小板数減少を認め骨髄検査が施行された。
- 末梢血液検査所見：正球性正色素性貧血，血小板数の減少を認める（表6.3.4）。
- 臨床化学検査所見：異常所見は認めない（表6.3.4）。
- 末梢血液像所見：過分葉好中球，偽Pelger-Huët核異常好中球が認められた（図6.3.17）。また，芽球は1%未満であった。
- 骨髄像所見：細胞密度は過形成，赤芽球系は45%，芽球はANCの7%であった。顆粒球系は正形成，無顆粒，偽Pelger-Huët核異常を認めた。また，巨核球系は正形成で非分葉核巨核球，分離多核巨核球を認めた（図6.3.18〜6.3.22）。

表6.3.4　臨床検査所見

末梢血液検査			臨床化学検査		
WBC	5.0	10^9/L	TP	6.1	g/dL
RBC	2.74	10^{12}/L	ALB	4.0	g/dL
Hb	7.4	g/dL	UN	12	mg/dL
Ht	25.0	%	Cr	0.59	mg/dL
MCV	91.2	fL	UA	6.1	mg/dL
MCH	27.0	pg	TB	1.2	mg/dL
MCHC	29.6	g/dL	AST	16	U/L
PLT	52	10^9/L	ALT	9	U/L
RET	0.3	%	LD	227	U/L
凝固・線溶検査			ALP	160	U/L
PT-INR	1.03		γGT	16	U/L
APTT	32.4	秒	CRP	0.19	mg/dL
FDP	3.30	μg/mL	IgG	1,023	mg/dL
			IgA	175	mg/dL
			IgM	43	mg/dL
			eGFR	73.7	

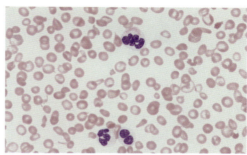

図6.3.17　末梢血液像　×400　MG染色

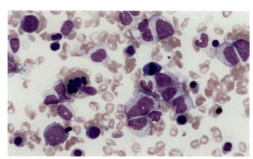

図6.3.18　骨髄像　×400　MG染色

①臨床検査所見（表6.3.4）

末梢血液検査では，正球性正色素性貧血，血小板数の減少を認める。

本疾患のほとんどでは，好中球数減少，貧血，血小板数減少が見られる。

臨床化学検査では異常所見は認めない。

②末梢血液像（図6.3.17）

過分葉好中球，偽Pelger-Huët核異常好中球が認められた。また，芽球は1%未満であった。

その他，赤血球形態では正常な赤血球とヘモグロビン量の少ない赤血球が混在する二相性を示している。

血小板形態に異常所見は見られない。

③骨髄像1　MG染色（図6.3.18）

細胞密度は過形成，赤芽球系は45%，芽球はANCの7%であった。顆粒球系は正形成，無顆粒，偽Pelger-Huët核異常を認めた。赤芽球系は多核，核辺縁不整の異形成が見られた。また，巨核球系は正形成で非分葉核巨核球，分離多核巨核球を認めた。

④骨髄像2　MG染色（図6.3.19）

赤芽球系が過形成である。芽球がやや増加している。その他異形成は見られない。

本疾患ではほとんどの症例が過形成骨髄である。顆粒球系の異形成の特徴には，無顆粒，偽Pelger-Huët核異常好中球，輪状核好中球がある。

⑤骨髄像3　MG染色（図6.3.20）

非分葉核の巨核球が見られる。非分葉核の巨核球が多い場合には5番染色体異常が見られることが多い。

用語　芽球の増加を伴う骨髄異形成腫瘍-1（myelodysplastic neoplasm with increased blasts-1；MDS-IB1）

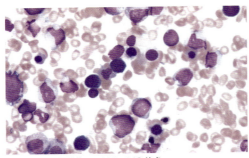

図 6.3.19　骨髄像　×400　MG染色

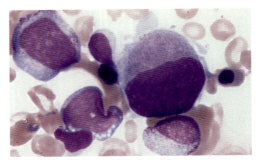

図 6.3.20　骨髄像　×1,000　MG染色

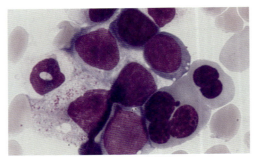

図 6.3.21　骨髄像　×1,000　MG染色

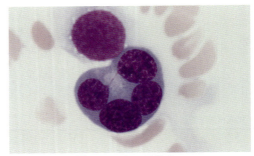

図 6.3.22　骨髄像　×1,000　MG染色

表 6.3.5　WHO 第 5 版における血球形態で定義される MDS

	芽球比率
低芽球比率 MDS（MDS-LB）	末梢血：2% 未満　かつ　骨髄：5% 未満
低形成 MDS[※1]（MDS-h）	末梢血：2% 未満　かつ　骨髄：5% 未満
芽球の増加を伴う MDS（MDS-IB）	
MDS-IB1	末梢血：2% 以上 5% 未満　もしくは　骨髄：5% 以上 10% 未満
MDS-IB2[※2]	末梢血：5% 以上 20% 未満　もしくは　骨髄：10% 以上 20% 未満
線維化を伴う MDS[※3]（MDS-F）	末梢血：2% 以上 20% 未満　もしくは　骨髄：5% 以上 20% 未満

※1　MDS-h：年齢で補正した骨髄細胞密度が 25% 以下
※2　MDS-IB2：芽球比率が 20% 未満の場合，アウエル小体出現症例は MDS-IB2
※3　MDS-F：膠原線維を伴い MF-2 以上

（Khoury JD et al："The 5th edition of the World Health Organization Classification of Haematolymphoid Tumours: Myeloid and Histiocytic/Dendritic Neoplasms", Leukemia, 2022；36：1703-1719 を参考に作成）

本疾患の巨核球系の異形成の特徴には，微小巨核球，非分葉核巨核球，分離多核巨核球がある。

⑥骨髄像4　MG染色（図6.3.21）

顆粒球系の輪状核好中球を認める。赤芽球系には多核赤芽球，巨赤芽球様変化が見られている。

本疾患の赤芽球系の異形成の特徴には，多核，核辺縁不整，巨赤芽球様変化がある。その他，核融解像，核の断片化（核崩壊後），核間架橋，過分葉赤芽球，細胞質の空胞化，PAS染色陽性がある。

⑦骨髄像5　MG染色（図6.3.22）

多核赤芽球である。

本疾患では，ベルリン青染色にて環状鉄芽球を15%以上認めることがある。また，PAS染色にて陽性の赤芽球が見られることもある。

【鑑別のポイント】MDSは血球減少と異形成を伴うクローン性の造血幹細胞腫瘍であり，遺伝子異常で定義されるMDSと，形態異常で定義されるMDSの2つに大別される。形態異常で定義されるMDSは，いずれか1つ以上の血系統において10%以上の異形成細胞を認め，芽球比率が20%未満であることがAMLやほかの血液疾患との鑑別ポイントである。さらに，形態異常で定義されるMDSは，芽球比率の多寡，骨髄細胞密度や線維化の有無により，低芽球比率MDS（MDS-LB），低形成MDS（MDS-h），芽球の増加を伴うMDS（MDS-IB1，MDS-IB2），芽球の増加と線維化を伴うMDS（MDS-F）の5つに細分化される（表6.3.5）。本疾患（MDS-IB1）は，芽球比率が末梢血で2〜4%，もしくは骨髄像で5〜9%，さらにアウエル小体や骨髄の線維化を認めないことが特徴である。

［常名政弘・仙波利寿］

用語　低形成骨髄異形成腫瘍（myelodysplastic neoplasm, hypoplastic；MDS-h），芽球の増加と線維化を伴う MDS（myelodysplastic neoplasm with increased blasts and fibrosis；MDS-F）

6.3.5　芽球の増加を伴う小児骨髄異形成腫瘍（cMDS-IB）

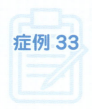

症例 33

芽球の増加を伴う小児骨髄異形成腫瘍（cMDS-IB）

● 患者　7歳　男児
- 発熱，下痢，貧血，血小板数の減少を認め骨髄検査が施行された。
- 末梢血液検査所見：小球性正色素性貧血，血小板数の著減を認める（表6.3.6）。
- 臨床化学検査所見：LD，ALP，CRP，フェリチンの上昇を認める（表6.3.6）。
- 末梢血液像所見：無顆粒または低顆粒好中球が散見された。細胞の大きさは中型から大型，N/C比は70～90％，クロマチン構造繊細，核小体を有する芽球を16.0％認めた。（図6.3.23）。
- 骨髄像所見：細胞密度は過形成，巨核球は過形成であった。顆粒球系，赤芽球系，巨核球系において有意な異形成細胞の増加（各血球系統それぞれ10％以上）を認めた。細胞の大きさは中型から大型，N/C比は70～90％，クロマチン構造繊細，核小体を有する芽球をANCで17.0％認めた（図6.3.24〜6.3.28）。
- 遺伝子染色体検査所見：白血病関連融合遺伝子は検出せず，不均衡染色体異常-7，-5を含む複雑核型を認めた。

表6.3.6　臨床検査所見

末梢血液検査		臨床化学検査		臨床化学検査	
WBC	3.7 10^9/L	TP	7.7 g/dL	AMY	76 U/L
RBC	3.70 10^{12}/L	ALB	4.3 g/dL	CK	53 U/L
Hb	9.8 g/dL	UN	14 mg/dL	CRP	2.07 mg/dL
Ht	28.0 ％	Cr	0.56 mg/dL	Fe	35 μg/dL
MCV	75.7 fL	UA	3.5 mg/dL	IgG	1,455 mg/dL
MCH	26.5 pg	TG	60 mg/dL	IgA	192 mg/dL
MCHC	35.0 g/dL	TC	136 mg/dL	IgM	117 mg/dL
PLT	46 10^9/L	TB	1 mg/dL	C3	115 mg/dL
RET	0.57 ％	AST	16 U/L	C4	22 mg/dL
凝固・線溶検査		ALT	12 U/L	フェリチン	211.8ng/mL
PT-INR 1.07		LD	295 U/L		
APTT 35.2 秒		ALP	420 U/L		
Dダイマー 0.7μg/mL		γGT	9 U/L		

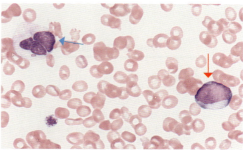

図6.3.23　末梢血液像　×400　MG染色
→：芽球，→：無顆粒好中球かつ巨大好中球

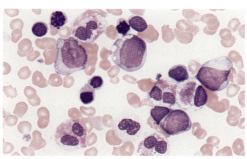

図6.3.24　骨髄像　×400　MG染色

①臨床検査所見（表6.3.6）

末梢血液検査では，小球性正色素性貧血，血小板数の著減を認める。

臨床化学検査では，LD，ALP，CRP，フェリチンの上昇を認める。

凝固・線溶検査に異常は認めない。

②末梢血液像　MG染色（図6.3.23）

細胞の大きさは中型（好中球と同等程度）から大型，N/C比は高く70～90％以上，クロマチン構造繊細，核小体を有する芽球を16.0％認めた。また，無顆粒または低顆粒（通常の成熟好中球と比較し8割の顆粒が減少）好中球が散見された。

③骨髄像1，2　MG染色（図6.3.24, 6.3.25）

細胞密度は過形成，巨核球は過形成であった。顆粒球系，赤芽球系，巨核球系において有意な異形成細胞の増加（各血球系統それぞれ10％以上）を認めた。芽球の大きさは中型から大型，N/C比は70～90％，クロマチン構造繊細，核小体を有する芽球をANCで17.0％認めた（図6.3.24, 6.3.25）。

④骨髄像3　MG染色（図6.3.26）

MDSの形態学的な診断で比較的特異性が高い異形成とされる，無顆粒または低顆粒好中球[1]が多数（成熟好中球の10％以上）観察された。

⑤骨髄像4　MG染色（図6.3.27）

MDSの形態学的な診断で比較的特異性が高い異形成とされる，微小巨核球[1]が多数（巨核球系細胞の10％以上）観察された。

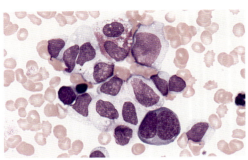

図 6.3.25　骨髄像　×400　MG 染色

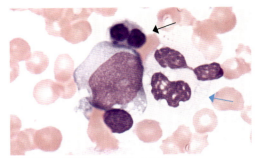

図 6.3.26　骨髄像　×1,000　MG 染色
➡：無顆粒好中球，→：多核赤芽球

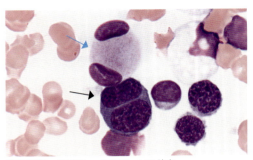

図 6.3.27　骨髄像　×1,000　MG 染色
➡：微小巨核球（前骨髄球と同等程度の大きさ），→：多核赤芽球かつ巨赤芽球様変化

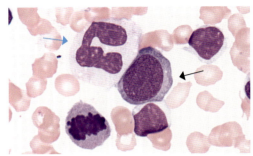

図 6.3.28　骨髄像　×1,000　MG 染色
➡：無顆粒好中球かつ巨大好中球，→：巨赤芽球様変化

表 6.3.7　WHO 分類第 5 版における小児 MDS

	芽球比率
低芽球比率小児 MDS（cMDS-LB） ・低形成型（WHO 分類第 4 版の RCC※ に相当） ・非特定型（cMDS-LB, NOS）	末梢血：2% 未満　かつ　骨髄：5% 未満
芽球の増加を伴う小児 MDS（cMDS-IB）	末梢血：2% 以上 20% 未満 もしくは 骨髄：5% 以上 20% 未満

※ RCC：末梢血で血球減少かつ骨髄で 2 血球系統において異形成細胞の出現，または 1 血球系統において 10% 以上の異形成細胞の出現．

(Khoury JD *et al*："The 5th edition of the World Health Organization Classification of Haematolymphoid Tumours: Myeloid and Histiocytic/Dendritic Neoplasms", Leukemia, 2022；36：1703-1719 を参考に作成)

⑥骨髄像 5　MPO 染色（図 6.3.28）

赤芽球は巨赤芽球様変化，多核，核辺縁不整，核融解像など多様な異形成細胞が多数（赤芽球系細胞の 10% 以上）観察された．

【鑑別のポイント】小児骨髄異形成腫瘍（cMDS）は，18 歳未満に発症するクローン性造血幹細胞腫瘍であり，細胞減少症や AML への進行リスクをもたらす．年間発症率は小児 100 万人に 1～2 人と稀な疾患であり，10～25% が芽球増加を呈する．cMDS は芽球の多寡によって 2 つに大別され（表 6.3.7），治療方針も異なるため，異形成細胞はもちろん芽球細胞の正確な判別は重要となる．WHO 分類第 5 版における cMDS の鑑別ポイントを表 6.3.7 に示す．

［仙波利寿］

用語　低芽球比率小児 MDS（childhood myelodysplastic neoplasm with low blasts；cMDS-LB），芽球の増加を伴う小児 MDS（childhood myelodysplastic neoplasm with increased blasts；cMDS-IB），小児不応性血球減少症（refractory cytopenia of childfood；RCC）

参考文献

1) 松田　晃，他：「骨髄異形成症候群の形態学的異形成に基づく診断確度区分（第 2 版）」，2023．http://zoketsushogaihan.umin.jp/file/2022/MDS_Morphological_Diagnostic_Atlas2022.pdf

6.4 骨髄増殖性腫瘍

6.4.1 慢性骨髄性白血病（CML）

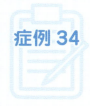

慢性骨髄性白血病（CML）

症例 34

- 患者　40代　男性
- 白血球数増加を認め骨髄検査が施行された。
- 末梢血液検査所見：白血球数の著増，血小板数増加を認める（表6.4.1）。
- 臨床化学検査所見：LD，UAの上昇を認める（表6.4.1）。
- 末梢血液像所見：芽球から成熟好中球までの各成熟段階の顆粒球系細胞の増加を認める。また好塩基球，好酸球の増加も見られる（図6.4.1, 6.4.2）。
- 好中球アルカリホスファターゼ染色（ALP染色）ではスコアは低値を示した（図6.4.3）。
- 骨髄像所見：細胞密度は過形成，巨核球系も過形成であった。芽球から成熟好中球までの各成熟段階の顆粒球系細胞の増加によるM/E比の上昇を認める（図6.4.5）。

表6.4.1　臨床検査所見

末梢血液検査			臨床化学検査		
WBC	97.0	10^9/L	TP	6.8	g/dL
RBC	4.55	10^{12}/L	ALB	4.4	g/dL
Hb	13.3	g/dL	UN	13.0	mg/dL
Ht	42.2	%	Cr	0.85	mg/dL
MCV	92.7	fL	UA	9.2	mg/dL
MCH	29.2	pg	TB	0.7	mg/dL
MCHC	31.5	g/dL	AST	27	U/L
PLT	483	10^9/L	ALT	28	U/L
RET	1.8	%	LD	1,221	U/L
			CRP	0.32	mg/dL

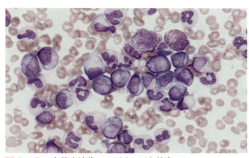

図6.4.1　末梢血液像　×400　MG染色

①**臨床検査所見**（表6.4.1）

末梢血液検査では，白血球数の著増，血小板数増加を認める。

CMLの初診時の白血球数は 10×10^9/L 程度のことが多いが，稀に 100×10^9/L から 400×10^9/L 以上のこともある。同時に血小板数が増加していることが多い。一方，急性白血病では，白血球数は増加または減少するが血小板数は低値であることが多い。

臨床化学検査では，LD，UA上昇を認める。

②**末梢血液像1　MG染色**（図6.4.1）

芽球から成熟好中球までの成熟段階の顆粒球系細胞の増加を認める。また好塩基球数，好酸球数の増加も見られる。

赤血球形態に異常は認めない。

血小板数は増加しているが異常所見は認めない。

CMLではとくに好塩基球数増加が特徴的である。また，しばしば好酸球数も増加する。

③**末梢血液像2　MG染色**（図6.4.2）

芽球から成熟好中球までの成熟段階の顆粒球系細胞の増加を認める。また好塩基球数の増加も見られる。

④**末梢血好中球ALP染色**（図6.4.3, 6.4.4）

ほとんどの好中球に陽性顆粒がなく，スコアは低値を示した。

白血球数の増加を認めCMLとその他の骨髄増殖性腫瘍や類白血病反応で診断が困難なときは好中球ALP染色のスコアが簡便な検査方法である。CMLでは低値を示すが，その他では正常から高値を示す（表6.4.2）。

なお，CML患者に感染症を合併しG-CSF濃度が高いときはスコアが低下しないこともある。

用語　慢性骨髄性白血病（chronic myeloid leukemia；CML），顆粒球コロニー刺激因子（granulocyte-colony stimulating factor；G-CSF）

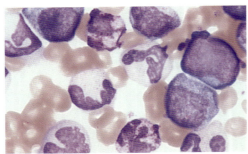

図 6.4.2　末梢血液像　×1,000　MG染色

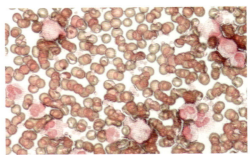

図 6.4.3　本症例末梢血　×400　好中球ALP染色

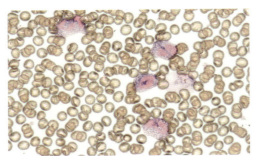

図 6.4.4　陽性対照末梢血　×400　好中球ALP染色

表 6.4.2　朝長法判定基準および範囲

朝長法判定基準	0型（0点）	陽性顆粒なし
	Ⅰ型（1点）	陽性顆粒5個まで
	Ⅱ型（2点）	容易に数えられる程度（6〜30個）
	Ⅲ型（3点）	30個以上が不均一に分布
	Ⅳ型（4点）	均一に分布するが間隙あり
	Ⅴ型（5点）	密に分布している

スコアは各型の陽性細胞数と点数を掛け算しその総和を求めたもの

基準範囲 NAPスコア	成人男性	170〜335（平均264）
	成人女性	189〜367（平均284）

⑤骨髄像　MG染色（図6.4.5）

細胞密度は過形成，巨核球系も過形成であった．芽球から成熟好中球までの各成熟段階の顆粒球系細胞の増加によるM/E比の上昇を認める．

CMLの慢性期では芽球数の増加は認めず，骨髄球以降の各成熟段階の好中球数の著明な増加と，好塩基球数，好酸球数の増加が特徴的な所見である．

【鑑別のポイント】CMLは，WHO分類第5版では骨髄増殖性腫瘍に分類される．CMLは，多能性造血幹細胞レベルの未分化な細胞に，染色体転座t(9;22)(q34;q11.2)が起こり発症する．末梢血中に芽球から成熟好中球までの各成熟段階の顆粒球系細胞が増加し，白血球数の増加をきたす疾患である．また好塩基球数の増加を認めるのも特徴であり，NAPスコアが低値を示す．染色体検査では，t(9;22)(q34;q11.2)の染色体転座，遺伝子検査では*BCR::ABL1*融合遺伝子が検出される．

WHO分類第5版では，CMLの移行期（AP）の診断基準は除外され，慢性期（CP）と急性転化期（BP）の2つに変更された．

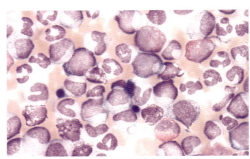

図 6.4.5　骨髄　×400　MG染色

表 6.4.3　CML疑いに対する連絡基準

項目	基準範囲
白血球数	10.0×10^9/L 以上
血小板数	約 300×10^9/L 以上
好中球分画	骨髄球約2%以上
好塩基球比率	約3%以上

※ 血液内科以外で上記所見が見られた場合，血液内科受診，遺伝子検査（*BCR::ABL1* PCR検査）を勧めることにした．

【CML早期発見のポイント】血液内科以外で表6.4.3の所見が見られた場合，血液内科受診，遺伝子検査（*BCR::ABL1* PCR検査）を勧めている．

用語　好中球アルカリホスファターゼスコア（neutrophil alkaline phosphatase score；NAP score），BCR-ABL（breakpoint cluster region-abelson），移行期（accelerated phase；AP），慢性期（chronic phase；CP），急性転化期（blast phase；BP），ポリメラーゼ連鎖反応（polymerase chain reaction；PCR）

6.4.2 真性赤血球増加症（PV）

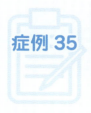

症例 35

真性赤血球増加症（PV）
- 患者　50代　男性
- 白血球数と赤血球数の増加を認め骨髄検査が施行された。
- 末梢血液検査所見：白血球数と赤血球数の増加を認める（表6.4.4）。
- 臨床化学検査所見：UA，ALPの上昇を認める（表6.4.4）。
- 骨髄像所見：骨髄は過形成骨髄である（図6.4.6）。赤芽球系の過形成を認める（図6.4.7～6.4.9）。赤芽球の各成熟段階を認めるが異形成は認めない（図6.4.7～6.4.9）。顆粒球系はやや過形成であるが異形成は見られない（図6.4.7，6.4.8，6.4.10）。巨核球系は正形成で異形成は認めない（図6.4.11）。また芽球の増加は認めない。

表 6.4.4 臨床検査所見

末梢血液検査			臨床化学検査			臨床化学検査		
WBC	12.8	10^9/L	TP	7.8	g/dL	γGT	36	U/L
RBC	6.81	10^{12}/L	ALB	4.4	g/dL	AMY	95	U/L
Hb	20.4	g/dL	UN	10.5	mg/dL	CK	62	U/L
Ht	60.8	%	Cr	0.91	mg/dL	CRP	0.01	mg/dL
MCV	89.3	fL	UA	7.8	mg/dL	Fe	83	μg/mL
MCH	30.0	pg	TG	95	mg/dL	IgG	1,452	mg/dL
MCHC	33.6	g/dL	TC	166	mg/dL	IgA	525	mg/dL
PLT	323	10^9/L	TB	1.1	mg/dL	IgM	178	mg/dL
RET	0.9	%	AST	30	U/L	eGFR	71.2	
凝固・線溶検査			ALT	25	U/L	フェリチン 19 mg/dL		
PT-INR	1.01		LD	260	U/L			
APTT	38.9	秒	ALP	334	U/L			

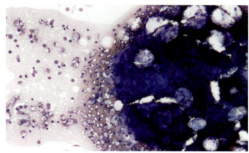

図 6.4.6　骨髄像　×100　MG染色

① 臨床検査所見（表6.4.4）

末梢血液検査では，白血球数の増加と赤血球数の増加，それに伴うヘモグロビン濃度，ヘマトクリット値の上昇を認める。

臨床化学検査では，UA，ALPの上昇を認める。

② 骨髄像1　MG染色（図6.4.6）

骨髄のパーティクル（骨髄微小片）である。細胞部分が多く，脂肪滴が減少している。過形成骨髄である。

③ 骨髄像2　MG染色（図6.4.7）

赤芽球系の過形成を認める。赤芽球の各成熟段階を認めるが異形成は認めない。顆粒球系はやや過形成で，赤芽球系同様に各成熟段階の細胞が見られ芽球数の増加は認めない。

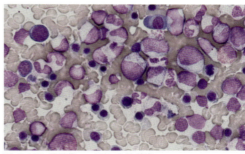

図 6.4.7　骨髄像　×400　MG染色

④ 骨髄像3　MG染色（図6.4.8）

同様に赤芽球系の過形成を認める。赤芽球の各成熟段階を認めるが異形成は認めない。顆粒球系はやや過形成で，赤芽球系同様に各成熟段階の細胞が見られ芽球数の増加は認めない。

⑤ 骨髄像4　MG染色（図6.4.9）

赤芽球系の過形成を認める。赤芽球の各成熟段階を認め

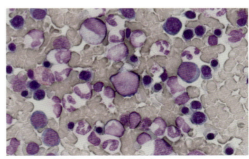

図 6.4.8　骨髄像　×400　MG染色

用語　真性赤血球増加症（polycythemia vera；PV）

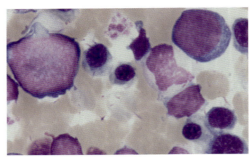

図 6.4.9　骨髄像　×1,000　MG 染色

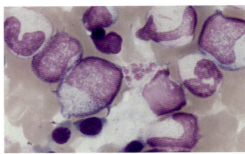

図 6.4.10　骨髄像　×1,000　MG 染色

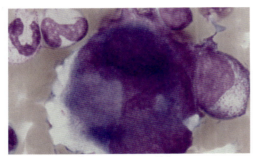

図 6.4.11　骨髄像　×1,000　MG 染色

るが異形成は認めない。

⑥骨髄像5　MG 染色（図 6.4.10）

顆粒球系はやや過形成で，赤芽球系同様に各成熟段階の細胞が見られ芽球数の増加は認めない。

⑦骨髄像6　MG 染色（図 6.4.11）

中心に巨核球を認める。とくに異形成は認めない。

表 6.4.5　真性赤血球増加症（PV）の WHO 分類第 5 版の診断基準

	大基準3つすべてまたは大基準（1+2）と小基準を満たす場合に PV と診断する。ただし，大基準3（*JAK2* 変異）と小基準を満たし，持続的な絶対的赤血球増加を認める場合，大基準2（骨髄生検）は必須ではない
大基準	1. 以下の①〜②いずれかを満たす 　① Hb 値：男性＞16.5 g/dL，女性＞16.0 g/dL 　② Ht 値：男性＞49％，女性＞48％ 2. 骨髄生検では，赤芽球系，顆粒球系，巨核球系の3系統の過形成（汎骨髄症）を示す（年齢を考慮する）巨核球はさまざまな形状をした（pleomorphic）成熟巨核球が増加している 3. *JAK2* V617F 変異または *JAK2* 遺伝子エクソン12 変異の存在
小基準	血清エリスロポエチン低値

〔WHO Classification of Tumours, 5th edition, Vol.11 Haematolymphoid Tumours, 2024；40-43 より〕

【鑑別のポイント】PV の WHO 分類第5版の診断基準を**表 6.4.5** に示す。WHO 分類改訂第4版からの変更点は，循環赤血球量の増加に関しては，実臨床では行われないため診断基準から除外された。

用語　循環赤血球量（red cell mass；RCM）

6.4.3 原発性骨髄線維症（PMF）

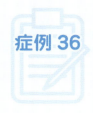

症例 36

原発性骨髄線維症（PMF）
- 患者　60代　男性
- 巨大脾腫，肝腫を認め骨髄検査が施行された。
- 末梢血液検査所見：白血球数の増加，正球性正色素性貧血，血小板数の減少を認める（表6.4.6）。
- 臨床化学検査所見：LD，CRPの上昇を認める（表6.4.6）。
- 末梢血液像所見：芽球から成熟好中球までの各成熟段階の顆粒球系細胞が見られ，さらに赤芽球の出現を認める白赤芽球症である。また，赤血球形態異常として涙滴赤血球が散在する。その他，巨大血小板も認められる（図6.4.12〜6.4.15）。
- 骨髄像所見：骨髄標本では低形成骨髄である。芽球がやや増加している（図6.4.16）。骨髄組織標本では線維化が認められる（図6.4.17）。

表6.4.6　臨床検査所見

末梢血液検査			臨床化学検査		
WBC	30.2	10^9/L	TP	6.2	g/dL
RBC	2.62	10^{12}/L	ALB	3.4	g/dL
Hb	7.0	g/dL	UN	25.0	mg/dL
Ht	23.6	%	Cr	0.85	mg/dL
MCV	90.1	fL	UA	7.4	mg/dL
MCH	26.7	pg	TB	0.7	mg/dL
MCHC	29.7	g/dL	AST	24	U/L
PLT	102	10^9/L	ALT	14	U/L
RET	5.5	%	LD	422	U/L
			CRP	1.58	mg/dL

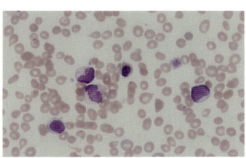

図6.4.12　末梢血液像　×400　MG染色

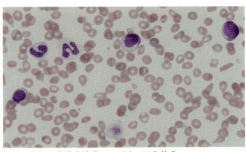

図6.4.13　末梢血液像　×400　MG染色

①臨床検査所見（表6.4.6）

末梢血液検査では，白血球数の増加，正球性正色素性貧血，血小板数の減少を認める。

臨床化学検査では，LD，CRPの上昇を認める。

②末梢血液像1　MG染色（図6.4.12）

芽球から成熟好中球までの成熟段階の顆粒球系細胞が見られる。さらに赤芽球の出現を認め，白赤芽球症とよばれる（6.7.7項p.191「Q&A」参照）。また，赤血球形態異常として涙滴赤血球が散在する。その他，巨大血小板も認められる。

③末梢血液像2　MG染色（図6.4.13）

同様に芽球から成熟好中球までの各成熟段階の顆粒球系細胞が見られ，さらに赤芽球の出現を認める，白赤芽球症である。また，赤血球形態異常として涙滴赤血球が散在する。巨大血小板も認められる。

④末梢血液像3　MG染色（図6.4.14）

骨髄球から好中球桿状核球までの顆粒球系細胞が見られる。また，赤血球形態異常として涙滴赤血球が散在する。

5〜30％の割合で急性骨髄性白血病（AML）に移行することがあり，芽球数の増加を認めた場合は注意が必要である。

⑤末梢血液像4　MG染色（図6.4.15）

細胞の大きさは30μm程度の巨核球である。細胞質は突起状になっている。細胞の周囲に血小板と思われる細胞の付着が見られる。このような巨核球が散在していることがある。

⑥骨髄像　MG染色（図6.4.16）[1]

骨髄線維症は，骨髄は過形成で異型を伴った巨核球が増加する前線維化期を経て，線維化が進行する。線維化時に骨髄穿刺を行うと通常ドライタップであり，低形成の骨髄標本となる。図6.4.16は，細胞数が少なく線維化期と思われる骨髄像である。芽球数がやや増加している。

用語　原発性骨髄線維症（primary myelofibrosis；PMF），白赤芽球症（leukoerythroblastosis）

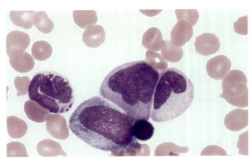

図 6.4.14　末梢血液像　×1,000　MG 染色

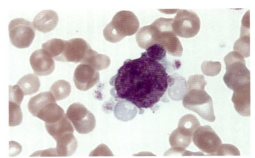

図 6.4.15　末梢血液像　×1,000　MG 染色

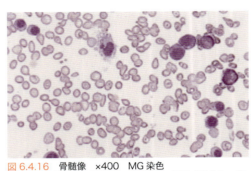

図 6.4.16　骨髄像　×400　MG 染色
〔大竹順子：「新血液細胞アトラス―細胞分類の基礎と特殊染色」, 68, 日本臨床衛生検査技師会, 2002 より〕

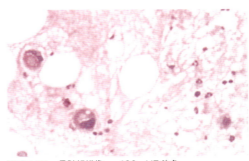

図 6.4.17　骨髄組織像　×400　HE 染色
〔大竹順子：「新血液細胞アトラス―細胞分類の基礎と特殊染色」, 68, 日本臨床衛生検査技師会, 2002 より〕

⑦**骨髄組織像　HE 染色**（図 6.4.17）[1]

図 6.4.17 は線維化期と思われる骨髄組織標本である。有核細胞数は少なく，線維化が見られる。巨核球を 3 個認め，やや増加しているようである。

【**鑑別のポイント**】PMF は，骨髄において巨核球と顆粒球系細胞が増加する骨髄増殖性疾患で，病気の進行に伴い線維性結合組織の沈着や，髄外造血が特徴である。検査所見としては，骨髄穿刺でドライタップであること，骨髄生検で線維化と巨核球数の増加を認めること，NAP スコアが基準範囲内もしくは高値であること，約 50% の患者に *JAK2* V617F，その他 *MPLW* 515K/L や *CALR* の遺伝子変異を認めることがあげられる。Ph 染色体や *BCR::ABL1* 融合遺伝子は検出されない。

［常名政弘］

用語　フィラデルフィア染色体（philadelphia chromosome；Ph 染色体）

参考文献

1) 大竹順子：「新血液細胞アトラス―細胞分類の基礎と特殊染色」, 68, 日本臨床衛生検査技師会, 2002.

6.4.4 本態性血小板血症（ET）

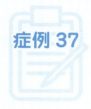

症例 37

本態性血小板血症（ET）
- 患者　70代　男性
- 高血圧，高尿酸血症で近医通院中，約2年前より血小板数の増加（600×10⁹/L）を指摘されており，徐々に増加してきたため精査目的で血液内科受診。
- 末梢血液検査所見：白血球数の増加と血小板数の著明な増加が認められた（表6.4.7）。
- 臨床化学検査所見：臨床化学検査ではKとsIL-2Rが若干上昇していた（表6.4.7）。
- 末梢血液像所見：血小板の形態は大型〜巨大血小板が認められた（図6.4.18）。
- 骨髄像検査所見：細胞密度は正〜過形成であり骨髄系がやや優位。巨核球系は過形成で，血小板数の増加に伴う血小板凝集塊が認められた（図6.4.19）。
- 染色体・遺伝子検査所見：染色体検査では正常核型，遺伝子検査では *JAK2* V617F（GTC → TTC）の変異が認められた（表6.4.8）。
- 治療としては，アスピリン，ヒドロキシカルバミドの内服を開始した。

表6.4.7　臨床検査所見

末梢血液検査		臨床化学検査			臨床化学検査		
WBC	14.2 $\times 10^9$/L	TP	6.9	g/dL	TIBC	288	μg/mL
RBC	4.43 $\times 10^{12}$/L	ALB	4.0	g/dL	UIBC	151	μg/mL
Hb	14.7 g/dL	UN	12.7	mg/dL	Na	138	mmol/L
Ht	44.5 %	Cr	0.86	mg/dL	K	5.0	mmol/L
MCV	100.5 fL	UA	6.6	mg/dL	Cl	102	mmol/L
MCH	33.2 pg	GLU	85	mg/dL	IP	4.2	mg/dL
MCHC	33.0 g/dL	TB	0.77	mg/dL	eGFR	66.3	
PLT	986 $\times 10^9$/L	AST	13	U/L	フェリチン	60.4	mg/dL
RET	1.2 %	ALT	15	U/L	sIL-2R	571	U/mL
凝固・線溶検査		LD	220	U/L	TK	6.9	U/L
PT-INR	1.07	ALP	166	U/L	ANA	40>	倍
APTT	36.6 秒	γGT	25	U/L			
フィブリノゲン	267 mg/mL	CRP	0.03	mg/dL			
		Fe	137	μg/mL			

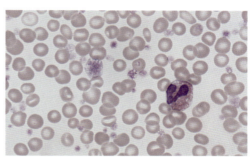

図6.4.18　末梢血液像　×1,000　MG染色
血小板の著明な増加あり。大型〜巨大血小板を認める。

　ETは骨髄増殖性腫瘍の1つであり，巨核球の過形成，血小板数の増加，出血や血栓傾向を特徴とする。骨髄幹細胞レベルでの遺伝子の後天的な変異により発症すると考えられており，患者の約半数で *JAK2* V617F変異遺伝子が検出される[1]。患者は年間10万人に1〜1.5人と推定され，診断時の平均年齢は60歳であり，小児にはめずらしい疾患である[2]。急性白血病や骨髄線維症に転化することは稀であるが，血栓止血関連の合併症を引き起こすことがある。
　治療としては，血栓症の予防として抗血小板薬（アスピリン），骨髄抑制療法としてヒドロキシカルバミドが多く使用されている[1]。

①臨床検査所見（表6.4.7）

　末梢血液検査では血小板数が986×10⁹/Lと著明な増加があり（1,000×10⁹/Lを超えることもある），白血球数の増加が認められる。通常，白血球数は10〜20×10⁹/L程度の増加であり，30×10⁹/Lを超えることは稀である[1]。

　臨床化学検査ではETではカリウム（K）の高値が認められる。血清で測定した場合，血小板数の増加に伴い偽性高カリウム（K）血症[*1]や偽性高リン血症を認めることがある[2]。

②末梢血液像　MG染色（図6.4.18）

　白血球分画では好中球数の増加が主であり，好酸球や好塩基球数の軽度増加もしばしば認められる。形態的には大型〜巨大な血小板が見られる。血小板寿命はおおむね正常であるが，脾臓での捕捉により短縮する場合もある。

③骨髄像　MG染色（図6.4.19）

　骨髄密度は正〜軽度の過形成，大型〜巨大で広い細胞質をもつ巨核球数の著明な増加を認める（表6.4.8）。また，増加した血小板の凝集塊が多く見られる[1,2]。
　ETではほぼ全例において *JAK2*，*c-Mpl*，カルレティク

用語　本態性血小板血症（essential thrombocythemia；ET），カリウム（potassium；K），可溶性インターロイキン2レセプター（soluble interleukin-2 receptor；sIL-2R），総鉄結合能（total iron binding capacity；TIBC），不飽和鉄結合能（unsaturated iron binding capacity；UIBC），ナトリウム（sodium；Na），クロール（chloride；Cl），無機リン（inorganic phosphorus；IP），チミジンキナーゼ（thymidine kinase；TK），抗核抗体（anti-nuclear antibody；ANA）

6章 造血器腫瘍・その他

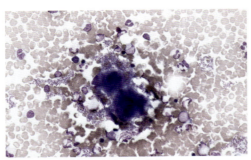

図 6.4.19　骨髄像　×400　MG 染色
巨核球の増加とその周囲に血小板の凝集塊を認める（EDTA 不使用）。

表 6.4.8　骨髄検査結果

骨髄像検査		
採取部位	腸骨	骨髄所見
有核細胞数	$182×10^3/\mu L$	細胞密度は正〜過形成であり骨髄球系がやや優位
巨核球数	$240/\mu L$	各細胞の成熟段階は正常，異形成は認められない
M/E 比	3.79	巨核球過形成で血小板増加による集塊像が見られる

細胞分類					
骨髄芽球	0.6	%	前赤芽球	0.1	%
前骨髄芽球	0.5	%	好塩基性赤芽球	0.2	%
骨髄球	15.8	%	多染性赤芽球	17.1	%
後骨髄球	1.4	%	正染性赤芽球	0.6	%
好中球桿状核球	18.5	%	赤芽球分裂像	0.2	%
好中球分葉核球	30.2	%	単球	2.1	%
好酸球	2.8	%	リンパ球	7.9	%
好塩基球	0.1	%	形質細胞	0.5	%
骨髄球分裂像	0.2	%	細網細胞	0.2	%
			巨核球	0.7	%

染色体検査	遺伝子検査
46, XY	*JAK2* V617F（GTC → TTC）の変異を認める

表 6.4.9　本態性血小板血症の WHO 分類第 5 版診断基準

大基準
(1) 血小板数（≧ $450 × 10^9/L$）
(2) 骨髄生検にて，大型で成熟し，過分葉核をもつ巨核球の増加を伴う巨核球系細胞主体の増殖を認めるが，顆粒球や赤芽球系細胞の明らかな増殖は認めず，顆粒球細胞の左方移動も認めない。ごくまれに軽度の細網線維の増加（MF-1）を認める。
(3) *BCR::ABL1* 陽性慢性骨髄性白血病（CML），真性赤血球増加症（PV），原発性骨髄線維症（PMF），およびほかの骨髄腫瘍の WHO 診断基準を満たさない。
(4) *JAK2*，*CALR*，*MPL* の遺伝子変異がある。
小基準
クローナルマーカーが存在する。または，反応性血小板増加症を除外。
ET と診断するには大基準 4 項目すべてを満たす，または大基準 (1)，(2)，(3) と小基準を満たす必要がある。

（Harrison CN, Dave SS, Giraudier S, et al : "WHO Classification of Tumours, 5th edition, Vol.11 Haematolymphoid Tumours Part A", 2024 ; 41 より改変）

表 6.4.10　本態性血小板血症と二次性血小板増加症の鑑別ポイント

	本態性血小板血症	二次性血小板増加症
基礎疾患の有無	−	+
持続性の血小板数増加	+	−
血小板数増加（$1,000 × 10^9/L$ 以上）	+	−
白血球数	増加（$10〜20 × 10^9/L$）	正〜軽度増加
NAP スコア	正常	正〜高値
血栓症・出血症状	+	−
脾腫	+	−
血小板形態・機能の異常	+	−
遺伝子変異（JAK2, c-Mpl, カルレティクリン）	+	−

〔矢冨 裕：「本態性血小板血症」，血液形態アトラス，検査と技術増刊号，43(10)，920-921，2015 より改変〕

リンのいずれかの変異を伴うことが明らかとなっている[1]。

> **参考情報**
> *1　偽性高K血症：血清を分離する際の血液凝固に伴い，多数の血小板からKが流出し高K血症を呈することである。ヘパリン採血による血漿K値測定により正確なK値を確認できる。

【鑑別のポイント】 ET の診断は基本的には除外診断であり，ほかの骨髄増殖性腫瘍や二次性（反応性）血小板増加症との鑑別が重要となる[1]。ET の WHO 分類第 5 版の診断基準を**表 6.4.9** に示す[3]。二次性血小板増加症の原因には出血，鉄欠乏性貧血，溶血，炎症，急性感染症，悪性腫瘍，分娩，薬剤（アドレナリンなど）がある。ET との鑑別のポイントを**表 6.4.10** に示す。

用語　エチレンジアミン四酢酸（ethylenediaminetetraacetic acid ; EDTA）

6.4 骨髄増殖性腫瘍

> ### 検査室ノート　骨髄標本作製時のEDTA-2K
>
> 　骨髄標本の作製時において抗凝固剤であるEDTA-2K使用の有無については各施設の状況によってさまざまであると思われる。一般にEDTA使用によりクロマチン構造は繊細から粗剛化し，顆粒は減少傾向を示す。一方，標本作製時に乾燥が十分に行われている場合は細胞が伸長しているため細胞の鑑別が容易となる場合もあるといわれている[4]。
>
> 　血小板に関しては巨核球に血小板の付着像が認められないため，免疫性血小板減少症（ITP，旧称：特発性血小板減少性紫斑病）では評価が困難となる。
>
> 　ETの場合は，EDTA不使用時では巨核球の周囲に血小板の凝集塊を多数認めるが，EDTAの使用によりこれらが見られなくなる。標本上，巨核球と血小板が多数認められれば，ETに矛盾しない結果であると思われる。

［野木岐実子］

用語　免疫性血小板減少症（immune thrombocytopenia；ITP），特発性血小板減少性紫斑病（idiopathic thrombocytopenic purpura；ITP）

参考文献

1) 矢冨　裕：「本態性血小板血症」，血液形態アトラス，検査と技術増刊号，920-921，2015．
2) 小松則夫：「骨髄増殖性腫瘍　本態性血小板血症」，WHO分類第4版による白血病・リンパ系腫瘍の病態学，39-43，押味和夫（監），中外医学社，2009．
3) Arber DA et al.: "The 2016 revision to the World Health Organization classification of myeloid neoplasms and acute leukemia", Blood 2016；127：2391-2405.
4) 常名正弘：「総論　標本作製時の注意点」，血液形態アトラス，検査と技術増刊号，846-847，2015．

6.5 骨髄異形成／骨髄増殖性腫瘍

6.5.1 慢性骨髄単球性白血病（CMML）

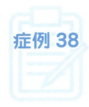

症例 38

慢性骨髄単球性白血病（CMML）
- 患者　80代　男性
- 白血球数の増加を認め骨髄検査が施行された。
- 末梢血液検査所見：白血球数の増加，正球性正色素性貧血を認める（表6.5.1）。
- 臨床化学検査所見：UA，TB，LD，CRPの上昇を認める（表6.5.1）。
- 末梢血液像所見：成熟単球が52%（絶対数）と増加を認め，巨大血小板が見られた（図6.5.1）。
- 骨髄像所見：細胞密度は過形成，芽球は5%未満，成熟単球は50.4%と増加が見られた。顆粒球系に脱顆粒，赤芽球系に巨赤芽球様変化，多核赤芽球，巨核球系に分離多核巨核球の異形成を認めた（図6.5.2，6.5.3）。
- 骨髄特殊染色所見：MPO染色では単球は弱陽性を示した（図6.5.4）。またエステラーゼ染色の非特異エステラーゼ（α-NB）染色はおおよそ半分の細胞がびまん性陽性（図6.5.5）で，フッ化ナトリウムで阻害された（図6.5.6）。

表6.5.1　臨床検査所見

末梢血液検査			臨床化学検査		
WBC	15.0	10^9/L	TP	6.7	g/dL
RBC	2.54	10^{12}/L	ALB	3.3	g/dL
Hb	8.0	g/dL	UN	30	mg/dL
Ht	24.6	%	Cr	1.23	mg/dL
MCV	96.9	fL	UA	7.7	mg/dL
MCH	31.5	pg	TB	1.6	mg/dL
MCHC	32.5	g/dL	AST	20	U/L
PLT	179	10^9/L	ALT	11	U/L
RET	1.0	%	LD	515	U/L
			CRP	3.86	mg/dL
			Fe	167	μg/mL
			フェリチン	680	mg/dL

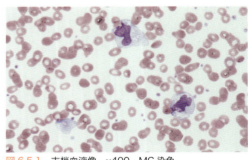

図6.5.1　末梢血液像　×400　MG染色

①**臨床検査所見**（表6.5.1）

末梢血液検査では，白血球数の増加，正球性正色素性貧血を認める。

白血球数は約半数で正常または減少し，MDSに類似している。本症例では白血球数が増加し骨髄増殖性腫瘍（MPN）に類似する。しかし症例全体では約半数が正常～減少しているためMDSとの鑑別に注意する。

臨床化学検査では，UA，TB，LD，CRPの上昇を認める。

②**末梢血液像**（図6.5.1）

成熟単球が52%（7,800/μL）と増加を認め，そのほかに巨大血小板が見られた。

好中球の形態的所見はMDSと類似する脱顆粒や偽Pelger-Huët核異常などの所見を認めることが多い。また芽球は20%未満，前骨髄球や骨髄球は10%未満である。

③**骨髄像1　MG染色**（図6.5.2）

細胞密度は過形成，芽球は5%未満，成熟単球は50.4%と増加が見られた。その他，顆粒球系に脱顆粒，赤芽球系に巨赤芽球様変化，多核赤芽球，巨核球系に分離多核巨核球の異形成を認めた。

CMMLでは，各血球系に異形成が見られることが多い。

④**骨髄像2　MG染色**（図6.5.3）

細胞の大きさは25～30μmのやや大きめの前単球と成熟

用語　慢性骨髄単球性白血病（chronic myelomonocytic leukemia；CMML）

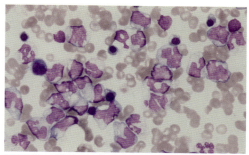

図6.5.2　骨髄像　×400　MG染色

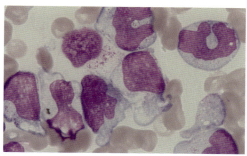

図6.5.3　骨髄像　×1,000　MG染色

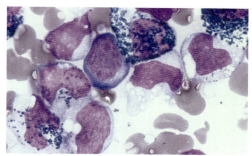

図6.5.4　骨髄像　×1,000　MPO染色

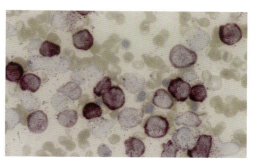

図6.5.5　骨髄像　×400　非特異的エステラーゼ染色（α-NB法）

単球の増加を認める。

　本疾患では，単球系細胞が増加する急性骨髄性白血病との分類が重要となる。分類には，単芽球を含む芽球，前単球と成熟単球との正確な鑑別が必要となる。

⑤骨髄像3　MPO染色（FDA法）（図6.5.4）

　単球は弱陽性を示した。

⑥骨髄像4　エステラーゼ染色（α-NB法）（図6.5.5）

　エステラーゼ染色の非特異的エステラーゼ（α-NB）染色はおおよそ半分の細胞がびまん性に茶褐色に陽性を示した。

⑦骨髄像5　エステラーゼ染色（α-NB/NaF法）（図6.5.6）

　α-NB染色陽性細胞は，フッ化ナトリウムで反応が阻害された。

【鑑別のポイント】CMMLは，骨髄増殖性腫瘍と骨髄異形成腫瘍の特徴を併せもった，単クローン性の骨髄腫瘍である。持続する単球数の増加（末梢血に$1.0×10^9$/L），Ph染色体とBCR::ABL1融合遺伝子がない，PDGFRA，PDGFRB遺伝子再構成がない，末梢血，骨髄（骨髄芽球，単芽球）と前単球で芽球が20％未満，1系統以上の血球に異形成があるという特徴がある。はっきりとした異形成が

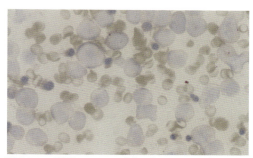

図6.5.6　骨髄像　×400　非特異的エステラーゼ染色（α-NB/NaF法）

ない場合でも後天性染色体異常や遺伝子異常がある，または3カ月以上の単球数増加が持続していることが満たされるとCMMLと診断される。WHO分類第5版では，末梢血芽球比率が2％未満および骨髄中の芽球比率が5％未満の場合はCMML-0と定義されていたが，予後への影響などが明らかでないことからCMML-1のなかに組み込まれた。また，末梢血の単球絶対数が1,000/μL以上から500/μLに引き下げられた。ただし500〜1,000/μL未満の場合には1系統以上の骨髄系細胞に異形成を認め，後天的な細胞遺伝学的・分子異常の存在することが条件となる。

［常名政弘］

6.5.2　SF3B1 変異と血小板増加症を伴う骨髄異形成/骨髄増殖性腫瘍（MDS/MPN-SF3B1-T）

症例 39

SF3B1 変異と血小板増加症を伴う骨髄異形成/骨髄増殖性腫瘍（MDS/MPN-SF3B1-T）

● 患者　80代　男性

・白血球数減少，大球性貧血，血小板数の著明な増加，末梢血液像において芽球を認めたため骨髄検査が施行された。
・末梢血液検査所見：白血球数減少，大球性貧血，血小板数増加を認めた（表6.5.2）。
・臨床化学検査所見：LDの上昇を認めた（表6.5.2）。
・末梢血液像所見：赤血球の大小不同，血小板数の増加を認めた。また，核クロマチン構造繊細な芽球が認められた（図6.5.7，6.5.8）。
・骨髄像所見：細胞密度は過形成，巨核球数の増加を認めた。赤芽球系の細胞が目立ち，巨赤芽球様変化，核辺縁不整，核断片化など異形成を認めた。顆粒球系，巨核球系の異形成は明らかではなかった。芽球数の軽度増加を認めた（図6.5.9～6.5.14）。
・骨髄特殊染色所見：骨髄像 Fe 染色では赤芽球の約10％に環状鉄芽球（RS）を認めた（図6.5.15，6.5.16）。
・染色体・遺伝子検査所見：G-band 法において染色体異常は認めない（46,XY[20]）。遺伝子パネル検査において SF3B1 変異が検出された。

表 6.5.2　臨床検査所見

末梢血液検査			臨床化学検査			臨床化学検査		
WBC	2.4	10^9/L	TP	6.4	g/dL	AST	21	U/L
RBC	1.96	10^{12}/L	ALB	4.3	g/dL	ALT	18	U/L
Hb	8.2	g/dL	UN	14	mg/dL	LD	274	U/L
Ht	24.9	%	Cr	0.97	mg/dL	ALP	129	U/L
MCV	127.0	fL	UA	7	mg/dL	γGT	48	U/L
MCH	41.8	pg	GLU	137	mg/dL	CRP	0.05	mg/dL
MCHC	32.9	g/dL	TC	138	mg/dL	eGFR	56	
PLT	755	10^9/L	TB	1.4	mg/dL			

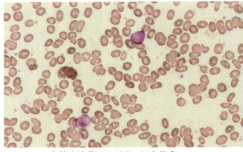

図 6.5.7　末梢血液像　×400　MG染色

① 臨床検査所見（表6.5.2）

末梢血液検査では，白血球数減少（2.4×10^9/L），大球性貧血（Hb 8.2g/dL，MCV 127.0fL），血小板数の著明な増加（755×10^9/L）を認めた。臨床化学検査ではLD軽度上昇（274U/L）を認めた。

② 末梢血液像1　MG染色（図6.5.7）

血液像では赤血球の大小不同，血小板数の増加を認めた。また，芽球を認めたものの引き始め付近の本視野2個と少ない。芽球比率は1.0％未満であった。

③ 末梢血液像2　MG染色（図6.5.8）

裸核巨核球を認める。これはMDSを示唆する所見とされ，標本を観察するなかで数個認められるような際は参考となる場合がある[1]。

④ 骨髄像1　MG染色（図6.5.9）

本視野において巨核球を6～7個認める。

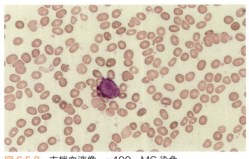

図 6.5.8　末梢血液像　×400　MG染色

⑤ 骨髄像2　MG染色（図6.5.10）

赤芽球系に巨赤芽球様変化，核辺縁不整などの異形成を認める。なお本視野のなかには形質細胞が1個認められる。

⑥ 骨髄像3　MG染色（図6.5.11）

写真中央に芽球が認められる。赤芽球系に巨赤芽球様変

用語　SF3B1 変異と血小板増加症を伴う MDS/MPN（myelodysplastic/myeloproliferative neoplasm with SF3B1 mutation and thrombocytosis；MDS/MPN-SF3B1-T）

6.5 | 骨髄異形成／骨髄増殖性腫瘍

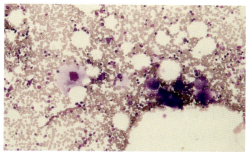

図6.5.9　骨髄像　×100　MG染色

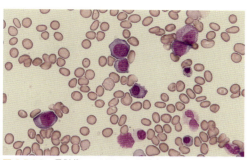

図6.5.10　骨髄像　×400　MG染色

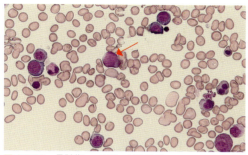

図6.5.11　骨髄像　×400　MG染色
→：芽球

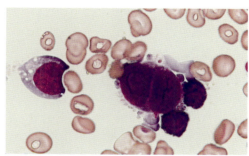

図6.5.12　骨髄像　×1,000　MG染色

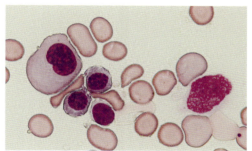

図6.5.13　骨髄像　×1,000　MG染色

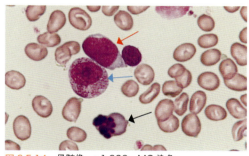

図6.5.14　骨髄像　×1,000　MG染色
→：芽球，→：骨髄球，→：赤芽球

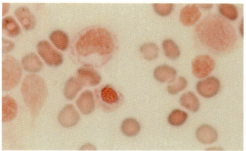

図6.5.15　骨髄像　×1,000　Fe染色

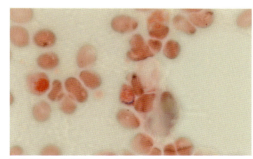

図6.5.16　骨髄像　×1,000　Fe染色

化，核辺縁不整，成熟好中球に偽Pelger-Huët核異常を認める。

⑦骨髄像4　MG染色（図6.5.12）
　小型巨核球を認める。微小巨核球は認めない。

⑧骨髄像5　MG染色（図6.5.13）
　赤芽球系に巨赤芽球様変化および核辺縁不整を認める。

⑨骨髄像6　MG染色（図6.5.14）
　写真上から芽球，骨髄球，赤芽球を認める。赤芽球は核断片化を生じている。

⑩骨髄像　Fe染色（図6.5.15，6.5.16）
　RSを認める。IWGM-MDSでは，RSは鉄顆粒（核周囲に存在）は5個以上，分布は核周囲の1/3以上と定義され

✎用語　国際MDS形態ワーキンググループ（International Working Group on Morphology of MDS；IWGM-MDS）

ている。本症例では10%認められた。

【鑑別のポイント】 WHO分類改訂第4版におけるMDS/MPN-RS-Tは，WHO分類第5版では*SF3B1*変異を認めた場合，RSの有無によらずMDS/MPN-*SF3B1*-Tと分類される（*SF3B1*変異の変異頻度は10%を超えること）。一方で，*SF3B1*変異が検出されないもしくは*SF3B1*変異の解析が未実施の場合，RSの有無を確認する必要があり，15%を超えている場合には，MDS/MPN-RS-T, NOSと分類される。遺伝子染色体異常の比重が高くなっている現状ではあるものの，RS観察を行う形態学の重要性は引き続き保たれている点は留意しておきたい。診断基準の血小板数は，WHO分類改訂第4版と同じく450×10^9/L以上であることを血小板数増加の基準としている。さらに，血小板数増加と合わせて貧血が診断時同時に出現していることが重要とされている。これは，*SF3B1*変異の認められたMDS症例（MDS-*SF3B1*）において，経過中の血小板数増加が，一見MDS/MPN-*SF3B1*-Tのようにみえるため注意が必要である。芽球比率は末梢血で1%未満かつ骨髄で5%未満とされる。したがって，これ以上の芽球比率増加例に関しては，MDS/MPN, NOSに分類すべきと考えられる[2,3]。

［有賀　祐］

📖 参考文献

1) 黒山祥文, 大畑雅彦：「細胞像の見かた - 病理・血液・尿沈さ 血液 骨髄塗抹標本の見かた 7．FAB分類 2）MDSに見られる形態異常（3）巨核球」, 検査と技術, 2004；32：1165-1167.
2) 桐戸敬太：「骨髄異形成／骨髄増殖性腫瘍」, 臨床検査, 2023；67：710-715.
3) 中島　潤, 宮﨑泰司：「骨髄異形成／骨髄増殖性腫瘍の遺伝子異常」, 臨床検査, 2019；63：798-803.

6.6 リンパ腫

6.6.1 慢性リンパ性白血病(CLL)

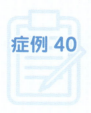

症例40

慢性リンパ性白血病(CLL)
- 患者　80代　男性
- 末梢血液検査所見：白血球数の増加，正球性正色素性貧血を認める（表6.6.1）。
- 臨床化学検査所見：LDの軽度上昇，sIL-2Rの上昇を認める（表6.6.1）。
- 末梢血液像所見：細胞の大きさは小型，N/C比80～90%と細胞質は狭く，クロマチン構造は凝集し核小体は目立たない成熟リンパ球を90%認めた（図6.6.1～6.6.5）。
- 末梢血FCM検査所見：細胞表面形質解析では，CD19，CD20が陽性でBリンパ系の形質を示し，CD23陽性，CD10陰性，Tリンパ系マーカーのCD5は陽性，細胞表面免疫グロブリンλ鎖に偏りが見られた（表6.6.2）。

表6.6.1　臨床検査所見

末梢血液検査			臨床化学検査		
WBC	47.3	10⁹/L	TP	7.1	g/dL
RBC	3.69	10¹²/L	ALB	3.9	g/dL
Hb	9.9	g/dL	UN	28	mg/dL
Ht	31.3	%	Cr	1.90	mg/dL
MCV	84.8	fL	TB	0.4	mg/dL
MCH	26.8	pg	AST	13	U/L
MCHC	31.6	g/dL	ALT	7	U/L
PLT	147	10⁹/L	LD	286	U/L
RET	2.7	%	ALP	242	U/L
凝固・線溶検査			γGT	35	U/L
PT-INR	1.00		AMY	49	U/L
APTT	28.4	秒	CK	35	U/L
FDP	3.50	μg/mL	CRP	0.12	mg/dL
			sIL-2R	9,872	U/L

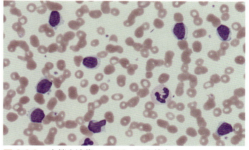

図6.6.1　末梢血液像　×400　MG染色

① **臨床検査所見**（表6.6.1）

末梢血液検査では，白血球数の増加，正球性正色素性貧血を認める。

本疾患では，白血球数の増加，貧血を認めることが多い。末梢血中にリンパ球数が$5.0×10^9$/L以上が3カ月以上持続した場合は本疾患が疑われる。

臨床化学検査では，Cr，LDの軽度上昇，sIL-2Rの上昇を認める。

凝固・線溶検査では異常所見は認めない。

② **末梢血液像1**　MG染色（図6.6.1）

細胞の大きさは小型，N/C比80～90%と細胞質は狭く，クロマチン構造は凝集し核小体は目立たない成熟リンパ球を90%認めた。

典型例では，赤血球の2倍以内（16μm以下）の小型から中型である。

③ **末梢血液像2**　MG染色（図6.6.2）

細胞の大きさは小型，N/C比80～90%と細胞質は狭く，クロマチン構造は凝集し核小体は目立たない成熟リンパ球の増加を認める。

非典型例では，細胞質が広く大型で，クロマチン構造が濃縮した成熟リンパ球である。トリソミー12などの染色体異常を認めることが多い。

④ **末梢血液像3**　MG染色（図6.6.3）

細胞の大きさは小型，N/C比80～90%と細胞質は狭く，クロマチン構造は凝集し核小体は目立たない成熟リンパ球数が増加している。

用語　慢性リンパ性白血病（chronic lymphocytic leukemia；CLL）

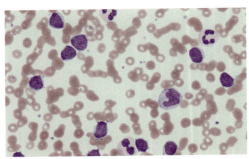

図 6.6.2　末梢血液像　×400　MG染色

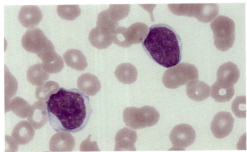

図 6.6.3　末梢血液像　×1,000　MG染色

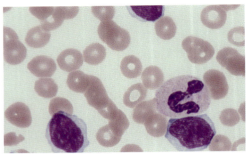

図 6.6.4　末梢血液像　×1,000　MG染色

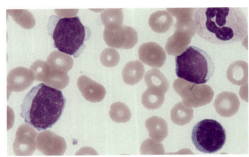

図 6.6.5　末梢血液像　×1,000　MG染色

⑤末梢血液像4　MG染色（図6.6.4）

　細胞の大きさは小型，N/C比80〜90％と細胞質は狭く，クロマチン構造は凝集し核小体は目立たない成熟リンパ球である。腫瘍細胞の大きさは12〜16μm程度である。

⑥末梢血液像5　MG染色（図6.6.5）

　細胞の大きさは小型，N/C比80〜90％と細胞質は狭く，クロマチン構造は凝集し核小体は目立たない成熟リンパ球である。腫瘍細胞の大きさは12〜16μm程度である。細胞質はやや青みを帯びている。

⑦末梢血液FCM検査（表6.6.2）

　細胞表面形質解析では，CD19，CD20が陽性でBリンパ系の形質を示し，CD23陽性，CD10陰性，Tリンパ系マーカーのCD5は陽性，細胞表面免疫グロブリンλ鎖に偏りが見られた。

　CD38が半数以上陽性の場合は予後不良とされている。

【鑑別のポイント】CLLはWHO分類第5版では，リンパ系腫瘍の成熟型B細胞腫瘍のなかの前腫瘍性・腫瘍性小リンパ球増殖症に含まれる。高齢者に多く，末梢血，骨髄において成熟リンパ球がゆっくり単クローン性に増殖し，末梢血の白血球数が数万から数十万/μLになることが多く，

表 6.6.2　末梢血液FCM検査所見：血液細胞表面形質解析

	％
CD3	1.9
CD4	1.0
CD5	86.1
CD7	1.3
CD8	1.0
CD10	0.3
CD19	97.9
CD20	95.3
CD23	65.6
CD25	24.6
CD30	0.5
CD56	0.6
κ	0.0
λ	94.6

そのなかでリンパ球が70〜95％を占める。腫瘍細胞は小型の成熟リンパ球で個々の細胞形態では正常リンパ球との鑑別は困難である。病型確定には細胞表面形質解析が有用で，特徴はB細胞系マーカーのCD19，CD20，CD23およびTリンパ系マーカーのCD5が陽性である。また細胞表面免疫グロブリンの軽鎖制限を認める。

6.6.2 びまん性大細胞型B細胞リンパ腫（DLBCL）

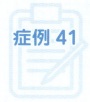

症例41

びまん性大細胞型B細胞リンパ腫（DLBCL）
- **患者　80代　男性**
- リンパ節腫脹を認め骨髄検査が施行された。
- 末梢血液検査所見：正球性正色素性貧血，血小板数減少を認める（表6.6.3）。
- 臨床化学検査所見：LDとsIL-2Rの上昇を認める（表6.6.3）。
- 末梢血液像所見：末梢血液に異常細胞の出現は認めなかったが，幼若顆粒球と赤芽球の出現を認めた（図6.6.6）。
- 骨髄像所見：細胞の大きさは大型で，細胞質は広く，N/C比は60〜80%，細胞質は好塩基性，核のクロマチン構造は粗剛で核小体を有する細胞の浸潤を認めた。また，中，強拡大では，核形不整，細かい空胞も見られる（図6.6.7〜6.6.10）。
- 骨髄FCM検査所見：細胞表面形質解析ではCD19，CD20が陽性でBリンパ系の形質を示し，さらにCD5陽性，CD23陰性，細胞表面免疫グロブリンλ鎖への偏りを認めた（表6.6.4）。

表6.6.3　臨床検査所見

末梢血液検査		臨床化学検査		臨床化学検査	
WBC	5.4 10^9/L	TP	6.1 g/dL	γGT	12 U/L
RBC	3.59 10^{12}/L	ALB	3.1 g/dL	CRP	0.66 mg/dL
Hb	10.7 g/dL	UN	7 mg/dL	Fe	143 μg/mL
Ht	30.2 %	Cr	1.14 mg/dL	IgG	1,294 mg/dL
MCV	84.1 fL	UA	12.6 mg/dL	IgA	338 mg/dL
MCH	29.8 pg	TG	132 mg/dL	IgM	49 mg/dL
MCHC	35.4 g/dL	TC	72 mg/dL	eGFR	27.1
PLT	138 10^9/L	TB	0.7 mg/dL	フェリチン	1,807 mg/dL
凝固・線溶検査		AST	35 U/L	sIL-2R	827 U/L
PT-INR	1.12	ALT	21 U/L		
APTT	40.4 秒	LD	841 U/L		
FDP	7.60 μg/mL	ALP	189 U/L		

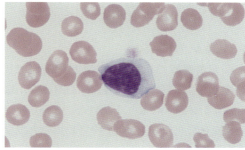

図6.6.6　末梢血液像　×1,000　MG染色

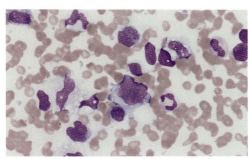

図6.6.7　骨髄像　×400　MG染色

①**臨床検査所見**（表6.6.3）

末梢血液検査では，正球性正色素性貧血，血小板数減少を認める。

臨床化学検査では，UA，LDとsIL-2Rの上昇を認める。

本疾患において，血算では貧血，血小板数減少が多く見られる。また，臨床化学検査では，LD，sIL-2R，フェリチンの上昇を認める。

②**末梢血液像　MG染色**（図6.6.6）

末梢血液には異常細胞の出現は認めなかった。

③**骨髄像1　MG染色**（図6.6.7）

細胞の大きさは大型で，細胞質は広く，N/C比は70%，細胞質は好塩基性，クロマチン構造は粗剛で核小体を有する細胞の浸潤を認めた。また，マクロファージがやや目立つ。

④**骨髄像2　MG染色**（図6.6.8）

細胞の大きさは大型で，細胞質は広く，N/C比は60〜80%，細胞質は好塩基性，クロマチン構造は粗剛で核小体を有する細胞の浸潤を認めた。また，核形不整，空胞が見られる細胞もある。

⑤**骨髄像3　MG染色**（図6.6.9）

細胞の大きさは大型で，N/C比は70%程度，細胞質は好塩基性，クロマチン構造は粗剛で核小体を有する細胞である。また，核形は不整で細かい空胞も見られる。

⑥**骨髄像4　MG染色**（図6.6.10）

細胞の大きさは大型で，N/C比は70%程度，細胞質は好塩基性，クロマチン構造は粗剛で核小体を有する細胞である。また，核形不整が見られる。

用語　びまん性大細胞型B細胞リンパ腫（diffuse large B-cell lymphoma；DLBCL）

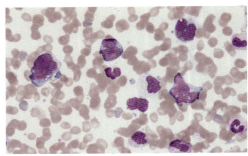

図6.6.8　骨髄像　×400　MG染色

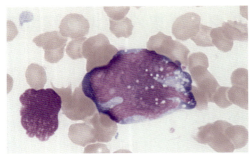

図6.6.9　骨髄像　×1,000　MG染色

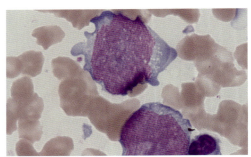

図6.6.10　骨髄像　×1,000　MG染色

表6.6.4　骨髄FCM検査所見：血液細胞表面形質解析

	%
CD3	16.8
CD4	8.6
CD5	54.8
CD7	12.0
CD8	11.2
CD10	2.3
CD19	65.5
CD20	69.8
CD23	11.5
CD25	19.9
CD30	0.4
CD56	1.0
κ	2.2
λ	45.2

⑦骨髄FCM検査（表6.6.4）

　細胞表面形質解析ではCD19，CD20が陽性でBリンパ系の形質を示し，さらにCD5陽性，CD23陰性，細胞表面免疫グロブリンλ鎖への偏りを認めた。また，リンパ節の病理組織検査にて正常リンパ球の2倍以上の大型なリンパ球をびまん性に認めた。

【鑑別のポイント】DLBCLはわが国の非ホジキンリンパ腫のなかで最も頻度の高い病型である。細胞の特徴は，大型の細胞で，細胞質は比較的広くN/C比は低い。また細胞質は塩基性が強く，核のクロマチン構造は粗剛，時には濃染し，核小体が数個見られ，空胞を有することがある。細胞表面形質解析の特徴は，B細胞系マーカーのCD19，CD20陽性，さらに細胞表面免疫グロブリンの軽鎖制限が見られることが多い。WHO分類第5版で，DLBCLは大細胞型B細胞リンパ腫のなかにDLBCL, NOSとして含まれる。

　DLBCLは腫瘍の細胞起源によって胚中心由来とされる胚中心B細胞型（GCB型；GCB-DLBCL）と，胚中心後あるいは形質芽球の免疫形質を有する活性化B細胞型（ABC型；ABC-DLBCL）の2つに分類される。

用語　大細胞型B細胞リンパ腫（large B-cell lymphomas），GCB型（germinal center B-cell-like subtype），ABC型（activated B-cell-like subtype）

6.6.3 Burkittリンパ腫（BL）

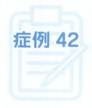

症例 42

Burkittリンパ腫（BL）

- ●患者　60代　男性
- ・不明熱の精査のため骨髄検査が施行された。
- ・末梢血液検査所見：正球性正色素性貧血，血小板数の減少を認める（表6.6.5）。
- ・臨床化学検査所見：LD，UAとsIL-2Rの上昇を認める（表6.6.5）。
- ・末梢血液像所見：細胞の大きさは中型，N/C比は70～90％，細胞質は好塩基性，空胞を有し，クロマチン構造が繊細な細胞を6.5％認めた。その他，幼若顆粒球，赤芽球の出現を認めた（図6.6.11）。
- ・骨髄像所見：細胞の大きさは中型から大型，N/C比は70～90％，細胞質は好塩基性，細胞質や核に多数の丸い空胞を有し，クロマチン構造は繊細で核小体を有する細胞を70％認めた（図6.6.12～6.6.14）。
- ・骨髄特殊染色所見：骨髄像MPO染色では腫瘍細胞は陰性であった（図6.6.15）。
- ・骨髄FCM検査所見：細胞表面形質解析では，CD10，CD19，CD20のリンパ系マーカー陽性，細胞表面免疫グロブリンκ鎖に偏りが見られた（表6.6.6）。

表6.6.5　臨床検査所見

末梢血液検査			臨床化学検査		
WBC	5.5	10^9/L	TP	6.4	g/dL
RBC	3.14	10^{12}/L	ALB	4.3	g/dL
Hb	10.1	g/dL	UN	15	mg/dL
Ht	31.5	%	Cr	0.81	mg/dL
MCV	100.3	fL	UA	9.1	mg/dL
MCH	32.2	pg	TB	0.7	mg/dL
MCHC	32.1	g/dL	AST	62	U/L
PLT	53	10^9/L	ALT	19	U/L
RET	2.0	%	LD	1,656	U/L
凝固・線溶検査			AMY	69	U/L
PT-INR	1.00		CK	54	U/L
APTT	28.6	秒	CRP	4.43	mg/dL
FDP	3.90	μg/mL	eGFR	73.7	
			sIL-2R	2,292	U/L

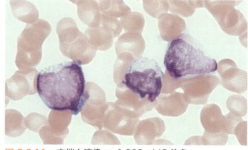

図6.6.11　末梢血液像　×1,000　MG染色

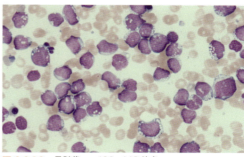

図6.6.12　骨髄像　×400　MG染色

①臨床検査所見（表6.6.5）

末梢血液検査では，正球性正色素性貧血，血小板数の減少を認める。

臨床化学検査では，LD，UAとsIL-2Rの上昇を認める。

本疾患の臨床化学検査の特徴的所見は，LD，UA，sIL-2Rの上昇を認めることがあげられる。LD上昇は細胞崩壊を示唆する所見であり，赤血球系細胞，白血球系細胞，また組織（固形がんを含む）の崩壊が推察される。それらの特定にはLDアイソザイムを調べることが有用となる。

②末梢血液像　MG染色（図6.6.11）

細胞の大きさは中型，N/C比は70～90％，細胞質は好塩基性，空胞を有し，クロマチン構造が繊細な細胞を6.5％認めた。その他，図6.6.11にはないが幼若顆粒球，赤芽球の出現を認めた。

③骨髄像1　MG染色（図6.6.12）

細胞の大きさは中型から大型，N/C比は70～90％，細胞質は好塩基性，細胞質や核に多数の丸い空胞を有し，クロマチン構造は繊細で核小体を有する細胞を70％認めた。その他，顆粒球系，赤芽球系，巨核球系は低形成で異形成は認めなかった。

用語　バーキットリンパ腫（Burkitt lymphoma；BL）

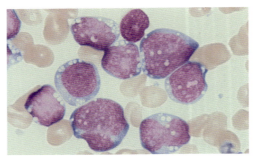

図6.6.13　骨髄像　×1,000　MG染色

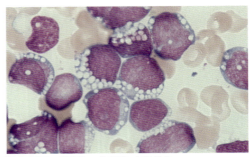

図6.6.14　骨髄像　×1,000　MG染色

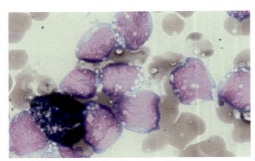

図6.6.15　骨髄像　×1,000　MPO染色

表6.6.6　骨髄FCM検査所見：血液細胞表面形質解析

	%
CD3	0.9
CD4	0.6
CD5	0.9
CD7	0.8
CD8	0.3
CD10	98.1
CD19	98.6
CD20	96.3
CD23	12.6
CD25	9.8
CD30	0.8
CD56	0.2
κ	91.1
λ	1.0

④骨髄像2　MG染色（図6.6.13）

　細胞の大きさは中型から大型，N/C比は70〜90％，細胞質は好塩基性，細胞質や核に多数の丸い空胞を有し，クロマチン構造は繊細で核小体を有する細胞である。

⑤骨髄像3　MG染色（図6.6.14）

　細胞の大きさは中型から大型，N/C比は70〜90％，細胞質は好塩基性，細胞質や核に多数の丸い空胞を有し，クロマチン構造は繊細で核小体を有する細胞である。

⑥骨髄像4　MPO染色（FDA法）（図6.6.15）

　骨髄像MPO染色では腫瘍細胞は陰性であった。空胞は染色の過程で抜けた脂肪成分である。

　オイル赤O（ズダンⅢ）染色で陽性に染まる。

⑦骨髄FCM検査（表6.6.6）

　細胞表面形質解析では，CD10，CD19，CD20のリンパ系マーカー陽性，細胞表面免疫グロブリンκ鎖に偏りが見られた。

【鑑別のポイント】BLは$c\text{-}MYC$遺伝子と免疫グロブリン遺伝子の相互転座に起因し，高い増殖力を有する高侵襲性B細胞性腫瘍である。リンパ組織像では，核片を貪食するマクロファージが多く見られることから星空像とよばれる特徴的像が見られる。細胞表面形質解析ではBリンパ系マーカーのCD10，CD19，CD20，CD22，CD79a，SIgMが陽性，免疫組織化学ではCD79a，CD20，CD10，BCL6が陽性，ヒト増殖期細胞の核に陽性を示すKi67（MIB-1）がほとんどの細胞で陽性となる。BCL-2強陽性症例はBLに含めず，WHO分類第5版では，MYCと$BCL2$再構成を伴うびまん性大細胞型B細胞リンパ腫／高悪性度B細胞リンパ腫（DLBCL/HGBCL-MYC/$BCL2$）に分類される。染色体異常は，t(8;14)(q24;q32)が75〜90％を占める。その他，t(2;8)(p12;q24)，t(8;22)(q24;q11)がある。BLの95％は$IGH{::}MYC$陽性である。

用語　星空像（starry sky appearance），SIgM（surface immunoglobulin M），BCL（B-cell lymphoma），高悪性度B細胞リンパ腫（high-grade B-cell lymphoma；HGBCL）

6.6.4 濾胞性リンパ腫（FL）

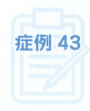

症例 43

濾胞性リンパ腫（FL）
- 患者　60代　女性
- リンパ節腫脹を認め骨髄検査が施行された。
- 末梢血液検査所見：血小板数の減少を認める（表6.6.7）。
- 臨床化学検査所見：sIL-2Rの上昇を認める（表6.6.7）。
- 末梢血液像所見：細胞の大きさは小型で，細胞質はほとんど認めず，核と細胞膜との接する部分が多い，N/C比は90％程度，クロマチン構造が濃染したリンパ球を32％認める（図6.6.16, 6.6.17）。
- 骨髄像所見：小型で，細胞質はほとんど認めず，N/C比は90％程度，クロマチン構造は濃染し，核の中心部へ向け切れ込みを有する成熟リンパ球の浸潤を60％程度認めた（図6.6.18～6.6.20）。
- 骨髄FCM検査所見：骨髄では小型でN/C比は90％程度，一部の細胞で核に切れ込みを有するリンパ球の浸潤を認め，それらのリンパ球は細胞表面形質解析でCD10, CD19, CD20が陽性でBリンパ系の形質で，さらに細胞表面免疫グロブリンλ鎖への偏りが見られた（表6.6.8）。

表6.6.7　臨床検査所見

末梢血液検査			臨床化学検査		
WBC	8.5	10^9/L	TP	7.1	g/dL
RBC	4.83	10^{12}/L	ALB	3.8	g/dL
Hb	13.3	g/dL	UN	16	mg/dL
Ht	40.8	%	Cr	0.74	mg/dL
MCV	84.5	fL	UA	4.3	mg/dL
MCH	27.5	pg	TB	0.8	mg/dL
MCHC	32.6	g/dL	AST	31	U/L
PLT	130	10^9/L	ALT	15	U/L
RET	1.2	%	LD	195	U/L
凝固・線溶検査			ALP	223	U/L
PT-INR	0.90		γGT	19	U/L
APTT	31.2	秒	CRP	0.2	mg/dL
FDP	1.60	μg/mL	eGFR	60.4	
			sIL-2R	3,671	U/L

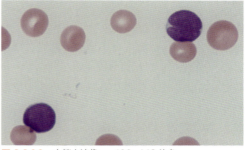

図6.6.16　末梢血液像　×400　MG染色

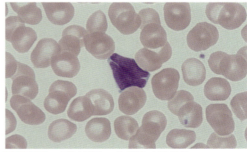

図6.6.17　末梢血液像　×1,000　MG染色

①臨床検査所見（表6.6.7）

末梢血液検査では，血小板数の減少を認める。

臨床化学検査では，sIL-2Rの上昇を認める。

本疾患は低悪性度Bリンパ腫であるため，sIL-2Rの上昇を認めるほかは，病期の進行速度は緩やかなため，血算，臨床化学検査値はほとんどが基準範囲内であることが多い。

②末梢血液像1　MG染色（図6.6.16）

細胞の大きさは小型で，細胞質はほとんど認めず，merge（併合）大（核と細胞膜との接する部分が多い），N/C比は90％程度，クロマチン構造が濃染したリンパ球を32％認める。小型のリンパ球であるため，自動血球分析装置でも異常を示さないことが多い。標本の観察を注意深く行うことにより発見されることもある。

③末梢血液像2　MG染色（図6.6.17）

細胞の大きさは10μm程度と小型で，細胞質はほとんど認めず，merge大，N/C比は90％程度，クロマチン構造は濃染している。また，核の中心部へ向け切れ込みを有する成熟リンパ球である。本疾患の最も特徴的な所見である。

④骨髄像1　MG染色（図6.6.18）

細胞密度は正形成であり，小型で，細胞質はほとんど認めず，merge大，N/C比は90％程度，クロマチン構造が濃染した成熟リンパ球の浸潤を60％程度認めた。その他，顆粒球系，赤芽球系，巨核球系は正形成で異形成は認めない。

用語　濾胞性リンパ腫（follicular lymphoma；FL）

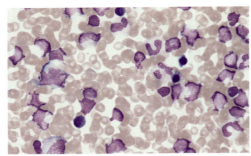

図 6.6.18　骨髄像　×400　MG 染色

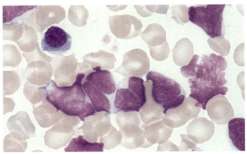

図 6.6.19　骨髄像　×1,000　MG 染色

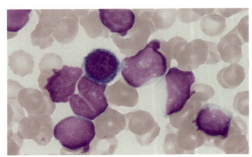

図 6.6.20　骨髄像　×1,000　MG 染色

表 6.6.8　骨髄 FCM 検査所見：血液細胞表面形質解析

	%
CD3	5.9
CD4	4.6
CD5	7.4
CD7	6.3
CD8	3.8
CD10	88.9
CD19	88.2
CD20	83.9
CD23	38.2
CD25	1.9
CD30	0.2
CD56	1.3
κ	1.3
λ	73.6

⑤骨髄像2　MG 染色（図6.6.19）

細胞の大きさは10μm程度と小型で，細胞質はほとんど認めず，merge大，N/C比は90％程度，クロマチン構造は濃染している．また，核に切れ込みを有する成熟リンパ球を認める．

⑥骨髄像3　MG 染色（図6.6.20）

細胞の大きさは10μm程度と小型で，細胞質はほとんど認めず，merge大，N/C比は90％程度，クロマチン構造は濃染している．また，核に切れ込みを有する成熟リンパ球も認める．

⑦骨髄 FCM 検査（表6.6.8）

骨髄では小型でN/C比は90％程度，一部の細胞で核に切れ込みを有するリンパ球の浸潤を認め，それらのリンパ球は，細胞表面形質解析でCD10，CD19，CD20が陽性でBリンパ系の形質を示し，さらに細胞表面免疫グロブリンλ鎖への偏りが見られた．また，骨髄のFISH検査で*IGH::BCL2*融合シグナルを66.5％認めた．

【鑑別のポイント】FLは，胚中心の細胞に相当するB細胞の腫瘍であり，リンパ組織の少なくとも部分的に濾胞構造が認められるものと規定されている．また初発診断時の約半数に骨髄浸潤を認め，末梢血液像にもよく出現する．腫瘍細胞は正常の成熟リンパ球に近似していることも多く，鑑別困難な細胞の1つにあげられる．細胞の特徴は小型でN/C比は90％程度，クロマチン構造は繊細もしくは濃染し，核の中心部へ向け切れ込みを認めることがある．鑑別には，細胞表面形質解析やFISH法が有用である．細胞表面形質のCD10，CD19，CD20陽性および軽鎖制限を認め，さらにFISH法において*IGH::BCL2*融合シグナルが見られることがあげられる．

WHO分類第5版でFLは4つの疾患単位に分類される．改訂第4版ではグレード分類（グレード1，2，3A，3B）されていたが，第5版では任意となった．第5版では古典的濾胞性リンパ腫（改訂第4版のグレード1～3Aに相当）と濾胞性大細胞型リンパ腫（改訂第4版のグレード3Bに相当）の2つに分類される．

用語　蛍光 *in situ* ハイブリダイゼーション（fluorescence *in situ* hybridization；FISH）

6.6.5 マントル細胞リンパ腫（MCL）

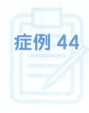

症例 44

マントル細胞リンパ腫（MCL）
- ●患者　70代　男性
- ・白血球数の増加を認め骨髄検査が施行された。
- ・末梢血液検査所見：白血球数の増加，大球性正色素性貧血を認める（表6.6.9）。
- ・臨床化学検査所見：LDとsIL-2Rの上昇を認める（表6.6.9）。
- ・末梢血液像所見：細胞の大きさは小型から中型で，N/C比は80〜90％，クロマチン構造は粗剛，核の一部に切れ込みを有する成熟リンパ球の増加を認めた（図6.6.21）。
- ・骨髄像所見：小型から中型で，N/C比は80〜90％，クロマチン構造は粗剛，核の一部に切れ込みを有する成熟リンパ球の浸潤を75％認め，リンパ腫細胞の骨髄浸潤を認めた（図6.6.22〜6.6.25）。
- ・骨髄FCM検査所見：細胞表面形質解析ではCD19，CD20が陽性でBリンパ系の形質を示し，さらにCD5陽性，CD23陰性，細胞表面免疫グロブリンλ鎖への偏りを認めた（表6.6.10）。

表6.6.9　臨床検査所見

末梢血液検査			臨床化学検査		
WBC	55.2	10^9/L	TP	5.6	g/dL
RBC	2.30	10^{12}/L	ALB	3.0	g/dL
Hb	8.1	g/dL	UN	12	mg/dL
Ht	25.5	％	Cr	0.67	mg/dL
MCV	110.9	fL	UA	12.1	mg/dL
MCH	35.2	pg	TB	0.9	mg/dL
MCHC	31.8	g/dL	AST	51	U/L
PLT	153	10^9/L	ALT	27	U/L
RET	2.7	％	LD	421	U/L
凝固・線溶検査			ChE	109	U/L
PT-INR	0.94		AMY	49	U/L
APTT	19.7	秒	CK	123	U/L
FDP	4.50	μg/mL	CRP	0.86	mg/dL
			sIL-2R	9,117	U/L

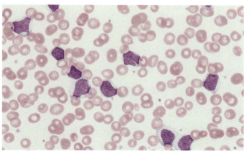

図6.6.21　末梢血液像　×400　MG染色

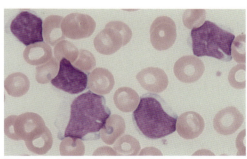

図6.6.22　末梢血液像　×1,000　MG染色

①臨床検査所見（表6.6.9）
　末梢血液検査では，白血球数の増加，大球性正色素性貧血を認める。
　本疾患の白血球数は，基準範囲内のときもあれば，本症例のように増加することもある。増加した場合は白血化と考えられる。
　臨床化学検査では，UA，LDとsIL-2Rの上昇を認める。

②末梢血液像1　MG染色（図6.6.21）
　細胞の大きさは小型から中型で，N/C比は80〜90％，クロマチン構造は粗剛，核の一部に切れ込みを有する成熟リンパ球の増加を認めた。
　末梢血液像の異常細胞発見で診断されることがある。核に切れ込みを有する異常細胞が観察されたときは本疾患やFL，成人T細胞リンパ腫，Sézary症候群が疑われる。

③末梢血液像2　MG染色（図6.6.22）
　細胞の大きさは小型から中型で，N/C比は80〜90％，核のクロマチン構造は粗剛，核の一部に切れ込みを有する成熟リンパ球が観察される。形態学的バリアントとして，芽球型，多形型，小細胞型，類辺縁帯型がある。芽球型，多形型は予後不良とされている。

④骨髄像1　MG染色（図6.6.23）
　細胞密度は過形成，巨核球系は正形成で異形成は認めない。小型から中型で，N/C比は80〜90％，クロマチン構

用語　マントル細胞リンパ腫（mantle cell lymphoma；MCL）

6章 造血器腫瘍・その他

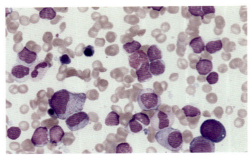

図6.6.23　骨髄像　×400　MG染色

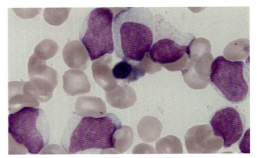

図6.6.24　骨髄像　×1,000　MG染色

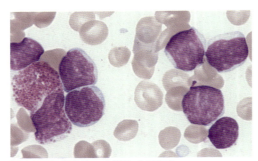

図6.6.25　骨髄像　×1,000　MG染色

造は粗剛，核の一部に切れ込みを有する成熟リンパ球の浸潤を75%認め，リンパ腫細胞の骨髄浸潤を認めた。顆粒球系，赤芽球系は低形成で異形成は認めない。

⑤骨髄像2　MG染色（図6.6.24）

　小型から中型で，N/C比は80〜90%，クロマチン構造は粗剛な成熟リンパ球の浸潤を認め，リンパ腫細胞の骨髄浸潤と考えられる。図6.6.24の形態からはMCLの診断は困難である。

⑥骨髄像3　MG染色（図6.6.25）

　小型から中型で，N/C比は80〜90%，クロマチン構造は粗剛な成熟リンパ球の浸潤を認め，リンパ腫細胞の骨髄浸潤と考えられる。図6.6.25の形態からはMCLの診断は困難である。

⑦骨髄FCM検査（表6.6.10）

　細胞表面形質解析ではCD19，CD20が陽性でBリンパ系の形質を示し，さらにCD5陽性，CD23陰性，細胞表面免疫グロブリンλ鎖への偏りを認めた。また，それらのリンパ球は病理免疫染色でサイクリンD1陽性であった。

表6.6.10　骨髄FCM検査所見：血液細胞表面形質解析

	%
CD3	7.1
CD4	4.1
CD5	84.2
CD7	7.7
CD8	3.9
CD10	20.2
CD19	81.2
CD20	81.1
CD23	2.1
CD25	16.2
CD30	0.6
CD56	2.1
κ	0.8
λ	76.2

【鑑別のポイント】MCLはサイクリンD1の過剰発現により細胞周期の回転が促進し，それにより腫瘍化を起こすと考えられている。発症時には病気が進行している例が多く，リンパ腫細胞が末梢血液でよく見られる。しかし，正常の成熟リンパ球に近似していることも多く，鑑別困難な細胞の1つにあげられる。細胞の特徴は，小型から中型の細胞で，細胞質は比較的狭くN/C比は80〜90%。クロマチン構造は粗剛なことが多く，核に切れ込みを認めることがある。また一部にリンパ芽球様の形態や多型性を示すなどさまざまな形態を示す。MCLの細胞表面形質解析の特徴は，B細胞系マーカーのCD19，CD20陽性で，CLLと同様にCD5陽性である。さらに細胞表面免疫グロブリンの軽鎖制限が見られ，CD10，CD23が陰性であることから，FLやCLLとの鑑別が可能である。

6.6.6 有毛細胞白血病（HCL）

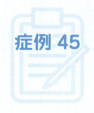

症例 45

有毛細胞白血病（HCL）
- ●患者　60代　男性
- ・末梢血液検査所見：正球性正色素性貧血，軽度の汎血球数減少を認める（表6.6.11）。
- ・臨床化学検査所見：異常所見は認めない（表6.6.11）。
- ・末梢血液像所見：細胞の大きさは大型で，N/C比は30～50％と細胞質が広く，核は円形で中心付近にある成熟リンパ球を30％認めた（図6.6.26～6.6.28）。また，塗抹標本作製を自然乾燥で行うと細胞辺縁に特徴的な毛様突起を認めるリンパ球が見られた（図6.6.29，6.6.30）。
- ・末梢血液FCM検査所見：細胞表面形質解析ではCD19，CD20，CD22陽性でBリンパ系の形質を示し，CD11c，CD103陽性，CD5，CD21，CD23は陰性であった（表6.6.12）。

表6.6.11　臨床検査所見

末梢血液検査			臨床化学検査		
WBC	3.6	10^9/L	TP	6.6	g/dL
RBC	3.03	10^{12}/L	ALB	4.3	g/dL
Hb	11.0	g/dL	UN	13	mg/dL
Ht	33.2	%	Cr	0.61	mg/dL
MCV	96.3	fL	TB	0.4	mg/dL
MCH	32.4	pg	AST	23	U/L
MCHC	33.1	g/dL	ALT	16	U/L
PLT	94	10^9/L	LD	171	U/L

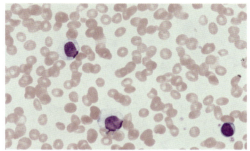

図6.6.26　末梢血液像　×400　MG染色

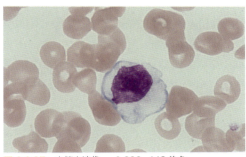

図6.6.27　末梢血液像　×1,000　MG染色

①**臨床検査所見**（表6.6.11）

末梢血液検査では，正球性正色素性貧血，血小板数減少を認める。

一般的に，汎血球減少を示し，単球減少が特徴とされる。

臨床化学検査では，異常所見は認めない。

②**末梢血液像1　MG染色**（図6.6.26）

細胞の大きさは大型で，N/C比は30～50％と細胞質が広く，核は円形で中心付近にある成熟リンパ球を30％認めた。

一般的には，細胞の大きさは小型から中型で，細胞質は広く弱い塩基性を示す。通常行われている強制乾燥では目玉焼き状となることが多い。

③**末梢血液像2　MG染色**（図6.6.27）

細胞の大きさは大型で，N/C比は30～50％と細胞質が広く，核は円形で中心付近にある成熟リンパ球である。強制乾燥した標本であるため突起は確認できない。

④**末梢血液像3　MG染色**（図6.6.28）

細胞の大きさは大型で，N/C比は30～50％と細胞質が広く，核は円形で中心付近にある成熟リンパ球である。強制乾燥した標本であるため突起は確認できない。

⑤**末梢血液像4　MG染色**（図6.6.29）

塗抹標本作製を自然乾燥で行ったものである。細胞辺縁に特徴的な毛様突起を認めるリンパ球が見られた。

⑥**末梢血液像5　MG染色**（図6.6.30）

塗抹標本作製を自然乾燥で行ったものである。細胞辺縁に特徴的な毛様突起を認めるリンパ球が見られた。

位相差顕微鏡や電子顕微鏡でも突起が明瞭に見られる。

⑦**末梢血液FCM検査**（表6.6.12）

細胞表面形質解析ではCD19，CD20，CD22陽性でBリンパ系の形質を示し，CD11c，CD103陽性，CD5，CD21，CD23は陰性であった。

【鑑別のポイント】HCLはわが国では稀である。発症年齢は50歳以上に多く，脾腫を伴うがリンパ節腫脹は少ないのが特徴である。細胞の特徴は，細胞辺縁に毛様突起を認

用語　有毛細胞白血病（hairy cell leukemia；HCL）

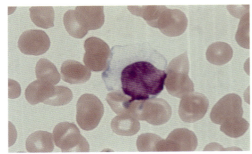

図6.6.28 末梢血液像 ×1,000 MG染色

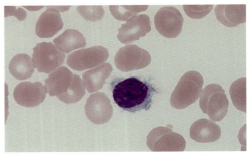

図6.6.29 末梢血液像自然乾燥 ×1,000 MG染色

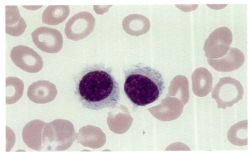

図6.6.30 末梢血液像自然乾燥 ×1,000 MG染色

表6.6.12 末梢血液FCM検査所見：血液細胞表面形質解析

	%
CD3	23.2
CD4	12.1
CD5	20.5
CD7	19.5
CD8	10.3
CD10	1.6
CD11c	55.6
CD19	70.6
CD20	69.3
CD21	60.2
CD22	62.1
CD23	5.2
CD103	52.1
κ	45.6
λ	6.2

める細胞形態を示す。塗抹標本作製を強制冷風乾燥で行うと，大型で細胞質は広く核は円形で中心付近にあり，N/C比は30〜50％と低い。塗抹標本作製を自然乾燥で行うと細胞質辺縁の毛様突起が観察されやすい。この疾患が疑われるときは新鮮血をスライドガラスに1滴落としカバーガラスをかけ位相差顕微鏡で確認すると明瞭に毛様突起が観察できる。また酒石酸抵抗性酸性ホスファターゼ染色が陽性である。細胞表面形質解析ではCD19，CD20，CD22陽性のBリンパ系の形質を示し，CD11c，CD103が陽性でCD5およびCD21は陰性である。

WHO分類第5版でHCLは，成熟B細胞腫瘍の脾臓B細胞リンパ腫／白血病のなかに分類される。

［常名政弘］

6.6.7 脾辺縁帯リンパ腫（SMZL）

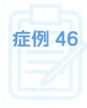

症例 46

脾辺縁帯リンパ腫（SMZL）

- 患者　60代　女性
- 白血球数の著明な増加，貧血および血小板数減少を認めたため骨髄検査が施行された。
- 末梢血液検査所見：白血球数の著増，大球性貧血，血小板数減少を認めた（表6.6.13）。
- 臨床化学検査所見：LD，UA，Crの上昇，eGFRの低下を認めた（表6.6.13）。
- 末梢血液像所見：強制乾燥標本において，中型〜大型の細胞質豊富な目玉焼き様リンパ球が認められた（図6.6.31，6.6.32）。自然乾燥標本では，小型〜中型でN/C比は70％以上と高く，細胞質辺縁不整が強いリンパ球を認めた（図6.6.33，6.6.34）。
- 骨髄像所見（ドライタップにつきタッチスメアのみ）：目玉焼き様ととらえることのできるリンパ球が観察された（図6.6.35，6.6.36）。
- 末梢血FCM検査所見：細胞表面形質解析ではCD11c，CD19，CD20，CD22が陽性かつ細胞表面免疫グロブリンはλ鎖への偏りを認めた。CD5，CD10，CD25，CD103は陰性であった（表6.6.14）。
- 染色体検査所見：G-band法において20細胞中，45,XX,-2,-5,-5,-7,-8,-10,-12,add(14)(q22),add(14)(q22),-21,+7mar を1細胞，不一致の染色体異常を4細胞認めた。

表6.6.13　臨床検査所見

末梢血液検査		臨床化学検査		臨床化学検査	
WBC	181.7 10^9/L	TP	6.7 g/dL	AMY	96 U/L
RBC	2.86 10^{12}/L	ALB	4.6 g/dL	CK	35 U/L
Hb	9.2 g/dL	UN	19 mg/dL	CRP	0.27 mg/dL
Ht	29.2 %	Cr	1.19 mg/dL	IgG	686 mg/dL
MCV	102.1 fL	UA	8.4 mg/dL	IgA	20 mg/dL
MCH	32.2 pg	GLU	111 mg/dL	IgM	16 mg/dL
MCHC	31.5 g/dL	TC	121 mg/dL	HbA1c	5.7 %(NGSP)
PLT	41 10^9/L	TB	1.7 mg/dL	eGFR	36
RET	2.3 %	AST	42 U/L		
凝固・線溶検査		ALT	17 U/L		
PT-INR	1.14	LD	634 U/L		
APTT	26.4 秒	ALP	118 U/L		
		γGT	21 U/L		

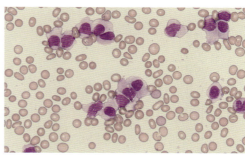

図6.6.31　末梢血液像　×400　MG染色　強制乾燥

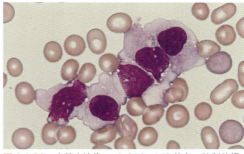

図6.6.32　末梢血液像　×1,000　MG染色　強制乾燥

①臨床検査所見（表6.6.13）

末梢血液検査では，白血球数の著明な増加（181.7×10^9/L），大球性貧血（Hb 9.2g/dL，MCV 102.1fL）および血小板数の減少（41×10^9/L）が認められた。臨床化学検査では，LD，UAの上昇が認められた。また，Crの上昇，eGFR（推算糸球体濾過量）の低下から腎機能の低下を生じていると考えられた。

②末梢血液像1　MG染色（図6.6.31，6.6.32）

強制乾燥標本のMG染色像を示す。大きさ中型〜大型，N/C比は40〜70％と低く，クロマチン構造粗剛，核小体は明瞭〜不明瞭，細胞質無色〜淡灰色で細胞質辺縁が軽度不整である（目玉焼きのような見た目をしている）。

③末梢血液像2　MG染色（図6.6.33，6.6.34）

自然乾燥標本のMG染色像を示す。大きさ小〜中型，N/C比は70％以上と高く，クロマチン構造粗剛，核小体は明瞭〜不明瞭，細胞質は灰色調で細胞質辺縁の不整が顕著である。

④骨髄像　MG染色（図6.6.35，6.6.36）

骨髄はドライタップのため，針先の骨髄液成分を標本に付着させたタッチスメアのみである。細胞質辺縁は不明瞭ではあるが，核クロマチンの類似した腫瘍細胞で満たされている。

⑤末梢血液FCM検査（表6.6.14）

CD45ゲーティングにおけるリンパ球領域約90％の解析。CD11c，CD19，CD20，CD22陽性，細胞表面免疫グロブ

用語　脾辺縁帯リンパ腫（splenic marginal zone lymphoma；SMZL），推算糸球体濾過量（estimated glomerular filtration rate；eGFR）

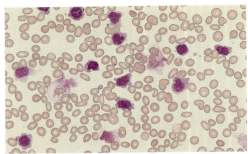

図 6.6.33　末梢血液像　×400　MG 染色　自然乾燥

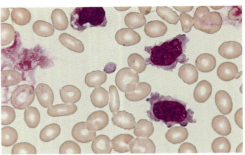

図 6.6.34　末梢血液像　×1,000　MG 染色　自然乾燥

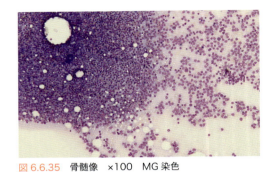

図 6.6.35　骨髄像　×100　MG 染色

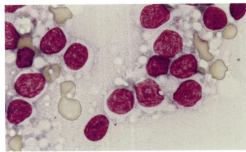

図 6.6.36　骨髄像　×1,000　MG 染色

表 6.6.14　末梢血液 FCM 検査所見：血液細胞表面形質解析

	%
CD3	0.8
CD4	0.4
CD5	0.2
CD7	0.5
CD8	0.4
CD10	1.0
CD11c	98.6
CD19	99.2
CD20	99.1
CD22	99.6
CD25	2.4
CD56	0.2
CD103	0.3
CD123	0.8
κ	5.0
λ	98.4

表 6.6.15　HCL との鑑別ポイント

	HCL	SMZL
形態所見	円形～陥凹のある小型核，全周性に毛状突起を有する	円形～類円形核でクロマチン凝集，短絨毛が一極または両極に集中
共通マーカー	CD19，CD20，CD22 陽性	
鑑別用マーカー	CD11c，CD25，CD103，CD123，annexinA1 陽性	CD103，CD123，annexinA1 陰性（CD11c，CD25 は陽性の場合あり）
遺伝子異常	*BRAF*V600E 変異	*NOTCH2* 変異，*KLF2* 変異

リンλ鎖への偏りを認めた。CD5，CD10，CD25，CD103，CD123 は陰性であり SMZL をはじめとする B 細胞性リンパ腫が鑑別に上がる。なお，HCL は CD25，CD103，CD123 が陽性を示すとされる。

【鑑別のポイント】SMZL は，WHO 分類第 5 版における「脾 B 細胞リンパ腫および白血病」の 1 病型と記載されている。HCL に類似した形態を示し，強制乾燥の標本では目玉焼き様，自然乾燥の標本では細胞質辺縁への突起を認めることが多い。HCL の突起は，全周性の毛状突起であるが，SMZL は全周性ではなく一極もしくは両極に認める場合がある。細胞表面形質解析において HCL は CD11c，CD25，CD103，CD123，annexinA1 が陽性である場合に HCL を示唆するマーカーとして知られている。一方 SMZL は，HCL において示したマーカーのなかで，CD103，CD123，annexinA1 が基本的に陰性とされる。遺伝子検査にて HCL では *BRAF*V600E 変異を認め SMZL では *NOTCH2* および *KLF2* 変異を認めるとされる[1～4]（表 6.6.15）。

［有賀　祐］

参考文献

1) 福原規子，一迫　玲：「成熟 B 細胞腫瘍 1」，臨床検査，2023；67：738-743.
2) 蓮輪有加里，他：「濾胞辺縁帯への分化か異なるリンパ腫併発かの鑑別が問題となった濾胞性リンパ腫」，日本検査血液学会雑誌，2023；24：433-439.
3) 鈴宮淳司：「悪性リンパ腫（リンパ系増殖性疾患）」，スタンダード検査血液学 第 4 版，319-337，日本検査血液学会（編），医歯薬出版，2021.
4) Tayse Silva dos Santos, et al："Splenic marginal zone lymphoma: a literature review of diagnostic and therapeutic challenges", Brazilian Journal of Hematology and Hemotherapy, 2017；39：146–154.

6.6.8 リンパ形質細胞性リンパ腫（LPL）

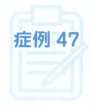

症例 47

リンパ形質細胞性リンパ腫（LPL）
- ●患者　40代　女性
- ・総蛋白の上昇を認め骨髄検査が施行された。
- ・末梢血液検査所見：白血球数の増加，正球性正色素性貧血を認める（表6.6.16）。
- ・臨床化学検査所見：TP，IgMの上昇を認める（表6.6.16）。
- ・末梢血液像所見：細胞の大きさは小型，核がやや偏在した成熟リンパ球が77％と増加が見られた。また赤血球の連銭形成も認める（図6.6.37）。
- ・骨髄像所見：細胞密度は正形成，巨核球も正形成であった。顆粒球系，赤芽球系は低形成で異形成は認めない。小型で，核はやや偏在し，細胞質は狭くやや好塩基性の成熟リンパ球が75％と増加を認めた（図6.6.38〜6.6.41）。
- ・骨髄FCM検査所見：細胞表面形質解析では，CD19，CD20のBリンパ系マーカー陽性，細胞表面免疫グロブリンκ鎖への偏りを認めた（表6.6.17）。

表6.6.16　臨床検査所見

末梢血液検査			臨床化学検査		
WBC	12.0	10^9/L	TP	11.8	g/dL
RBC	2.81	10^{12}/L	ALB	2.7	g/dL
Hb	8.4	g/dL	UN	5.4	mg/dL
Ht	27.2	%	Cr	0.54	mg/dL
MCV	96.8	fL	UA	5.4	mg/dL
MCH	29.9	pg	TB	0.3	mg/dL
MCHC	30.9	g/dL	AST	12	U/L
PLT	218	10^9/L	ALT	5	U/L
RET	2.3	%	LD	119	U/L
凝固・線溶検査			CRP	2.10	mg/dL
PT-INR	1.12		Fe	26	μg/mL
APTT	50.2	秒	IgG	406	mg/dL
FDP	7.80	μg/mL	IgA	32	mg/dL
			IgM	8,638	mg/dL
			eGFR	95.6	
			フェリチン	23	mg/dL
			sIL-2R	1,719	U/L

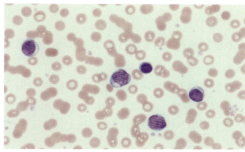

図6.6.37　末梢血液像　×400　MG染色

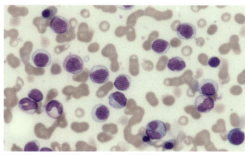

図6.6.38　骨髄像　×400　MG染色

①臨床検査所見（表6.6.16）

末梢血液検査では，白血球数の増加，正球性正色素性貧血を認める。

本疾患では，貧血や血小板数減少を伴うことが多い。

臨床化学検査では，TP，IgMの上昇，IgG，IgAの低下を認める。

本疾患の約2割にクリオグロブリン血症が認められる。寒冷凝集素症の約半数でLPLの合併が報告されている。血算のMCHCなどの指数を確認し，高値のときは寒冷凝集素症も念頭に置き検査を行うことが大切である。

②末梢血液像　MG染色（図6.6.37）

細胞の大きさは小型，核がやや偏在した成熟リンパ球が77％と増加が見られた。また赤血球の連銭形成も認める。

また，寒冷凝集素症も念頭に置き赤血球凝集の有無を確認することも大切である。

③骨髄像1　MG染色（図6.6.38）

細胞密度は正形成，巨核球も正形成であった。顆粒球系，赤芽球系は低形成で異形成は認めない。小型で，核はやや偏在し，N/C比は70〜80％で細胞質は狭くやや好塩基性の成熟リンパ球が75％と増加を認めた。

④骨髄像2　MG染色（図6.6.39）

小型で，核はやや偏在し，N/C比は70〜80％で細胞質

用語　リンパ形質細胞性リンパ腫（lymphoplasmacytic lymphoma；LPL）

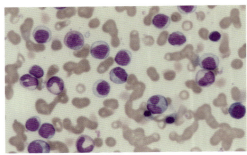

図 6.6.39　骨髄像　×400　MG 染色

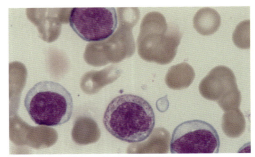

図 6.6.40　骨髄像　×1,000　MG 染色

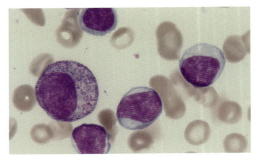

図 6.6.41　骨髄像　×1,000　MG 染色

表 6.6.17　骨髄 FCM 検査所見：血液細胞表面形質解析

	%
CD3	9.4
CD4	4.4
CD5	8.6
CD7	6.3
CD8	3.8
CD10	0.9
CD19	79.5
CD20	79.8
CD23	2.3
CD25	6.5
CD30	1.2
CD56	3.1
κ	75.6
λ	0.4

は狭くやや好塩基性の成熟リンパ球が増加している。

⑤骨髄像3　MG 染色（図6.6.40）

　細胞の大きさは15〜20μm程度で，核はやや偏在し，クロマチン構造は凝集している。N/C比は70〜80％で細胞質は狭くやや好塩基性の成熟リンパ球である。

⑥骨髄像4　MG 染色（図6.6.41）

　細胞の大きさは12〜16μm程度で，核はやや偏在し，クロマチン構造は凝集している。N/C比は70〜80％で細胞質は狭くやや好塩基性の成熟リンパ球である。

⑦骨髄 FCM 検査（表6.6.17）

　細胞表面形質解析では，CD19，CD20のBリンパ系マーカー陽性，細胞表面免疫グロブリンκ鎖への偏りを認めた。

【鑑別のポイント】LPLは，典型例ではWaldenströmマクログロブリン血症（WM）を伴い，単クローン性IgM血症を認める。細胞形態の特徴は，小型から中型の成熟リンパ球で，CLLなどの低悪性度B細胞リンパ腫との形態による鑑別は困難である。成熟リンパ球増加が持続的に見られた場合には，リンパ系腫瘍が考えられるが，その1つの疾患としてLPLがあげられる。確定診断には，細胞表面形質解析が有用である。代表的な成熟B細胞腫瘍の鑑別点としては，CD5陰性でCLLやMCLと鑑別，またCD10陰性でFLと鑑別される。その他，血清IgM-κ型M蛋白を認めることも特徴である。また遺伝子検査では*MYD88*L265P遺伝子変異と*CXCR4*遺伝子変異が多くに認められる。

　WHO分類第5版では，IgMが増加するIgM型-リンパ形質細胞性リンパ腫/WM（IgM-type LPL/WM）とIgAまたはIgGが増加する非IgM型-リンパ形質細胞性リンパ腫/WM（non-IgM-type LPL/WM）の2つの亜型に分類される。

用語　ワルデンストロームマクログロブリン血症（Waldenström macroglobulinemia；WM）

6.6.9 形質細胞骨髄腫 (PCL)

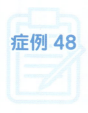

症例 48

形質細胞骨髄腫 (PCL)

● 患者　40代　男性

- 総蛋白の上昇を認め骨髄検査が施行された。
- 末梢血液検査所見：軽度の貧血のほかに異常所見は認めない（表6.6.18）。
- 臨床化学検査所見：IgG 上昇に伴う TP（ALB は基準範囲）の上昇を認める。一方，IgA，IgM は低下している（表6.6.18）。
- 末梢血液像所見：赤血球の連銭形成を認める（図6.6.42）。
- 骨髄像所見：細胞密度は過形成で，細胞の大きさは 12〜24μm 程度，N/C 比は 40〜60％，核は偏在し，細胞質は好塩基性で核周明庭が見られる形質細胞が 67％ と増加を認めた。その他，巨核球系，赤芽球系は低形成で異形成は認めなかった（図6.6.43，6.6.44）。
- 血清蛋白分画（図6.6.45）所見：M ピークを認める。免疫固定法では，IgG-κ型 M 蛋白が見られ（図6.6.46），免疫電気泳動では，抗 IgG 血清，抗 L-κ 血清に対する沈降線が太くなり（図6.6.47），M 蛋白が証明された。

表 6.6.18　臨床検査所見

末梢血液検査			臨床化学検査		
WBC	4.6	10^9/L	TP	10.7	g/dL
RBC	3.97	10^{12}/L	ALB	3.1	g/dL
Hb	12.3	g/dL	UN	10.7	mg/dL
Ht	38.6	%	Cr	0.76	mg/dL
MCV	97.2	fL	UA	6.3	mg/dL
MCH	31.0	pg	TB	0.4	mg/dL
MCHC	31.9	g/dL	AST	22	U/L
PLT	234	10^9/L	ALT	28	U/L
RET	1.3	%	LD	155	U/L
凝固・線溶検査			ALP	178	U/L
PT-INR	0.87		γGT	18	U/L
APTT	31.9	秒	CRP	0.04	mg/dL
FDP	2.30	μg/mL	IgG	6,014	mg/dL
			IgA	57	mg/dL
			IgM	45	mg/dL

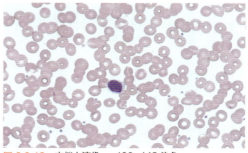

図 6.6.42　末梢血液像　×400　MG 染色

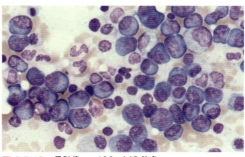

図 6.6.43　骨髄像　×400　MG 染色

① 臨床検査所見（表6.6.18）

末梢血液検査では，軽度の貧血のほかに異常所見は認めない。本疾患の多くに貧血を認める。

臨床化学検査では，IgG 上昇に伴う TP（ALB は基準範囲）の上昇を認める。一方，IgA，IgM は低下している。

本疾患では，TP の上昇，ALB の低下，高カルシウム血症や Cr 上昇などの腎機能障害が見られることが多い。

② 末梢血液像　MG 染色（図6.6.42）

赤血球の連銭形成を認める。リンパ球に異常は認めない。

③ 骨髄像1　MG 染色（図6.6.43）

細胞密度は過形成で，細胞の大きさは 12〜24μm 程度，N/C 比は 40〜60％，核は偏在し，細胞質は好塩基性で核周明庭が見られる形質細胞が 67％ と増加を認めた。2核の形質細胞も見られる。その他，巨核球系，赤芽球系は低形成で異形成は認めなかった。

④ 骨髄像2　MG 染色（図6.6.44）

細胞の大きさは 12〜24μm 程度，N/C 比は 40〜60％，核は偏在し，細胞質は好塩基性で核周明庭が見られる形質細胞を認める。

本症例では目立たなかったが，多核の形質細胞やぶどうの房状の grape cell がしばしば認められることがある。

用語　形質細胞骨髄腫（plasma cell myeloma；PCL）

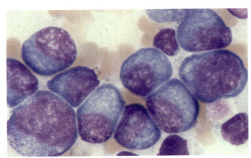

図 6.6.44　骨髄像　×1,000　MG 染色

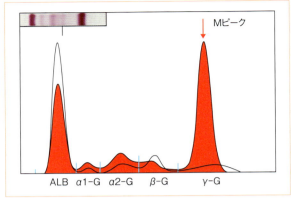

図 6.6.45　血清蛋白分画

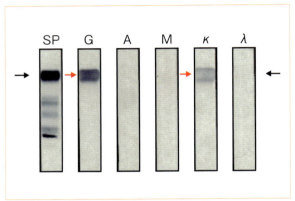

図 6.6.46　免疫固定法（IFE）
赤矢印は IgG-κ 型 M 蛋白を示している。

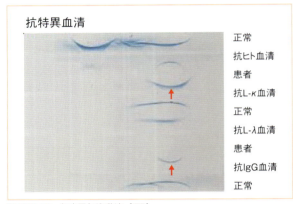

図 6.6.47　免疫電気泳動法（IEP）
赤矢印は，抗 IgG 血清，抗 L-κ 血清に対する沈降線を示している。

⑤血清蛋白分画（図 6.6.45）

血清蛋白分画ではMピークを認める（↓）。M蛋白が証明された。

⑥免疫固定法（IFE）（図 6.6.46）

免疫固定法では，IgG-κ型M蛋白が見られ（→），M蛋白が証明された。

⑦免疫電気泳動法（IEP）（図 6.6.47）

免疫電気泳動では，抗IgG血清，抗L-κ血清に対する沈降線が太くなり（↑），M蛋白が証明された。

【鑑別のポイント】PCLは，高カルシウム血症（hypercalcemia），腎不全（renal insufficiency），貧血（anemia），骨病変（bone lesions）などのCRAB症候を特徴とし，M蛋白を産生する多発性の形質細胞腫瘍である。臨床病変として最も有名な徴候は，骨の打ち抜き像（punched-out lesions）である。血清または尿蛋白分画ではMピークを認める。その他，おもな末梢血液検査所見としては，貧血，高カルシウム血症，Cr上昇がある。形態的特徴は楕円形でN/C比は40〜60%と低く，核は偏在している。細胞質は好塩基性で，核周明庭を認め，多核の形質細胞が見られることがある。細胞表面形質解析では，細胞表面免疫グロブリンは発現せず，細胞内に発現が見られる。CD38, CD138陽性で，Bリンパ系マーカーのCD19が陰性になることが多い。また，CD56が70〜80%程度に認められる。

本症例は，WHO分類第5版では，形質細胞腫瘍およびM蛋白血症を伴うほかの疾患の形質細胞腫瘍のなかに分類される。

用語　免疫固定法（immunofixation electrophoresis；IFE），免疫電気泳動（immunoelectrophoresis；IEP）

6.6.10 成人T細胞白血病/リンパ腫 (ATL/ATLL)

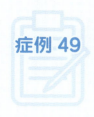

症例 49

成人T細胞白血病/リンパ腫 (ATL/ATLL)

- ●患者 40代 男性
- ・末梢血液検査所見：白血球数の増加を認める（表6.6.19）。
- ・臨床化学検査所見：sIL-2Rの増加を認めた（表6.6.19）。
- ・末梢血液像所見：細胞の大きさは小型で，N/C比は80～90％と細胞質が狭く，核のクロマチン構造が濃染した成熟リンパ球を82％認めた。それらの細胞のなかには，核に切れ込みや花弁状核を有するリンパ球も見られた（図6.6.48～6.6.52）。
- ・末梢血液FCM検査所見：細胞表面形質解析ではCD3，CD4陽性でヘルパーT細胞の形質を示し，さらにCD25が陽性であった（表6.6.20）。

表6.6.19 臨床検査所見

末梢血液検査			臨床化学検査		
WBC	22.6	10^9/L	UN	12.0	mg/dL
RBC	5.16	10^{12}/L	Cr	0.40	mg/dL
Hb	15.1	g/dL	UA	5.3	mg/dL
Ht	44.4	%	TB	0.6	mg/dL
MCV	86.0	fL	AST	23	U/L
MCH	29.3	pg	ALT	37	U/L
MCHC	34.0	g/dL	LD	208	U/L
PLT	249	10^9/L	CRP	0.08	mg/dL
RET	0.9	%	sIL-2R	2,490	U/L

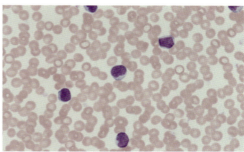

図6.6.48 末梢血液像 ×400 MG染色

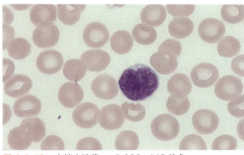

図6.6.49 末梢血液像 ×1,000 MG染色

①臨床検査所見（表6.6.19）

末梢血液検査では，白血球数の増加を認める。

病型には低悪性度のくすぶり型，慢性型，高悪性度のリンパ腫型，急性型があるが，とくに急性型では白血球数増加を認めることが多い。

臨床化学検査では，sIL-2Rの上昇を認めた。

増殖の速いものではLD上昇例が多い。また高カルシウム血症を認めることがある。肝に浸潤した場合には肝機能障害を認める。

②末梢血液像1 MG染色（図6.6.48）

細胞の大きさは小型で，N/C比は70～90％と細胞質が狭く，クロマチン構造が濃染した成熟リンパ球を82％認めた。それらの細胞のなかには，核に切れ込みや花弁状核を有するリンパ球も見られた。

③末梢血液像2 MG染色（図6.6.49）

細胞の大きさは小型で，N/C比は90％程度と細胞質が狭く，クロマチン構造はやや濃染し，核に切れ込みを有する成熟リンパ球である。

④末梢血液像3 MG染色（図6.6.50）

細胞の大きさは小型で，N/C比は80％程度と細胞質が狭く，クロマチン構造は濃染し核小体が見られる。図6.6.50の左の細胞は花弁状核を有するリンパ球である。

⑤末梢血液像4 MG染色（図6.6.51）

細胞の大きさは小型で，N/C比は80％程度と細胞質が狭く，クロマチン構造は濃染し，核が分葉しているリンパ球である。

⑥末梢血液像5 MG染色（図6.6.52）

細胞の大きさは小型で，N/C比は80％程度と細胞質が狭く，クロマチン構造は濃染し，核に切れ込みを有するリンパ球である。

⑦末梢血液FCM検査（表6.2.20）

細胞表面形質解析ではCD3，CD4陽性でヘルパーT細胞の形質を示し，CD25が陽性であった。さらに血清の抗HTLV-I抗体が陽性，末梢血異常リンパ球にHTLV-Iプロ

用語 成人T細胞白血病/リンパ腫（adult T cell leukemia/lymphoma；ATL/ATLL）

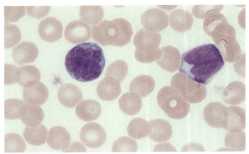

図 6.6.50　末梢血液像　×1,000　MG 染色

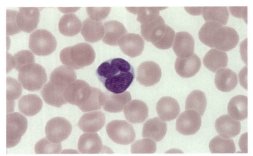

図 6.6.51　末梢血液像　×1,000　MG 染色

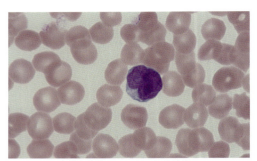

図 6.6.52　末梢血液像　×1,000　MG 染色

表 6.6.20　末梢血液 FCM 検査所見：血液細胞表面形質解析

	%
CD2	71.5
CD3	86.7
CD4	74.2
CD5	88.3
CD7	21.1
CD8	11.4
CD10	1.6
CD19	5.7
CD20	4.4
CD23	1.2
CD25	68.5
CD30	5.4
CD56	3.7

ウイルス DNA のモノクローナルな組み込みがサザンブロット法で証明された。

【鑑別のポイント】ATL/ATLL はレトロウイルスの一種のヒト T 細胞白血病ウイルスタイプ I 型（HTLV-I）のヘルパー T 細胞（CD4）への感染により起こる。わが国では九州，沖縄，南四国，紀伊半島南部の南西日本に多い。細胞の特徴は，大きさが赤血球よりやや大きい程度の小型であることが多く，細胞質が狭く N/C 比は高い。時には大小さまざまな大きさを呈する症例もある。核は濃染し，核に特有の切れ込みや花弁状の核を有する細胞を認める。細胞表面形質解析では CD3，CD4 陽性でヘルパー T 細胞の形質を示し，さらに IL-2 レセプター（α 鎖）の CD25 が陽性である。血清の抗 HTLV-I 抗体が陽性，異常リンパ球に HTLV-I プロウイルス DNA のモノクローナルな組み込みがサザンブロット法で証明されると ATL/ATLL と診断される。

ATL/ATLL は WHO 分類第 5 版では，成熟 T 細胞および NK 細胞腫瘍の成熟 T 細胞および NK 細胞白血病のなかに分類される。

用語　ヒト T 細胞白血病ウイルスタイプ I 型（human T-cell leukemia virus type I；HTLV-I），インターロイキン 2（interleukin 2；IL-2）

6.6.11 Sézary症候群（SS）

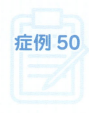

症例50

Sézary症候群（SS）
- ●患者　70代　男性
- ・末梢血液検査所見：白血球数の増加，軽度の正球性正色素性貧血と血小板数減少を認める（表6.6.21）。
- ・臨床化学検査所見：UA，LDとsIL-2Rの上昇を認める（表6.6.21）。
- ・末梢血液像所見：細胞の大きさは大型で，N/C比は60～80%と細胞質は比較的広く核形は不整，核のクロマチン構造は濃染し，核形は不規則に入り込んだ重なりや皺状形成が見られる細胞を45％認めた（図6.6.53～6.6.57）。
- ・骨髄FCM検査所見：細胞表面形質解析ではCD3，CD4陽性でヘルパーT細胞の形質を示し，IL2-RのCD25が陰性であった（表6.6.22）。

表6.6.21　臨床検査所見

末梢血液検査			臨床化学検査		
WBC	18.6	10^9/L	TP	6.8	g/dL
RBC	3.71	10^{12}/L	ALB	3.87	g/dL
Hb	11.3	g/dL	UN	24.0	mg/dL
Ht	35.5	%	Cr	0.99	mg/dL
MCV	95.7	fL	UA	8.0	mg/dL
MCH	30.5	pg	AST	24	U/L
MCHC	31.8	g/dL	ALT	9	U/L
PLT	128	10^9/L	LD	452	U/L
RET	0.9	%	CRP	0.57	mg/dL
			sIL-2R	2,753	U/L

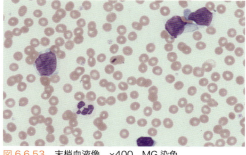

図6.6.53　末梢血液像　×400　MG染色

①**臨床検査所見**（表6.6.21）

末梢血液検査では，白血球数の増加，軽度の正球性正色素性貧血と血小板数減少を認める。

臨床化学検査では，UA，LDとsIL-2Rの上昇を認める。

②**末梢血液像1　MG染色**（図6.6.53）

細胞の大きさは大型で，N/C比は60～80%と細胞質は比較的広く核形は不整，クロマチン構造は濃染し，核形は不規則に入り込んだ重なりや皺状形成が見られる細胞を45％認めた。

③**末梢血液像2　MG染色**（図6.6.54）

細胞の大きさは大型で，N/C比は60%程度，細胞質は比較的広く核形は不整，クロマチン構造は濃染し，核形は不規則に入り込んだ重なりが見られる細胞である。

一般的には，脳回転状の切れ込みや皺状の核が見られる小型の細胞が出現することが多い。本症例は大型の細胞が多く出現している。

④**末梢血液像3　MG染色**（図6.6.55）

細胞の大きさは大型で，N/C比は80%程度，細胞質は比較的広くクロマチン構造は濃染し，核形は不規則に入り込んだ重なりが見られる細胞である。

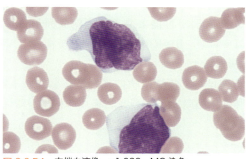

図6.6.54　末梢血液像　×1,000　MG染色

⑤**末梢血液像4　MG染色**（図6.6.56）

細胞の大きさは15～20μmで，N/C比は70～80%程度，クロマチン構造は濃染し，核に切れ込みが見られる細胞である。

⑥**末梢血液像5　MG染色**（図6.6.57）

細胞の大きさは大型で，N/C比は80%程度，細胞質は比較的広くクロマチン構造は濃染し，核は皺状で不規則に入り込んだ重なりが見られる細胞である。

⑦**骨髄FCM検査**（表6.6.22）

細胞表面形質解析ではCD3，CD4陽性でヘルパーT細胞の形質を示し，IL2-RのCD25が陰性であった。

用語　セザリー症候群（Sézary syndrome；SS），インターロイキン2レセプター（interleukin 2 receptor；IL2-R）

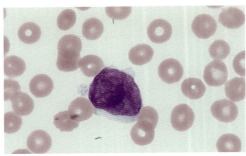

図6.6.55　末梢血液像　×1,000　MG染色

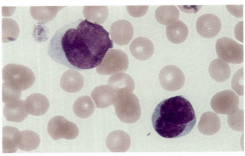

図6.6.56　末梢血液像　×1,000　MG染色

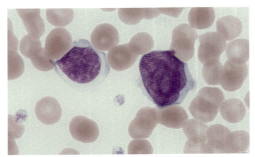

図6.6.57　末梢血液像　×1,000　MG染色

表6.6.22　骨髄FCM検査所見：血液細胞表面形質解析

	%
CD2	82.1
CD3	85.3
CD4	79.6
CD5	59.3
CD7	80.3
CD8	5.5
CD10	1.2
CD19	12.3
CD20	11.6
CD23	2.1
CD25	10.5
CD30	0.6
CD56	3.2

【鑑別のポイント】SSは，ATLと同様にCD3，CD4陽性でヘルパーT細胞の性格をもつ。細胞形態は大小さまざまな形態を示し，N/C比も高低さまざまである。核形は不整で，クロマチン構造が濃染し不規則に入り込んだ重なりや皺状形成が見られるのが特徴である。ATLとの鑑別が困難なことがあるが，SSでは抗HTLV-I抗体が陰性であることから鑑別が可能となる。細胞表面形質解析ではCD3，CD4陽性，IL2-RのCD25が陰性である（ATLではCD25は陽性）。

診断基準は，①体表面積の80％以上を占める紅皮症，②血液腫瘍細胞のTCR遺伝子再構成の検出が陽性で下記の1つを満たす。

1) セザリー細胞の絶対数が1,000/μL以上
2) CD4/CD8比が10を超える増殖したCD4$^+$T細胞集団
3) 異常な表現型（CD4$^+$/CD7$^-$ T細胞≧40％，またはCD4$^+$/CD26$^-$ T細胞≧30％）を有するCD4$^+$T細胞集団

本疾患はWHO分類第5版では，ATLと同様に成熟T細胞およびNK細胞白血病のなかに分類される。

6.6.12 未分化大細胞型リンパ腫（ALCL）

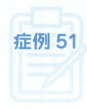

症例 51

未分化大細胞型リンパ腫（ALCL）

- ●患者　80代　男性
- ・白血球数増加，末梢血液像に異常細胞を認め骨髄検査が施行された。
- ・末梢血液検査所見：白血球数の増加，正球性正色素性貧血，血小板数の減少を認める（表6.6.23）。
- ・臨床化学検査所見：UN，Cr，UA，LD，CRP，sIL-2Rの上昇を認める（表6.6.23）。
- ・末梢血液像所見：細胞の大きさは大型，N/C比は60～80％程度，細胞質は好塩基性，核のクロマチン構造は粗剛，核小体を有する異常細胞を27％認めた（図6.6.58）。
- ・骨髄像所見：細胞の大きさは大型，N/C比は70％程度，細胞質は好塩基性，核形は不整，クロマチン構造は粗剛，核小体を有する異常細胞をANCの56％に認めた（図6.6.59～6.6.61）。
- ・骨髄特殊染色所見：骨髄標本のMPO染色では異常細胞は陰性であった（図6.6.62）。
- ・骨髄FCM検査所見：細胞表面形質解析では，Tリンパ系マーカーであるCD3は陰性であったが，同様にTリンパ系マーカーのCD2，CD4は陽性であった。その他，sIL-2RのマーカーであるCD25陽性，CD30も陽性であった（表6.6.24）。

表6.6.23　臨床検査所見

末梢血液検査			臨床化学検査		
WBC	29.7	10^9/L	TP	5.4	g/dL
RBC	2.91	10^{12}/L	ALB	2.9	g/dL
Hb	9.2	g/dL	UN	60.3	mg/dL
Ht	28.0	%	Cr	1.55	mg/dL
MCV	96.2	fL	UA	8.4	mg/dL
MCH	31.6	pg	TB	0.3	mg/dL
MCHC	32.9	g/dL	AST	68	U/L
PLT	31	10^9/L	ALT	27	U/L
RET	0.8	%	LD	2,966	U/L
凝固・線溶検査			γGT	69	U/L
PT-INR	0.94		CK	50	U/L
APTT	24.4	秒	CRP	13.59	mg/dL
FDP	11.30	μg/mL	sIL-2R	12,850	U/L

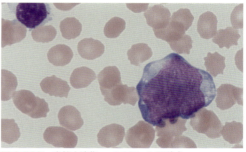

図6.6.58　末梢血液像　×1,000　MG染色

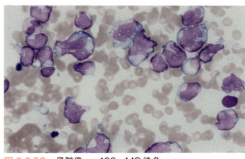

図6.6.59　骨髄像　×400　MG染色

①臨床検査所見（表6.6.23）

末梢血液検査では，白血球数の増加，正球性正色素性貧血，血小板数の減少を認める。骨髄浸潤を伴う場合は，貧血，血小板減少をきたすことが多い。

臨床化学検査では，UN，Cr，UA，LD，CRP，sIL-2Rの上昇を認める。ほとんどの症例でLD，sIL-2Rの上昇を認める。

②末梢血液像　MG染色（図6.6.58）

細胞の大きさは大型，N/C比は70％程度，細胞質は好塩基性，クロマチン構造は粗剛，核小体を有する異常細胞を27％認めた。

③骨髄像1　MG染色（図6.6.59）

細胞密度は過形成，顆粒球系，赤芽球系，巨核球系の減少を認める。細胞の大きさは大型，N/C比は70％程度，細胞質は好塩基性，核形は不整，クロマチン構造は粗剛，核小体を有する異常細胞をANCの56％に認めた。

④骨髄像2　MG染色（図6.6.60）

細胞の大きさは20～30μm以上の大型である。N/C比は60～80％程度，細胞質は好塩基性，空胞も認める。核形は不整でクロマチン構造は粗剛，核小体を有する異常細胞が増加している。

用語　未分化大細胞型リンパ腫（anaplastic large cell lymphoma；ALCL）

■6章　造血器腫瘍・その他

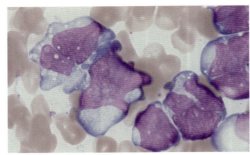

図6.6.60　骨髄像　×1,000　MG染色

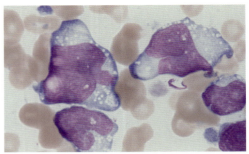

図6.6.61　骨髄像　×1,000　MG染色

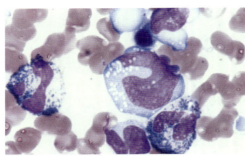

図6.6.62　骨髄像　×1,000　MPO染色

表6.6.24　骨髄FCM検査所見：血液細胞表面形質解析

	%
CD2	88.7
CD3	8.5
CD4	84.1
CD5	6.5
CD7	8.1
CD8	2.9
CD10	0.7
CD19	5.4
CD20	0.5
CD23	0.5
CD25	55.9
CD30	70.0
CD56	1.2

⑤骨髄像3　MG染色（図6.6.61）

　細胞の大きさは20～30μm以上の大型である。N/C比は60～80％程度，細胞質は好塩基性，空胞も認める。核形は不整でクロマチン構造は粗剛，核小体を有する異常細胞が増加している。

⑥骨髄像4　MPO染色（FDA法）（図6.6.62）

　異常細胞はMPO染色陰性であった。

⑦骨髄FCM検査（表6.6.24）

　Tリンパ系マーカーであるCD3は陰性であったが，同様にTリンパ系マーカーのCD2，CD4は陽性であった。その他，sIL-2RのマーカーであるCD25陽性，CD30も陽性であった。

【鑑別のポイント】ALCLはCD30陽性の大型細胞からなる末梢T細胞リンパ腫である。ALCLはWHO分類第5版では，ALK蛋白発現の有無により，ALK陽性ALCLとALK陰性ALCL，乳房インプラント関連ALCLの3つに分類される。

［常名政弘］

用語　未分化リンパ腫リン酸化酵素（anaplastic lymphoma kinase；ALK）

6.7 その他

6.7.1 伝染性単核球症（IM）

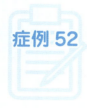

症例 52

伝染性単核球症（IM）

- **患者** 20代 女性
- 38℃台の発熱と感冒症状，扁桃腫脹を認めたため，血液検査が実施された。
- 末梢血液検査所見：白血球数の増加を認める（表6.7.1）。
- 臨床化学検査所見：AST，ALT，LD，ALP，γGT，CRPなどの上昇を認める（表6.7.1）。
- 末梢血液像所見：リンパ球が増加し，白血球分画では 75.5%を占める。なかには大型で，細胞質は広く，好塩基性が強い反応性リンパ球（異型リンパ球）の出現を認めた。また背景にはアーチファクトである核影が多数見られた（図6.7.1，6.7.2）。
- ウイルス検査所見：EBウイルス（EBV）特異抗体である VCA-IgM 抗体は陽性，EBNA 抗体は陰性であることから，EBV の初感染による IM と診断された。

表6.7.1 臨床検査所見

末梢血液検査			臨床化学検査		
WBC	20.0	10⁹/L	TP	7.7	g/dL
RBC	4.86	10¹²/L	ALB	3.5	g/dL
Hb	13.8	g/dL	UN	4.5	mg/dL
Ht	41.5	%	Cr	0.44	mg/dL
MCV	85.4	fL	UA	4.0	mg/dL
MCH	28.4	pg	GLU	83	mg/dL
MCHC	33.3	g/dL	TG	96	mg/dL
PLT	242	10⁹/L	TC	132	mg/dL
RET	1	%	TB	0.8	mg/dL
凝固・線溶検査			AST	140	U/L
PT-INR	1.00		ALT	280	U/L
APTT	37.3	秒	LD	550	U/L
フィブリノゲン	275.0	mg/mL	ALP	564	U/L
Dダイマー	1.0	μg/mL	γGT	140	U/L
			ChE	218	U/L
			AMY	44	U/L
			CK	34	U/L
			CRP	0.6	mg/dL
			eGFR	135	

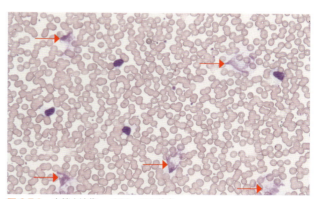

図 6.7.1 末梢血液像 ×200 MG染色
大型で細胞質の広いリンパ球が見られる。また背景に核影（→）を多数認める。

①臨床検査所見（表6.7.1）

末梢血液検査では，白血球数の増加を認める。また臨床化学検査においては，AST，ALT，LD，ALP，γGT が上昇しており，肝機能障害が考えられる。

②末梢血液像 MG染色（図6.7.1，6.7.2）

リンパ球の増加を認める。これらは大型で細胞質が広く，好塩基性が強い。さらに多彩な細胞形態を呈することから反応性リンパ球であることが考えられた。また背景には核影[*1]が多数見られたが，これは塗抹標本作製の際に壊れやすい細胞の存在を示唆する所見である。

参考情報

*1 **核影（Gumprechtの核影）**：塗抹標本作製の際に白血球（多くはリンパ球系細胞）が壊れ，アーチファクトとして見られるものをいう。これらは「basket cell」あるいは「smudge cell」ともよばれる。この核影は，健常人の標本でも少数は見られる。しかし本症例のように多数認める場合には，病的なことが多いので注意が必要である。日常検査において遭遇する可能性が高いものとしては，IM，CLL やリンパ腫の白血化などがある。また，核影が多いと細胞分類の妨げとなるが，22%ウシアルブミン液（血液 100μL に対して，5μL の割合）の添加や，塗抹標本をスピナー法（遠心法）で作製することで，ある程度は防ぐことができる。

用語 伝染性単核球症（infectious mononucleosis；IM），エプスタイン・バーウイルス（Epstein-Barr virus；EBV），VCA（viral capsid antigen antibody），EBNA（Epstein-Barr virus nuclear antigen）

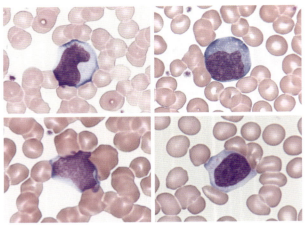

図6.7.2　末梢血液像　×600　MG染色
反応性リンパ球は、さまざまな形態（単核様、形質細胞様、芽球様、顆粒リンパ球など）の細胞が見られる。

表6.7.2　Epstein-Barr virus（EBV）抗体価の推移

EBV抗体	未感染	伝染性単核球症			既感染
		潜伏期～発症初期	急性期	回復期	
VCA-IgM	（－）	（＋＋）	（＋）	（－）	（－）
VCA-IgG	（－）	（＋）	（＋＋）	（＋）	（＋）[※2]
EA-IgG	（－）	（＋）	（＋＋）	（＋）	（－）
EBNA	（－）	（－）	（－）	（－）/（＋）[※1]	（＋）[※2]

※1　感染後，数カ月してから陽性となる
※2　感染後は，生涯陽性である
〔大金亜弥：「伝染性単核症（IM）」，血液形態アトラス，p.247，医学書院，2017 より改変〕

【鑑別のポイント】

①反応性リンパ球の形態学的特徴

大型（大きさは赤血球2個以上：16μm以上）で、細胞質は広く好塩基性を呈し、青味には濃淡が見られる。核は類円形〜不整形までさまざまであるが、偏在していることが多く、クロマチン構造は粗剛（もしくは一部、繊細）である。これらの細胞は、旧来より、わが国では異型リンパ球（atypical lymphocyte）とよばれている。しかし近年では、反応性リンパ球（reactive lymphocyte）の呼称が推奨されている。

②EBV感染症では病期によって特異抗体の発現が異なる（表6.7.2）

臨床免疫検査のEBV特異抗体検査には、VCA（外殻抗原）IgM抗体とIgG抗体、EA（早期抗原）IgG抗体、EBNA（核内抗原）抗体の4つがある。一般に急性期にはVCA-IgMが陽性となり、次いでEA-IgG、VCA-IgGが回復期にかけて上昇する。このとき、EBNA抗体が陰性であればEBVの初感染であることが考えられる。またVCA-IgG抗体、EBNA抗体は感染後は生涯陽性となるため、既感染を示唆する指標となる[1,2]。

本症例は、抗VCA-IgM抗体が陽性で、抗EBNA抗体が陰性であることから、EBVの初感染によるIMと診断された。

この反応性リンパ球は、EBVがB細胞に感染・増殖し、それに反応してT細胞（CD3、CD8陽性細胞）が増殖する。標本上で観察される多くの細胞は、反応性に増殖したCD8陽性T細胞であるが、実際には両者が混在した細胞像が見られる[1,3]。また顆粒リンパ球は、EBV感染B細胞を直接傷害するため出現した細胞と考えられる[2]。これらを考慮するとさまざまな形態の細胞が見られることが理解できる。EBV抗体が陰性で反応性リンパ球の出現を認める場合には、CMVなどのウイルス感染や、トキソプラズマ症などを考える。

〔後藤文彦〕

用語　異型リンパ球（atypical lymphocyte）、反応性リンパ球（reactive lymphocyte）、EA（early antigen antibody）、サイトメガロウイルス（cytomegalovirus；CMV）

参考文献

1) 西村真一郎：「伝染性単核（球）症」，病気が見える vol.5 血液，56-58，メディック メディア，2008．
2) 大金亜弥：「伝染性単核症(IM)」，血液形態アトラス，検査と技術増刊号 2015；43：1020-1021．
3) 朝長万左男：「第8章 2．伝染性単核球症（Infectious mononucleosis）」，血液細胞形態学 マスターコース，141，MUTO PURE CHEMICALS，2013．

6.7.2 百日咳

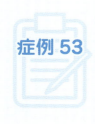

症例 53

百日咳
- 患者　0歳　男児
- 末梢血液検査所見：白血球数の増加を認める（表 6.7.3）。
- 臨床化学検査所見：AST，ALT，LD の上昇を認めた（表 6.7.3）。
- 末梢血液像所見：細胞の大きさは小型で，N/C 比は 80〜90％と細胞質は狭く，クロマチン構造が凝集した成熟リンパ球を 70％認めた。それらの細胞のなかには，切れ込みなどの異常所見は見られない（図 6.7.3，6.7.4）。

表 6.7.3　臨床検査所見

末梢血液検査			臨床化学検査		
WBC	29.0	10^9/L	TP	5.8	g/dL
RBC	4.05	10^{12}/L	ALB	4.0	g/dL
Hb	10.6	g/dL	UN	15.9	mg/dL
Ht	32.1	%	Cr	0.27	mg/dL
MCV	79.3	fL	UA	9.0	mg/dL
MCH	26.2	pg	TB	0.2	mg/dL
MCHC	33.0	g/dL	AST	119	U/L
PLT	338	10^9/L	ALT	38	U/L
RET	1.2	%	LD	751	U/L
			CRP	0.08	mg/dL

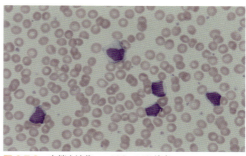

図 6.7.3　末梢血液像　×400　MG 染色

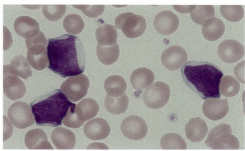

図 6.7.4　末梢血液像　×1,000　MG 染色

①**臨床検査所見**（表 6.7.3）

末梢血液検査では，白血球数の増加を認める。

臨床化学検査では，AST，ALT，LD の上昇を認めた。

②**末梢血液像 1　MG 染色**（図 6.7.3）

細胞の大きさは小型で，N/C 比は 80〜90％と細胞質は狭く，クロマチン構造が凝集した成熟リンパ球を 70％認めた。それらの細胞のなかには，切れ込みなどの異常所見は見られない。

その他，赤血球，血小板形態に異常は認めない。

③**末梢血液像 2　MG 染色**（図 6.7.4）

細胞の大きさは小型で，N/C 比は 80〜90％と細胞質は狭く，クロマチン構造が凝集した成熟リンパ球が増加している。

【鑑別のポイント】小型リンパ球の著明な増加が特徴である。百日咳毒素はリンパ球の増加活性を有しているため分裂増殖が促進され，リンパ球の増加をきたす[*2]。しかし，反応性リンパ球のような大型ではなく小型リンパ球である。

参考情報

*2　百日咳により増加するリンパ球は単一の大きさであるが，ウイルス感染などで出現する反応性リンパ球は小型から大型までさまざまな大きさが見られる。

6.7.3 顆粒リンパ球増加

症例54

顆粒リンパ球増加

● **患者** 70代 女性

- 慢性骨髄性白血病にてチロシンキナーゼ阻害薬（TKI）治療中の患者。
- 末梢血液検査所見：白血球数の増加，大球性正色素性貧血を認める（表6.7.4）。
- 臨床化学検査所見：Cr，LD，γGTの上昇を認める（表6.7.4）。
- 末梢血液像所見：細胞の大きさは中型，N/C比は50〜60％，クロマチン構造は凝集し，細胞質にアズール好性の顆粒を有するリンパ球の増加を認める（図6.7.5，6.7.6）。

表6.7.4 臨床検査所見

末梢血液検査			臨床化学検査			臨床化学検査		
WBC	9.4	10^9/L	TP	6.9	g/dL	CK	123	U/L
RBC	2.86	10^{12}/L	ALB	4.2	g/dL	CRP	1.08	mg/dL
Hb	9.3	g/dL	UN	16.3	mg/dL	Fe	36	μg/mL
Ht	30.1	%	Cr	1.25	mg/dL	IgG	1,025	mg/dL
MCV	105.2	fL	UA	4.9	mg/dL	IgA	145	mg/dL
MCH	32.5	pg	TG	133	mg/dL	IgM	33	mg/dL
MCHC	30.9	g/dL	TC	161	mg/dL	eGFR	37.7	
PLT	204	10^9/L	TB	0.5	mg/dL	フェリチン	106	mg/dL
RET	1.9	%	AST	37	U/L			
凝固・線溶検査			ALT	25	U/L			
PT-INR	0.89		LD	337	U/L			
APTT	32.4	秒	ALP	251	U/L			
FDP	1.10	μg/mL	γGT	69	U/L			

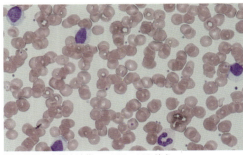

図6.7.5 末梢血液像 ×400 MG染色

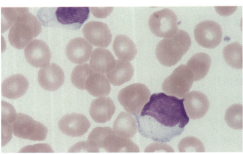

図6.7.6 末梢血液像 ×1,000 MG染色

①**臨床検査所見**（表6.7.4）

末梢血液検査では，白血球数の増加，大球性正色素性貧血を認める。

臨床化学検査では，Cr，LD，γGTの上昇を認める。

凝固・線溶検査では異常所見は認めない。

②**末梢血液像 MG染色**（図6.7.5，6.7.6）

細胞の大きさは15μm程度，N/C比は50〜60％，クロマチン構造は凝集し，細胞質は水色でアズール好性の顆粒を有するリンパ球の増加を認める。本症例のリンパ球比率は80％で，その75％が顆粒リンパ球であった。

【鑑別のポイント】顆粒リンパ球は，細胞質にアズール好性の顆粒を3個以上有するリンパ球をいう。健常人では末梢血液リンパ球の10〜15％とされ，$2.0×10^9$/L（2,000/μL）以上が6カ月以上持続すると増加症が疑われる。腫瘍性ではT-LGLLやNK細胞系のリンパ腫がある。反応性ではCMLにおいてダサチニブ治療中の患者に出現することがあり，予後良好の指標とされている。細胞表面マーカーでは，CD3，CD8，CD57陽性の細胞傷害性T細胞か，CD16，CD56，CD57陽性のNK細胞の形質を示す。

✎ **用語** チロシンキナーゼ阻害薬（tyrosine kinase inhibitor；TKI），T大顆粒リンパ球性白血病（T-cell large granular lymphocytic leukemia；T-LGLL）

6.7.4 無顆粒球症

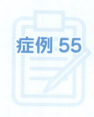

症例 55

無顆粒球症
- 患者　60代　女性
- 白血球数減少を認め骨髄検査が施行された。
- 末梢血液検査所見：白血球数の減少を認める（表6.7.5）。
- 臨床化学検査所見：TB，AST，ALT，ALP，γGT，CRPの上昇を認める（表6.7.5）。
- 末梢血液像所見：好中球の著減，好酸球，リンパ球比率の上昇を認める。赤血球形態，血小板形態の異常は認めない（図6.7.7）。
- 骨髄像所見：細胞密度は正形成，赤芽球系，巨核球系は正形成で異形成は認めない。顆粒球系も正形成であり，骨髄芽球から骨髄球までの細胞を認めるが，後骨髄球以降の成熟好中球は認めない（図6.7.8～6.7.12）。

表6.7.5 臨床検査所見

末梢血液検査			臨床化学検査		
WBC	1.7	10^9/L	TP	5.6	g/dL
RBC	3.44	10^{12}/L	ALB	2.3	g/dL
Hb	11.3	g/dL	UN	10.8	mg/dL
Ht	33.7	%	Cr	0.41	mg/dL
MCV	98.0	fL	TB	20.2	mg/dL
MCH	32.8	pg	AST	51	U/L
MCHC	33.5	g/dL	ALT	78	U/L
PLT	283	10^9/L	LD	188	U/L
RET	2.2	%	ALP	508	U/L
凝固・線溶検査			γGT	852	U/L
PT-INR	1.01		AMY	71	U/L
APTT	28.9	秒	CRP	23.75	mg/dL
FDP	6.60	μg/mL	eGFR	113.7	

①**臨床検査所見**（表6.7.5）

末梢血液検査では，白血球数の減少を認める。

臨床化学検査では，TB，AST，ALT，ALP，γGT，CRPの上昇を認める。

凝固・線溶検査では，FDPの軽度上昇を認める。

②**末梢血液像　MG染色**（図6.7.7）

好中球は標本上認められない。その他，好酸球，リンパ球比率の上昇を認める。赤血球形態，血小板形態に異常は認めなかった。

③**骨髄像1　MG染色**（図6.7.8）

細胞密度は正形成，赤芽球系，巨核球系は正形成で異形成は認めない。顆粒球系は正形成であり，骨髄芽球から骨髄球までの細胞を認めるが，後骨髄球以降の成熟好中球は認めない。また，好酸球比率はANCの6.8％であった。

以上の所見より薬剤性無顆粒球症が最も考えられる。

④**骨髄像2　MG染色**（図6.7.9）

顆粒球系細胞は前骨髄球だけである。アウエル小体，核異形は認めない。赤芽球系は正形成で異形成は認めない。

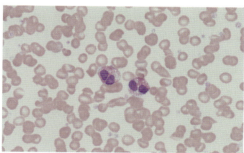

図6.7.7　末梢血液像　×400　MG染色

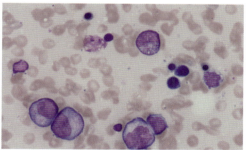

図6.7.8　骨髄像　×400　MG染色

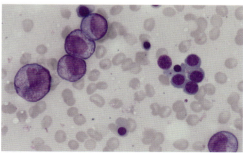

図6.7.9　骨髄像　×400　MG染色

■6章 造血器腫瘍・その他

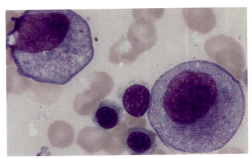

図6.7.10　骨髄像　×1,000　MG染色

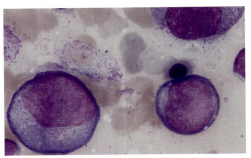

図6.7.11　骨髄像　×1,000　MG染色

⑤**骨髄像3　MG染色**（図6.7.10）
　両端に細胞質が広い大型の細胞は前骨髄球と思われる。中央に多染性赤芽球が見られるが，異形成は認めない。

⑥**骨髄像4　MG染色**（図6.7.11）
　右に骨髄芽球，左に前骨髄球が見られる。
　上記所見より，急性前骨髄球性白血病（APL）との鑑別が必要である。アウエル小体が見られないこと，APL特有の核異形が見られないこと，線溶の著しい亢進がないことなどで鑑別が可能である。

⑦**骨髄像5　MG染色**（図6.7.12）
　標本の引き終わり近辺で見られた巨核球である。巨核球系は正形成で異形成は認めない。

【鑑別のポイント】末梢血の好中球数が1.5×10^9/L（1,500/μL）以下を好中球減少症，0.5×10^9/L（500/μL）以下を無顆粒球症という。多くの場合，減少する血球は好

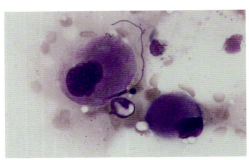

図6.7.12　骨髄像　×1,000　MG染色

中球のみで，赤血球数，血小板数は基準範囲内であることが多い。
　白血球数が減少していることから，急性白血病やMDSなどの血液疾患との鑑別が必要となる。芽球，血球形態の異形成，巨大血小板の有無などの所見が重要となる。

> **検査室ノート　薬剤性無顆粒球症の発症機序**
>
> 　薬剤性無顆粒球症の発症には中毒性機序（本症例）と免疫学的機序がある。前者は薬剤またはその代謝産物が顆粒球系の前駆細胞の成熟を抑制するものと考えられる。そのため，骨髄芽球から骨髄球までの細胞は存在するが，後骨髄球以降の細胞が存在しない。後者は好中球の細胞膜に薬剤が結合してハプテンとしてはたらき，抗好中球抗体が産生される。この抗体は，好中球の前駆細胞から成熟細胞まですべての成熟段階で結合し，貪食細胞に捕捉され，骨髄と末梢血液で顆粒球減少を引き起こす。

6.7.5 敗血症

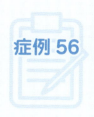

症例 56

敗血症
- 患者　3歳　女児
- 末梢血液検査所見：汎血球減少を認める（表6.7.6）。
- 臨床化学検査所見：TP，ALB低下，LD，TB，γGT，CRPの上昇を認める（表6.7.6）。
- 末梢血液像所見：引き終わりにカンジダ（Candida）と思われる菌糸が見られる。また，好中球による菌の貪食像，DICによる破砕赤血球が観察される（図6.7.13，6.7.14a, b）。

表6.7.6　臨床検査所見

末梢血液検査			臨床化学検査		
WBC	1.6	10^9/L	TP	4.8	g/dL
RBC	2.30	10^{12}/L	ALB	2.3	g/dL
Hb	6.7	g/dL	UN	16.1	mg/dL
Ht	19.7	%	Cr	0.12	mg/dL
MCV	85.7	fL	UA	2.3	mg/dL
MCH	29.1	pg	TB	4.1	mg/dL
MCHC	34.0	g/dL	AST	18	U/L
PLT	5	10^9/L	ALT	24	U/L
RET	0.1	%	LD	394	U/L
凝固・線溶検査			γGT	224	U/L
PT-INR	1.29		AMY	23	U/L
APTT	30.0	秒	CK	7	U/L
FDP	56.70	μg/mL	CRP	27.17	mg/dL
			eGFR	1415.2	

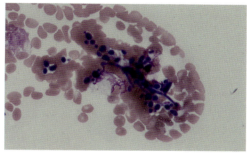

図6.7.13　末梢血液像　×400　MG染色

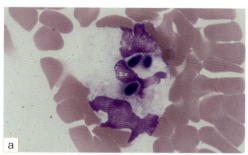

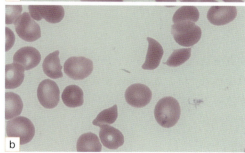

図6.7.14　末梢血液像　×1,000　MG染色

①臨床検査所見（表6.7.6）

末梢血液検査では，汎血球減少を認める。

臨床化学検査では，TP，ALB低下，LD，TB，γGT，CRPの上昇を認める。

凝固・線溶検査では，FDPの上昇を認める。

血小板数の著減，FDP上昇よりDICと考えられる。

②末梢血液像　MG染色（図6.7.13，6.7.14a, b）

引き終わりにCandidaと思われる菌糸が見られる（図6.7.14a）。また，好中球による菌の貪食像，DICによる破砕赤血球が観察される。血小板はほとんど見られない（図6.7.14b）。

【鑑別のポイント】敗血症は，感染により発症した全身性炎症反応症候群である。全身状態の評価や血液培養による菌の検出によって診断されるが，末梢血液塗抹標本の注意深い観察により早期診断されることもある。敗血症の原因菌は，*Staphylococcus aureus*，*Escherichia coli*，*Streptococcus pneumoniae*，*Pseudomonas aeruginosa*，*Enterobacter*などが多いとされる。

6.7.6 神経芽腫

症例 57

神経芽腫

- 患者　1歳　女児
- 不明熱を認め骨髄検査が施行された。
- 末梢血液検査所見：正球性正色素性貧血, 血小板数の軽度減少を認める（表6.7.7）。
- 臨床化学検査所見：AST, LD, γGT, CRPの上昇を認める（表6.7.7）。
- 末梢血液像所見：幼若顆粒球と赤芽球の出現, 白赤芽球症を認める（図6.7.15a, b）。
- 骨髄像所見：細胞密度は過形成である。巨核球系, 赤芽球系は低形成である。また異形成は認めなかった。細胞の大きさは中型から大型, N/C比は70〜90%, クロマチン構造は顆粒状繊細なものや粗剛な単核細胞が増加している。一部の細胞の細胞質に空胞を認める。また裸核も多数見られる（図6.7.16〜6.7.18）。
- 骨髄特殊染色所見：骨髄像MPO染色では腫瘍細胞は陰性であった（図6.7.19）。
- 骨髄FCM検査所見：細胞表面形質解析では腫瘍細胞は白血球抗原であるCD45陰性, CD56のみ陽性であった（表6.7.8）。

表6.7.7 臨床検査所見

末梢血液検査			臨床化学検査		
WBC	4.5	10^9/L	TP	4.4	g/dL
RBC	2.80	10^{12}/L	ALB	2.5	g/dL
Hb	8.2	g/dL	UN	4.4	mg/dL
Ht	23.2	%	Cr	0.26	mg/dL
MCV	82.9	fL	TB	1.1	mg/dL
MCH	29.3	pg	AST	156	U/L
MCHC	35.3	g/dL	ALT	22	U/L
PLT	146	10^9/L	LD	3,732	U/L
RET	1.9	%	ALP	311	U/L
凝固・線溶検査			γGT	165	U/L
PT-INR	1.43		CRP	1.07	mg/dL
APTT	95.8	秒	eGFR	618.8	
FDP	65.00	μg/mL			

① 臨床検査所見 (表6.7.7)

末梢血液検査では, 正球性正色素性貧血, 血小板数の軽度減少を認める。

臨床化学検査では, AST, LD, γGT, CRPの上昇を認める。

凝固・線溶検査ではPT-INRの上昇, APTTの延長, FDPの上昇を認める。

② 末梢血液像　MG染色 (図6.7.15a, b)

幼若顆粒球 (図6.7.15a) と赤芽球 (図6.7.15b) の出現, 白赤芽球症が見られる (6.7.7項p.191「Q&A」参照)。

末梢血液で白赤芽球症が見られる疾患として, 骨髄線維症や骨髄癌腫症, その他慢性骨髄性白血病 (CML) があげられる。これらの鑑別には, 赤血球形態, 血小板形態, 白血球分画が重要となる。おもな鑑別点として骨髄線維症では, 涙滴赤血球, 巨大血小板の出現, 骨髄癌腫症では, 破砕赤血球, 血小板数の減少, CMLでは好塩基球数の増加などがあげられる。

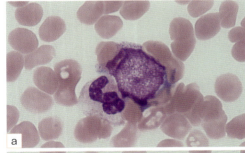

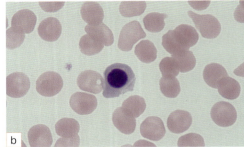

図6.7.15 末梢血液像 (a：幼若顆粒球, b：赤芽球)
　　　　 ×1,000　MG染色

③ 骨髄像1　MG染色 (図6.7.16)

細胞密度は過形成である。巨核球系, 赤芽球系は低形成である。また異形成は認めなかった。細胞の大きさは中型から大型, N/C比は70〜90%, クロマチン構造は顆粒状繊細なものや粗剛な単核細胞が増加している。一部の細胞の細胞質に空胞を認める。また裸核も多数見られる。

④ 骨髄像2　MG染色 (図6.7.17)

細胞の大きさは中型から大型, N/C比は80〜90%, 細胞質は好塩基性, 細かい空胞も見られる。クロマチン構造は顆粒状繊細, 核形は円形または類円形, 核小体を有する細胞を認める。一見, 急性白血病の芽球にも見える。

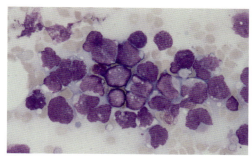

図 6.7.16　骨髄像　×400　MG染色

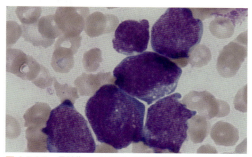

図 6.7.17　骨髄像　×1,000　MG染色

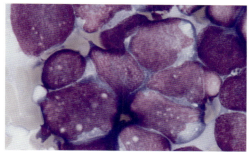

図 6.7.18　骨髄像　×1,000　MG染色

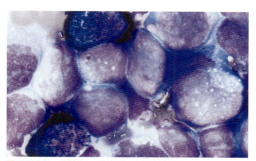

図 6.7.19　骨髄像　×1,000　MPO染色

⑤骨髄像3　MG染色（図6.7.18）

　細胞の大きさは中型から大型，細胞質は好塩基性が強い。細かい空胞が細胞質や核の上にも見られる。クロマチン構造は顆粒状繊細，または粗剛，核は円形または類円形，核小体を有する細胞を認める。一見，急性白血病の芽球にも見えるが，細胞の集積や細胞質の境界が不明瞭であり，がん細胞と考えられる。

⑥骨髄像4　MPO染色（FDA法）（図6.7.19）

　骨髄像MPO染色では腫瘍細胞は陰性であった。

⑦骨髄FCM検査（表6.7.8）

　細胞表面形質解析では，腫瘍細胞は白血球抗原であるCD45陰性，CD56が陽性であった。CD45陰性を示す細胞には，赤芽球，ミエローマ細胞，がん細胞，リンパ芽球などがあり，これらを鑑別する必要がある。本症例ではCD56だけが陽性であったこと，骨髄系，リンパ系マーカーは陰性であったことから骨髄に浸潤している細胞はがん細胞が疑われた。

【鑑別のポイント】神経芽腫は，胎生期の神経堤細胞を起源とする細胞が腫瘍化したものである。診断には，尿中バ

表 6.7.8　骨髄FCM検査所見：血液細胞表面形質解析

	%
CD2	0.5
CD3	0.5
CD4	0.3
CD5	0.5
CD7	0.5
CD8	0.2
CD10	0.2
CD19	0.3
CD20	0.2
CD23	0.1
CD25	0.1
CD30	0.2
CD56	98.2

ニリルマンデル酸/ホモバニリン酸の上昇が有用となる。その他，超音波検査やCT，生検により確定される。骨髄浸潤が見られた場合には急性白血病との鑑別が困難となるが，鏡検時に弱拡大で観察して，集塊像や境界が不明瞭となる花冠形成などの特徴をとらえることが必要である。

［常名政弘］

用語　コンピュータ断層撮影（computed tomography；CT）

6.7.7　骨髄癌腫症

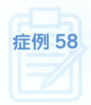

症例 58　骨髄癌腫症

- ●患者　70代　男性
- ・腰痛を主訴に来院，その際の血液検査で異常が指摘され，骨髄検査が実施された。
- ・末梢血液検査所見：貧血および血小板数減少を認める（表 6.7.9）。
- ・臨床化学検査所見：多項目に異常を認める。UN，Cr，UA，GLU，TG，TB，AST，LD，ALP，CRP，フェリチンの上昇および TP，ALB，TC の低下を認める（表 6.7.9）。
- ・末梢血液像所見：幼若顆粒球および有核赤血球の出現を認める（図 6.7.20）。
- ・骨髄像所見：ごく少数であるが，大型で帰属不明な細胞集塊（集簇像）を認める（図 6.7.22，6.7.23）。
- ・腫瘍マーカー検査所見：CEA，CA19-9 が異常高値であった。

表 6.7.9　臨床検査所見

末梢血液検査			臨床化学検査		
WBC	9.5	10^9/L	TP	6.2	g/dL
RBC	2.54	10^{12}/L	ALB	3.5	g/dL
Hb	7.3	g/dL	UN	55.8	mg/dL
Ht	22.7	%	Cr	1.29	mg/dL
MCV	89.4	fL	UA	9.3	mg/dL
MCH	28.7	pg	GLU	164	mg/dL
MCHC	32.2	g/dL	TG	172	mg/dL
PLT	35	10^9/L	TC	130	mg/dL
RET	5	%	TB	4.0	mg/dL
凝固・線溶検査			AST	60	U/L
PT-INR	1.33		ALT	25	U/L
APTT	27.4	秒	LD	3,210	U/L
FDP	106.9	µg/mL	ALP	2,600	U/L
Dダイマー	76.2	µg/mL	γGT	52	U/L
			CRP	20.2	mg/dL
			Fe	217	µg/mL
			フェリチン	2,190	mg/dL
			CEA	840.0	ng/mL
			CA19-9	1,680	ng/mL

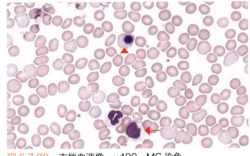

図 6.7.20　末梢血液像　×400　MG 染色
骨髄球（←）と有核赤血球（▲）の出現を認める。

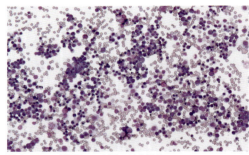

図 6.7.21　骨髄像　×100　MG 染色
骨髄は赤芽球系細胞が過形成である。M/E 比は 0.11 と低下している。

①臨床検査所見（表 6.7.9）

　末梢血液検査では，ヘモグロビン量は 7.3 g/dL，MCV 89.4 fL の正球性貧血および血小板数減少と 2 系統の減少を認める。

　臨床化学検査では，UN，Cr 上昇を認め，腎障害が考えられる。また，LD，ALP の異常高値から造血器腫瘍や他の悪性腫瘍の存在も疑われるため，ともにアイソザイムを検査しておく必要があると考える。

　アイソザイム検査では，LD は LD4・LD5 が優位，ALP は ALP3（骨性 ALP）が優位であり，悪性腫瘍の骨転移が示唆される。

　凝固・線溶検査では，FDP，D ダイマーが上昇しており，DIC が示唆される。

②末梢血液像　MG 染色（図 6.7.20）

　骨髄球と有核赤血球の出現を認めた。このように末梢血中に幼若顆粒球と有核赤血球がそろって見られることを「白赤芽球症」という（次ページの Q&A 参照）。

③骨髄像　MG 染色（図 6.7.21〜6.7.23）

　このような細胞集塊は，塗抹標本の引き終わりや辺縁部で発見されることが多い。そのため，弱拡大で引き終わりや辺縁部の観察はとくに重要となる。また 1 枚の標本観察のみではなく，必ず複数枚の標本観察が必要である。本症例においても 5 枚の標本を観察して，明らかな細胞集塊は 3 カ所のみであった。

④骨髄 clot section（図 6.7.24）

　骨髄組織は十分採取されており，造血細胞成分は著増している。また造血巣に混じって，がんの転移集塊を散見する。がんは充実性胞巣を形成し，腺管形成が乏しい。

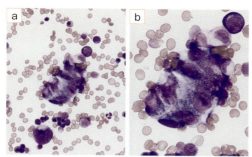

図 6.7.22　骨髄像　(a) ×200　(b) ×400　MG 染色
大型細胞の細胞集塊を認める。大型の細胞集塊で、細胞質の好塩基性が強く、集積性が見られ、また細胞間の境界は不明瞭である。

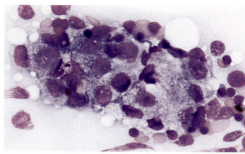

図 6.7.23　骨髄像　×600　MG 染色
別視野で見られた細胞集塊。細胞間の境界は不明瞭である。

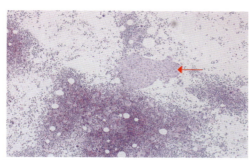

図 6.7.24　骨髄 clot section　×40　HE 染色
がんの転移集塊 (←)。

表 6.7.10　骨髄癌腫症の診断ポイント

	ポイント，ほか
転移しやすい固形がん	乳がん，肺がん，子宮がん，前立腺がん，胃がんなど
がん転移の好発部位	肝臓，肺，骨髄の順に多い
骨転移の好発部位	腰椎，胸骨，肋骨の順で多い
臨床所見	腫瘤形成，背部痛，関節痛，四肢痛，発熱，貧血など
末梢血液標本	・赤血球形態：有核赤血球，破砕赤血球に注視 ・幼若顆粒球（左方移動）に注視 ※同時出現は白赤芽球症
骨髄穿刺標本	・細胞集塊（集簇像）を認めることが多い ・塗抹標本（複数枚）の引き終わり，辺縁部を中心に全体をくまなく観察すること

【鑑別のポイント】表6.7.10に骨髄癌腫症の診断ポイントを示す。

> **Q 白赤芽球症とは何か？　なぜ起こるのか？**
>
> **A**　白赤芽球症（leukoerythroblastosis）とは、末梢血に幼若顆粒球と有核赤芽球がそろって出現することをいう。本所見は、「がんの骨転移」を疑う重要な所見である。またがんの骨転移例では、しばしばDICの合併を認めることから「破砕赤血球」の出現も重要な所見となる[1]。
>
> 発生機序は次のとおりである。がんの骨転移（骨髄癌腫症）で「骨髄ががん細胞で占拠」されるとまず、1) 髄外造血が起こる（「骨髄－末梢血・関門」のような仕組みがない）。次に、2) 骨破壊により、「骨髄－末梢血・関門」が壊れる。1) 2) 両者ともに末梢血に幼若細胞が漏れ出る原因となり得る。

［後藤文彦］

用語　がん胎児性抗原（carcinoemb-yonic antigen；CEA），CA19-9（carbohydrate antigen 19-9），白赤芽球症（leukoerythroblastosis）

参考文献

1) 朝長万左男：「第10章 血球貪食症候群および癌の骨髄転移の形態学」，血液細胞形態学 マスターコース，153-154，MUTO PURE CHEMICALS，2013．
2) 押田和子，他：「8．骨髄液中に見られる異常細胞と関連疾患 1) 骨髄癌腫症」，細胞像の見かた 病理・血液・尿沈渣，検査技術増刊号，2004；10：1200-1203．
3) 荒川 聡，浪川秀秋：「1．骨髄癌腫症」，血液細胞アトラス-2 写真と検査データでみる血液細胞の実践的読み方，289-290．東海大学出学出版，2002．

6.7.8 血球貪食症候群（HPS）

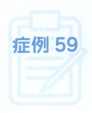

症例 59

血球貪食症候群（HPS）

- 患者　2歳　女児
- 不明熱，汎血球減少を認め骨髄検査が施行された。
- 末梢血液検査所見：汎血球減少を認める（表6.7.11）。
- 臨床化学検査所見：LD，フェリチン，sIL-2R の上昇を認める（表6.7.11）。
- 末梢血液像所見：反応性リンパ球を 2% 認めたほかは異常所見は認めなかった（図6.7.25）。
- 骨髄像所見：細胞密度は低形成，顆粒球系，赤芽球系，巨核球系いずれも低形成で異形成は認めなかった。塗抹標本の端や引き終わりに血球貪食細胞を多数認めた（図6.7.26〜6.7.30）。

表 6.7.11　臨床検査所見

末梢血液検査		臨床化学検査			臨床化学検査		
WBC	1.1　10⁹/L	TP	6.2	g/dL	CRP	0.29	mg/dL
RBC	3.10　10¹²/L	ALB	3.4	g/dL	IgG	697	mg/dL
Hb	8.3　g/dL	UN	5.2	mg/dL	IgA	78	mg/dL
Ht	24.5　%	Cr	0.26	mg/dL	IgM	21	mg/dL
MCV	79.0　fL	UA	1.7	mg/dL	eGFR	510.8	
MCH	26.8　pg	TB	0.7	mg/dL	フェリチン		
MCHC	33.9　g/dL	AST	75	U/L		15,567	ng/dL
PLT	20　10⁹/L	ALT	34	U/L	sIL-2R	8,920	U/L
RET	0.6　%	LD	738	U/L			
凝固・線溶検査		ALP	304	U/L			
PT-INR	1.14	γGT	31	U/L			
APTT	30.7　秒	AMY	53	U/L			
FDP	11.10　μg/mL	CK	177	U/L			

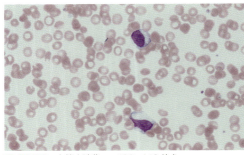

図 6.7.25　末梢血液像　×400　MG 染色

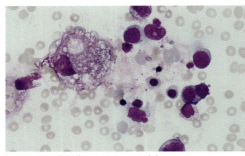

図 6.7.26　骨髄像　×400　MG 染色

①臨床検査所見（表6.7.11）

末梢血液検査では，汎血球減少を認める。HPSでは少なくとも2系統以上に血球減少が見られる。

臨床化学検査では，LD，フェリチン，sIL-2Rの上昇を認める。一般的には，フェリチンは1,000ng/dL以上，LDは1,000U/L以上となる。また，高トリグリセリド血症となる。

凝固・線溶検査ではFDPの上昇を認める。重症例ではDICを併発する。

②末梢血液像　MG 染色（図6.7.25）

反応性リンパ球を2%認めたほかは異常所見は認めなかった。

HPSの原因には，感染症，自己免疫疾患，リンパ腫などの悪性腫瘍がある。反応性リンパ球が多数見られた場合にはウイルス感染も原因の1つにあげられるため，末梢血液像検査も重要となる。

③骨髄像1　MG 染色（図6.7.26）

細胞密度は低形成，顆粒球系，赤芽球系，巨核球系いずれも低形成で異形成は認めなかった。塗抹標本の端や引き終わりに血球貪食細胞を多数認めた。赤血球，血小板の貪食を認める。

④骨髄像2　MG 染色（図6.7.27）

マクロファージを多数認める。そのなかには，好中球や赤血球，血小板を貪食している細胞が散在する。

⑤骨髄像3　MG 染色（図6.7.28）

赤血球，血小板を貪食しているマクロファージである。

⑥骨髄像4　MG 染色（図6.7.29）

赤血球，血小板が貪食されている。

⑦骨髄像5　MG 染色（図6.7.30）

赤血球，血小板が貪食されている。

本症例のウイルス抗体価検査では，EBV-IgG 27.5倍，EBV DNAが 6.4×10^4 copies/μg と高値を示し，EBVの初感染と考えられた。

用語　血球貪食症候群（hemophagocytic syndrome；HPS）

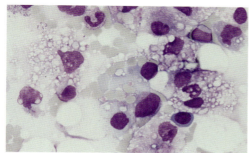
図 6.7.27　骨髄像　×400　MG 染色

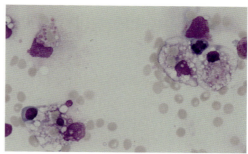
図 6.7.28　骨髄像　×400　MG 染色

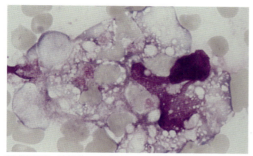
図 6.7.29　骨髄像　×1,000　MG 染色

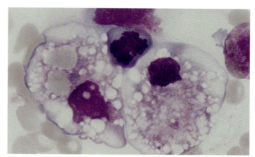
図 6.7.30　骨髄像　×1,000　MG 染色

【鑑別のポイント】HPSは，さまざまな臨床症状とともに，肝臓や脾臓，骨髄などの全身臓器にマクロファージの浸潤による血球貪食をきたす疾患である．原因には，EBV感染症をはじめとするウイルス感染症やリンパ腫などの悪性腫瘍，自己免疫疾患などが知られている．末梢血では2系統以上の血球減少を認め，高フェリチン血症（年齢相応正常値の3SD以上または1,000ng/mL以上），高LD血症（年齢相応正常値の3SD以上または1,000U/L以上），sIL-2Rが高値となり，骨髄，脾臓，リンパ節などに血球貪食像が見られるのが特徴である．

用語　標準偏差（standard deviation；SD）

6.7.9 May-Hegglin 異常

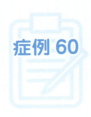

症例 60

May-Hegglin 異常
- 患者　40代　女性
- 末梢血液検査所見：血小板数の減少を認める（表6.7.12）。
- 臨床化学検査所見：TCの上昇を認める（表6.7.12）。
- 末梢血液像所見：細胞の大きさが4〜12μmの大型または巨大血小板が見られる。また，好中球の細胞質にデーレ様小体が観察される（図6.7.31, 6.7.32）。

表6.7.12　臨床検査所見

末梢血液検査			臨床化学検査		
WBC	5.6	10^9/L	TP	7.3	g/dL
RBC	4.69	10^{12}/L	ALB	4.3	g/dL
Hb	13.7	g/dL	UN	10.1	mg/dL
Ht	42.3	%	Cr	0.77	mg/dL
MCV	90.2	fL	TG	113	mg/dL
MCH	29.2	pg	TC	366	mg/dL
MCHC	32.4	g/dL	TB	1.0	mg/dL
PLT	42	10^9/L	AST	20	U/L
RET	0.9	%	ALT	19	U/L
凝固・線溶検査			LD	176	U/L
PT-INR	0.92		CRP	0.02	mg/dL
APTT	29.6	秒	IgG	1,217	mg/dL
			IgA	271	mg/dL
			IgM	134	mg/dL
			eGFR	64.4	

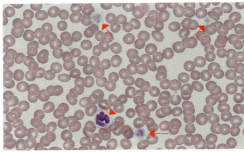

図6.7.31　末梢血液像　×400　MG染色
→：巨大血小板，▼：デーレ様小体を含む好中球分葉核球。

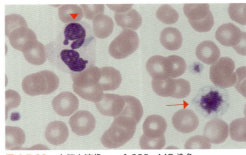

図6.7.32　末梢血液像　×1,000　MG染色
→：巨大血小板，▼：デーレ様小体を含む好中球分葉核球。

①臨床検査所見（表6.7.12）

末梢血液検査では，血小板数の減少を認める。血小板数の減少が見られた場合には，その値が真の値か偽低値なのかの確認をすることが重要である。まず行うことは，ヒストグラムの確認をすることである。本症例の血小板数の分析装置の測定値は，電気抵抗方式で12×10^9/L，光学的測定方法では42×10^9/Lとなり測定値の乖離が見られ，巨大血小板出現が疑われた。このような症例に遭遇した場合には，塗抹標本を作製し，巨大血小板出現の有無を確認する必要がある。

臨床化学検査では，TCの上昇を認めるがそのほかに異常所見は見られない。

凝固・線溶検査では異常所見は見られない。

②末梢血液像　MG染色（図6.7.31〜6.7.35）

細胞の大きさが4〜12μmの大型または巨大血小板が見られる。また，好中球の細胞質にデーレ様小体が観察される。

血小板減少時に巨大血小板を伴う疾患としては，骨髄異形成腫瘍，May-Hegglin異常，Bernard-Soulier症候群，Gray-platelet症候群などがあり，それぞれの鑑別が重要である。好中球の異形成の有無や封入体，血小板内の顆粒の有無などを詳細に観察する技術と知識を習得する必要がある。

【鑑別のポイント】May-Hegglin異常は，巨大血小板，血小板数の減少，デーレ様小体を特徴とする，常染色体顕性（優性）遺伝性疾患である。発見には上記特徴を確認することが大切であるが，*MYH9*遺伝子異常を検出することで診断される。

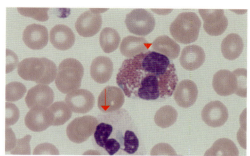

図 6.7.33　末梢血液像　×1,000　MG 染色
デーレ様小体を含む。→：好中球分葉核球，▼：好酸球。

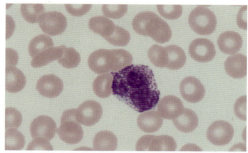

図 6.7.34　末梢血液像　×1,000　MG 染色
デーレ様小体を含む好塩基球。

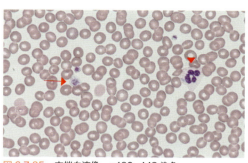

図 6.7.35　末梢血液像　×400　MG 染色
→：巨大血小板，▼：デーレ様小体を含む好中球分葉核球。

［常名政弘］

6.7.10 Bernard-Soulier症候群（BSS）

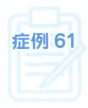

症例61

Bernard-Soulier症候群（BSS）

● 患者　40代　男性

- 約1週間前より少量の下血が続いており，様子をみていたが腹痛およびふらつきが生じたため救急外来を受診した。
- 初診時の末梢血液検査所見：著明な貧血と血小板数の減少があり，網赤血球が著増していた。凝固・線溶系検査では明らかな異常はなく（表6.7.13），血液形態では巨大血小板が認められた（図6.7.36）。
- その後，患者の既往歴が明らかとなり，7歳でITPが疑われ脾臓摘出，11歳でBSSと診断されていたことがわかった。
- 血小板凝集能検査（惹起物質：コラーゲン，アドレナリン，ADP，リストセチン）を実施し，リストセチンによる凝集率の欠如を認めた（図6.7.37）。
- 治療としては消化管出血が認められたため，胃体部，前庭部の出血箇所に焼灼を行った。貧血，血小板低下に対し，赤血球濃厚液，濃厚血小板の輸血を実施した。
- 患者の状態が安定したため，BSSにてかかりつけの病院へ転院となった。

表6.7.13　臨床検査所見

末梢血液検査			臨床化学検査		
WBC	8.4	10^9/L	TP	4.9	g/dL
RBC	1.62	10^{12}/L	ALB	2.5	g/dL
Hb	4.5	g/dL	UN	19.6	mg/dL
Ht	17.4	%	Cr	0.70	mg/dL
MCV	107.4	fL	UA	7.1	mg/dL
MCH	27.8	pg	GLU	164	mg/dL
MCHC	25.9	g/dL	TB	0.56	mg/dL
PLT	82	10^9/L	AST	48	U/L
RET	24.8	%	ALT	37	U/L
凝固・線溶検査			LD	173	U/L
PT-INR	1.08		ALP	123	U/L
APTT	23.1	秒	γGT	29	U/L
フィブリノゲン	242.0	mg/dL	ChE	98	U/L
FDP	<2.5	μg/mL	AMY	29	U/L
Dダイマー	0.5	μg/mL	CK	41	U/L
			CRP	0.05	mg/dL
			eGFR	70.3	

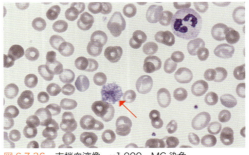

図6.7.36　末梢血液像　×1,000　MG染色
BSSでは巨大血小板が多数見られる。→の血小板は赤血球よりやや大きい。

　BSSは表在性の出血や，重篤な出血症状を呈する常染色体潜性（劣性）遺伝で，巨大血小板の出現，血小板減少症とリストセチンの血小板凝集欠如が特徴的な先天性血小板機能異常症である。血小板および巨核球上に発現する血小板膜糖蛋白Ib-IX-V複合体（GPIb-IX-V複合体）の欠損や機能異常が原因で発症する[1]。おもな症状は，点状出血，紫斑，鼻出血，歯肉出血，月経過多などの重篤な皮膚粘膜出血である。出血症状の強さは個人差があり，その差には膜蛋白の欠損が関与している。一方，筋肉関節内の出血は認めない。

　本症は100万人に1人の頻度とされる稀な疾患である[2]。

幼児期の出血傾向により発見されることが多いが，血小板数減少やその臨床症状によりITPと診断され，誤った治療を受けることもある。今回の症例もそれに該当する。

　治療としては粘膜出血に対しては局所圧迫，出血症状が著しい場合や外科的処置には血小板輸血を行う[1]。

①臨床検査所見（表6.7.13）

　末梢血液検査では，血小板数は$82×10^9$/Lに減少している。また大球性の貧血も認められる。凝固・線溶検査では異常は認められない。通常，BSSでは出血時間は延長し，血小板凝集能検査ではコラーゲン，アドレナリン，ADPは正常，リストセチンは凝集率の低下〜欠如を認める（図6.7.37）。GPIb-IX-V複合体の発現低下を確認する検査として血小板FCM検査がある。この際，CD41やCD61は正常，CD42a，CD42b，CD42c，CD42dは発現が低下する。遺伝

用語　ベルナール・スーリエ症候群（Bernard-Soulier syndrome；BSS），アデノシンニリン酸（adenosine diphosphate；ADP），糖蛋白（glycoprotein；GP）

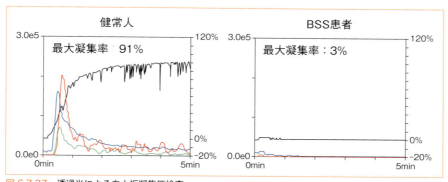

図 6.7.37　透過光による血小板凝集能検査
励起物質：リストセチン（1.3mg/mL）。
BSS患者ではリストセチン凝集の低下〜欠如が認められる（右図）。

表 6.7.14　von Willebrand 病との鑑別

疾患		Bernard-Soulier 症候群	von Willebrand 病
原因		GPIb-IX-V 複合体の欠損や機能異常	von Willebrand 因子の量的あるいは質的異常
遺伝形式		常染色体劣性遺伝	常染色体優性遺伝
血小板検査	出血時間	延長	延長
	粘着能	低下	低下
	凝集能	リストセチン凝集低下	リストセチン凝集低下
	血小板数	減少	正常
	形態	巨大血小板	正常
凝固検査	PT	正常	正常
	APTT	正常	延長
治療		血小板輸血	第Ⅷ因子製剤　デスモプレシン

〔和田英夫：「von Willebrand 病　その他の一次止血に異常がある疾患　Bernard-Soulier 症候群」，病気がみえる vol.5 血液，170，メディックメディア，2008 より改変〕

子検査としては，GPIb/IXを構成するGPIbα，GPIbβ，GPIX遺伝子のいずれかのホモ接合性あるいは複合ヘテロ接合性変異をみる。

②末梢血液像　MG染色（図6.7.36）

　形態的には巨大血小板の出現を特徴とする。白血球や赤血球の形態異常は通常認められない。巨大血小板が出現する他の疾患にはMay-Hegglin異常（好中球のデーレ小体が出現する）やITPがある。

【鑑別のポイント】鑑別する疾患には，ITPや*MYH9*異常症，von Willebrand病などがある。ここでは，von Willebrand病との鑑別を表6.7.14に示す。

[野木岐実子]

参考文献

1) 金子　誠：「Bernard-Soulier 症候群」，血液形態アトラス，検査と技術増刊号，2015；43：1078-1079.
2) 國島伸治：「Bernard-Soulier 症候群」，別冊日本臨牀　新領域別症候群シリーズ　血液症候群（第2版）Ⅱ，399-402，日本臨牀社，2013.
3) 和田英夫：「von Willebrand 病　その他の一次止血に異常がある疾患　Bernard-Soulier 症候群」，病気が見える vol.5 血液，168-171，メディックメディア，2008.

付録　基準範囲一覧

表1　共用基準範囲（慣用単位）

項目名称	項目	単位	M/F	下限	上限
白血球数	WBC	$10^3/\mu L$		3.3	8.6
赤血球数	RBC	$10^6/\mu L$	M	4.35	5.55
			F	3.86	4.92
ヘモグロビン	Hb	g/dL	M	13.7	16.8
			F	11.6	14.8
ヘマトクリット	Ht	%	M	40.7	50.1
			F	35.1	44.4
平均赤血球容積	MCV	fL		83.6	98.2
平均赤血球血色素量	MCH	pg		27.5	33.2
平均赤血球血色素濃度	MCHC	g/dL		31.7	35.3
血小板数	PLT	$10^3/\mu L$		158	348
総蛋白	TP	g/dL		6.6	8.1
アルブミン	Alb	g/dL		4.1	5.1
グロブリン	Glb	g/dL		2.2	3.4
アルブミン，グロブリン比	A/G			1.32	2.23
尿素窒素	UN	mg/dL		8	20
クレアチニン	Cr	mg/dL	M	0.65	1.07
			F	0.46	0.79
尿酸	UA	mg/dL	M	3.7	7.8
			F	2.6	5.5
ナトリウム	Na	mmol/L		138	145
カリウム	K	mmol/L		3.6	4.8
クロール	Cl	mmol/L		101	108
カルシウム	Ca	mg/dL		8.8	10.1
無機リン	IP	mg/dL		2.7	4.6
グルコース	Glu	mg/dL		73	109
中性脂肪	TG	mg/dL	M	40	234
			F	30	117
総コレステロール	TC	mg/dL		142	248
HDL-コレステロール	HDL-C	mg/dL	M	38	90
			F	48	103
LDL-コレステロール	LDL-C	mg/dL		65	163
総ビリルビン	TB	mg/dL		0.4	1.5
アスパラギン酸アミノトランスフェラーゼ	AST	U/L		13	30
アラニンアミノトランスフェラーゼ	ALT	U/L	M	10	42
			F	7	23
乳酸脱水素酵素 #	LD	U/L		124	222
アルカリホスファターゼ	ALP (JSCC)	U/L		106	322
	ALP (IFCC)	U/L		38	113
γグルタミルトランスフェラーゼ	γGT	U/L	M	13	64
			F	9	32
コリンエステラーゼ	ChE	U/L	M	240	486
			F	201	421
アミラーゼ	AMY	U/L		44	132
クレアチン・ホスホキナーゼ	CK	U/L	M	59	248
			F	41	153
C反応性蛋白	CRP	mg/dL		0.00	0.14
鉄	Fe	μg/dL		40	188
免疫グロブリン	IgG	mg/dL		861	1747
免疫グロブリン	IgA	mg/dL		93	393
免疫グロブリン	IgM	mg/dL	M	33	183
			F	50	269
補体蛋白	C3	mg/dL		73	138
補体蛋白	C4	mg/dL		11	31
ヘモグロビンA1c	HbA1c	%(NGSP)		4.9	6.0

\# 乳酸脱水素酵素（LD）の基準範囲は，JSCC法でもIFCC法でも使用できる。
測定値標準化は血球計数項目以外の項目は認証標準物質測定により評価した。特記すべきはAlbは改良型BCP法による，Gluは解糖阻止剤による採血の基準個体を使用した。血球計数項目は認証標準物質による校正が困難なため，国際標準測定操作法による測定値にトレーサブルな表示値を持つ試料（キャリブレータ）を測定し，その結果を用いて測定値の一致性を確認することで対応した。メーカー6社の基準分析装置にて新鮮なヒト血液を測定し確認した。

＊ CBCの単位表記について
白血球数　×$10^3/\mu L$
赤血球数　×$10^6/\mu L$
血小板数　×$10^3/\mu L$
国内の状況はすべての施設で同じ報告単位を使用できているわけではない。国際的にも多くの国で10の3, 6, 9, 12乗の桁数と/Lもしくは/μLとの組み合わせで慣用的に使用されているのが現状である。SIの接頭語が10の3乗を基本にしていることに合わせて，今回，共用基準範囲では上記の表記とした。

＊ 略号表記について
White blood cellのように独立した単語の略号は大文字でWBCと表記し，Albuminのような単一の単語の略号はAlbと頭文字だけを大文字とした3文字表記とした（例外　PLT，TG，電解質）。

（日本臨床検査標準協議会 基準範囲共用化委員会（編）：「日本における主要な臨床検査項目の共用基準範囲―解説と利用の手引き―」，4，2022より転載）

付　録

表2　共用基準範囲（英語，SI単位）

項目		単位	M/F	下限	上限
leukocytes	WBC	10^9/L		3.3	8.6
erythrocytes	RBC	10^{12}/L	M	4.35	5.55
			F	3.86	4.92
hemoglobin	Hb	g/L	M	137	168
			F	116	148
hematocrit	Ht	L/L	M	0.41	0.50
			F	0.35	0.44
erythrocyte mean corpuscular volume	MCV	fL		83.6	98.2
erythrocyte mean corpuscular hemoglobin	MCH	pg		27.5	33.2
erythrocyte mean corpuscular hemoglobin concentration	MCHC	g/L		317	353
platelets	PLT	10^9/L		158	348
total, protein	TP	g/L		66	81
albumin	Alb	g/L		41	52
globulin	Glb	g/L		22	34
albumin/globulin ratio	A/G			1.3	2.2
urea nitrogen	UN	mmol/L		2.7	7.1
creatinine	Cr	μmol/L	M	58	94
			F	41	70
uric acid	UA	μmol/L	M	220	463
			F	152	328
sodium	Na	mmol/L		138	145
potassium	K	mmol/L		3.6	4.8
chloride	Cl	mmol/L		101	108
calcium	Ca	mmol/L		2.18	2.53
inorganic phosphate	IP	mmol/L		0.9	1.5
glucose	Glu	mmol/L		4.1	6.1
triglyceride	TG	mmol/L	M	0.5	2.6
			F	0.3	1.3
total cholesterol	TC	mmol/L		3.7	6.4
HDL-cholesterol	HDL-C	mmol/L	M	1.0	2.3
			F	1.2	2.7
LDL-cholesterol	LDL-C	mmol/L		1.7	4.2
total bilirubins	TB	μmol/L		6.8	26.3
aspartate aminotransferase	AST	U/L		13	30
alanine aminotransferase	ALT	U/L	M	10	42
			F	7	23
lactate dehydrogenase [#]	LD	U/L		124	222
alkaline phosphatase	ALP (JSCC)	U/L		106	322
	ALP (IFCC)	U/L		38	113
gamma glutamyl transferase	γGT	U/L	M	13	64
			F	9	32
cholinesterase	ChE	U/L	M	240	486
			F	201	421
amylase	AMY	U/L		44	132
creatine kinase	CK	U/L	M	59	248
			F	41	153
C-reactive protein	CRP	mg/L		0.00	1.39
iron	Fe	μmol/L		7.2	33.6
IgG	IgG	g/L		8.6	17.4
IgA	IgA	g/L		0.93	3.93
IgM	IgM	g/L	M	0.33	1.83
			F	0.50	2.69
complement C3	C3	g/L		0.73	1.38
complement C4	C4	g/L		0.12	0.31
hemoglobin A1c	HbA1c	mmol/mol		30	42

[#] lactate dehydrogenase（LD）の基準範囲は，JSCC 法でも IFCC 法でも使用できる。

分子量は以下のようになる。UN（28），Cr（113），UA（168），Ca（40），Glu（180），TG（885），TC（386），TB（584.7），Fe（55.85），HbA1c（10.93 × NGSP% -23.5）

（日本臨床検査標準協議会 基準範囲共用化委員会（編）：「日本における主要な臨床検査項目の共用基準範囲―解説と利用の手引き―」，5，2022 より転載）

参考　共用基準範囲以外の基準範囲

表　おもな血液検査項のうち共用基準範囲以外の基準範囲

項目名称				項目	単位		下限	上限	参考文献
末梢血液検査									
	網赤血球数			RET	%	男性	0.2	2.7	1)
						女性	0.2	2.6	1)
	赤血球沈降速度			ESR	mm/hr	男性	2	10	1)
						女性	3	15	1)
血液像（白血球分類）									
	好中球桿状核球			N.band (Band)	%		0.5	6.5	2)
	好中球分葉核球			N.segment (Seg)	%		38.0	74.0	2)
	好酸球			eosinophil (Eos)	%		0.0	8.5	2)
	好塩基球			basophil (Baso)	%		0.0	2.5	2)
	単球			monocyte (Mono)	%		2.0	10.0	2)
	リンパ球			lymphocyte (Lym)	%		16.5	49.5	2)
骨髄像									
	有核細胞数			NCC	$10^4/\mu L$		10	25	1)
	巨核球数			MGK	$/\mu L$		50	150	1)
	M/E 比						2	3	1)
	顆粒球系								
		骨髄芽球			%		0.2	2.9	1)
		好中球							
			前骨髄球		%		1.5	8.4	1)
			骨髄球		%		1	9.7	1)
			後骨髄球		%		3.6	14.6	1)
			桿状核球		%		10.6	24.6	1)
			分葉核球		%		8.5	33.2	1)
		好酸球*1							
			前骨髄球		%		0.1	0.8	1)
			骨髄球		%		0.3	0.9	1)
			後骨髄球		%		0.1	1.1	1)
			桿状核球		%		0.1	0.8	1)
			分葉核球		%		0.3	3.1	1)
		好塩基球			%		0	0.8	1)
	赤芽球系								
		前赤芽球			%			0.14	1)
		巨赤芽球						(−)	1)
		大赤芽球							
			好塩基性大赤芽球		%			(−)	1)
			多染性大赤芽球		%			(−)	1)
			正染性大赤芽球		%			(−)	1)
		正赤芽球							
			好塩基性赤芽球		%		0.8	6.7	1)
			多染性赤芽球		%		4.1	29.1	1)
			正染性赤芽球		%		0.1	5.7	1)
	その他								
		リンパ芽球			%			(−)	1)
		リンパ球			%		5	32.6	1)
		単球			%		0.7	6	1)
		形質細胞			%		0.2	1.7	1)
		細網細胞			%		0	3.9	1)
		巨核球数			%		0	0.1	1)
凝固・線溶検査									
	出血時間（Duke 法）			出血時間 Duke	分		1	3	1)
	出血時間（Ivy 法）			出血時間 IVY	分		1	5	1)
	プロトロンビン時間			PT	秒		11	13	1)
				PT%	%		80	120	1)
	プロトロンビン時間 国際標準比			PT-INR			0.9	1.1	1)
	活性化部分トロンボプラスチン時間			APTT	秒		25	40	1)
	フィブリノゲン			Fib	mg/dL		200	400	1)
	トロンボテスト			TT	%		70	130	1)
	ヘパプラスチンテスト			HPT	%		70	130	1)
	可溶性フィブリンモノマー複合体			SFMC	$\mu g/mL$			6.1 未満	1)
	フィブリン/フィブリノゲン分解産物			FDP	$\mu g/mL$	total-FDP 血清		10 未満	1)

*1 分化段階を分けずに合算することも可．

付録

項目名称	項目	単位		下限	上限	参考文献
D-D ダイマー	D ダイマー	µg/mL	LPIA		1.0 以下	1)
			ELISA 法		0.5 以下	1)
アンチトロンビン（活性）	AT	%		80	130	1)
α2-プラスミンインヒビター	α2-PI	%		80	120	1)
プラスミン・α2-プラスミンインヒビター複合体	PIC	µg/mL			0.8 以下	1)
トロンビン・アンチトロビン複合体	TAT	ng/mL			3.75 以下	1)
臨床化学						
抱合型ビリルビン（直接ビリルビン）	D-bil	mg/dL	成人（酵素法, 比色法）	0.0	0.4	1)
不飽和鉄結合能	UIBC	µg/dL	男性	104	259	1)
			女性	108	325	1)
総鉄結合能	TIBC	µg/dL	男性	253	365	1)
			女性	246	410	1)
フェリチン	FER	ng/mL	男性（CLEIA 法）	39.4	340	1)
			女性（CLEIA 法）	3.6	114	1)
ハプトグロビン	Hp	mg/dL	免疫比濁法	19	170	1)
直接クームス試験					陰性	1)
推算糸球体濾過率	eGFR	mL/分/1.73m^2		90 以上		1)
抗ストレプトキナーゼ抗体	ASK	倍	成人		2,560 未満	1)
抗ストレプトリジン O 抗体	ASO	IU/mL			239 以下	1)
可溶性 IL-2 レセプター	sIL-2R	U/mL		220	530	1)

1) 高久史麿（監），黒川　清，他（編）：臨床検査データブック 2023-2024，医学書院，2023．
2) 日本臨床衛生検査技師会・日本検査血液学会　血球形態標準化ワーキンググループ：血液形態検査における標準化の普及に向けて，2015　http://www.jamt.or.jp/data/asset/docs/standardization_blood%20cell.pdf.

略語一覧

AA　　aplastic anemia
再生不良性貧血
ACP　　acid phosphatase
酸性ホスファターゼ
ADAMTS13　　a disintegrin-like and metalloproteinase with thrombospondin type 1 motifs 13
ADP　　adenosine diphosphate
アデノシン二リン酸
AEL　　acute erythroid leukemia
急性赤芽球性白血病
AIHA　　autoimmune hemolytic anemia
自己免疫性溶血性貧血
ALAL　　acute leukemia of ambiguous lineage
分化系統不明瞭な急性白血病
ALB　　albumin
アルブミン
ALCL　　anaplastic large cell lymphoma
未分化大細胞型リンパ腫
ALK　　anaplastic lymphoma kinase
未分化リンパ腫リン酸化酵素
ALL　　acute lymphocytic leukemia
急性リンパ性白血病
ALP　　alkaline phosphatase
アルカリホスファターゼ
ALPS　　autoimmue lymphoproliferative syndrome
自己免疫性リンパ増殖症候群
ALT　　alanine aminotransferase
アラニンアミノトランスフェラーゼ
AML　　acute myeloid leukemia
急性骨髄性白血病
AML-MR　　acute myeloid leukemia myelodysplasia-related
骨髄異形成関連の急性骨髄性白血病
AMY　　amylase
アミラーゼ
ANA　　anti-nuclear antibody
抗核抗体
ANC　　all nucreated bone marrow cells
骨髄全有核細胞
ANKL　　aggressive natural killer cell leukemia
アグレッシブ NK 細胞白血病
APL　　acute promyelocytic leukemia
急性前骨髄球性白血病
APTT　　activated partial thromboplastin time
活性化部分トロンボプラスチン時間
ASO　　anti-streptolysin O antibody
抗ストレプトリジン O 抗体
AST　　aspartate aminotransferase
アスパラギン酸アミノトランスフェラーゼ
AT　　antithrombin
アンチトロンビン
ATL/ATLL　　adult T-cell leukemia/lymphoma
成人 T 細胞白血病 / リンパ腫

ATP　　adenosine triphosphate
アデノシン三リン酸
AUL　　acute undifferentiated leukemia
急性未分化型白血病
B-ALL/LBL　　B-lymphoblastic leukemias/lymphomas
B リンパ芽球性白血病 / リンパ腫
Baso　　basophil
好塩基球
BCL　　B-cell lymphoma
BFU-E　　burst-forming unit-erythroid
赤芽球系バースト形成前駆細胞
BIA-ALCL　　breast implant associated-anaplastic large cell lymphoma
乳房インプラント関連未分化大細胞型リンパ腫
BL　　Burkitt lymphoma
バーキットリンパ腫
BM　　bone marrow
骨髄
BPDCN　　blastic plasmacytoid dendritic cell neoplasm
芽球性形質細胞様樹状細胞腫瘍
BSS　　Bernard-Soulier syndrome
ベルナール・スーリエ症候群
C3　　complement C3
補体蛋白第 3 成分
Ca　　calcium
カルシウム
CAD　　cold agglutinin disease
寒冷凝集素症
CAEBV　　chronic active Epstein-Barr virus infection
全身性慢性活動性 EBV 病
C-ALCL　　primary cutaneous anaplastic large cell lymphoma
皮膚原発未分化大細胞リンパ腫
CBC　　complete blood count
全血球計算
cCD　　cytoplasmic cluster of differentiation
CCUS　　clonal cytopenia of undetermined significance
意義不明のクローン性血球減少症
CD　　cluster of differentiation
CEA　　carcinoembryonic antigen
がん胎児性抗原
CEL　　chronic eosinophilic leukemia
慢性好酸球性白血病
cFL　　classic follicular lymphoma
古典的濾胞性リンパ腫
CFU-Ba　　colony-forming unit-basophil
好塩基球前駆細胞
CFU-E　　colony-forming unit-erythroid
赤芽球コロニー形成単位
CFU-Eo　　colony-forming unit-eosinophil
好酸球前駆細胞
CFU-G　　colony-forming unit-granulocyte
好中球前駆細胞

略語一覧

CFU-GM colony-forming unit-granulocyte-macrophage
顆粒球・マクロファージ前駆細胞
CFU-M colony-forming unit-monocyte
単球前駆細胞
CFU-Meg colony-forming unit-megakaryocyte
巨核球前駆細胞
CH clonal hematopoiesis
クローン性造血
ChE cholinesterase
コリンエステラーゼ
CHL classic Hodgkin lymphoma
古典的ホジキンリンパ腫
CI-DLBCL diffuse large B-cell lymphoma associated with chronic inflammation
慢性炎症関連びまん性大細胞型B細胞リンパ腫
CK creatine kinase
クレアチンキナーゼ
Cl chloride
クロール
CLL chronic lymphocytic leukemia
慢性リンパ性白血病
CLL/SLL chronic lymphocytic leukemia/small lymphocytic lymphoma
慢性リンパ性白血病/小リンパ球性リンパ腫
CLP common lymphoid progenitor
リンパ球系共通前駆細胞
CM cutaneous mastocytosis
皮膚肥満細胞症
cMDS-IB childhood myelodysplastic neoplasms with increased blasts
芽球の増加を伴う小児MDS
cMDS-LB childhood myelodysplastic neoplasms with low blasts
低芽球比率小児MDS
CML chronic myeloid leukemia
慢性骨髄性白血病
CMML chronic myelomonocytic leukemia
慢性骨髄単球性白血病
CMP common myeloid progenitor
骨髄系共通前駆細胞
CMV cytomegalovirus
サイトメガロウイルス
CNL chronic neutrophilic leukemia
慢性好中球性白血病
Cr creatinine
クレアチニン
CRP C-reactive protein
C反応性蛋白
CT computed tomography
コンピュータ断層撮影
DAB diaminobenzidine
ジアミノベンチジン
D-Bil direct bilirubin
直接ビリルビン
DD D-dimer
D-ダイマー
dFL follicular lymphoma with a predominantly diffuse growth pattern
おもにびまん性増殖パターンを伴う濾胞性リンパ腫
DFL duodenal-type follicular lymphoma
十二指腸型濾胞性リンパ腫
DIC disseminated intravascular coagulation
播種性血管内凝固
DLBCL diffuse large B-cell lymphoma
びまん性大細胞型B細胞リンパ腫
DLBCL/HGBCL-*MYC*/*BCL2* diffuse large B-cell lymphoma/high-grade B-cell lymphoma with *MYC* and *BCL2* rearrangements
*MYC*と*BCL2*再構成を伴うびまん性大細胞型B細胞リンパ腫/高悪性度B細胞リンパ腫
DNA deoxyribonucleic acid
デオキシリボ核酸
EA early antigen antibody
EATL enteropathy-associated T cell lymphoma
腸症関連T細胞リンパ腫
EBNA Epstein-Barr virus nuclear antigen
EBV Epstein-Barr virus
エプスタイン・バーウイルス
EBVMCU EBV-positive mucocutaneous ulcer
EBV陽性皮膚粘膜潰瘍
ECD Erdheim-Chester disease
エルドハイム・チェスター病
EDP EDTA-dependent pseudothrombocytopenia
EDTA依存性偽性血小板減少
EDTA ethylenediaminetetraacetic acid
エチレンジアミン四酢酸
eGFR estimated glomerular filtration rate
推算糸球体濾過量
EMZL extranodal marginal zone lymphoma of mucosa-associated lymphoid tissue
粘膜関連リンパ組織節外性辺縁帯リンパ腫
ENKTL extranodal NK/T cell lymphoma
節外性NK/T細胞リンパ腫
Eo eosinophil
好酸球
EPO erythropoietin
エリスロポエチン
EST染色 esterase染色
エステラーゼ染色
ET essential thrombocythemia
本態性血小板血症
ETP-ALL/LBL early T-cell precursor acute lymphoblastic leukemia/lymphoma
初期前駆T細胞性リンパ芽球性白血病/リンパ腫
FAB分類 French-American-British Classification
FA-LBCL fibrin-associated diffuse large B-cell lymphoma
フィブリン関連大細胞型B細胞リンパ腫
FCM flow cytometry
フローサイトメトリー
FDA 2,7-diaminofluorene
2,7-ジアミノフルオレン
FDP fibrin/fibrinogen degradation products
フィブリン/フィブリノゲン分解産物
Fe iron
鉄
FISH fluorescence *in situ* hybridization
蛍光*in situ*ハイブリダイゼーション
FL follicular lymphoma
濾胞性リンパ腫
FLBCL follicular large B-cell lymphoma
濾胞性大細胞型B細胞リンパ腫

FO-LBCL　fluid overload-associated large B-cell lymphoma
水分過負荷関連大細胞型 B 細胞リンパ腫

G-6-PD　glucose-6-phosphate dehydrogenase
グルコース-6-リン酸脱水素酵素

G-CSF　granulocyte-colony stimulating factor
顆粒球コロニー刺激因子

GLU　glucose
グルコース

GM-CSF　granulocyte monocyte-macrophage colony stimulating factor
顆粒球・単球・マクロファージコロニー刺激因子

GP　glycoprotein
糖蛋白

GPI　glycosylphosphatidylinositol
グリコシルホスファチジルイノシトール

GPS　gray platelet syndrome
灰色血小板症候群

Hb　hemoglobin
ヘモグロビン

HCD　heavy chain disease
重鎖病

HCL　hairy cell leukemia
有毛細胞白血病

HE 染色　Hematoxylin-Eosin 染色
ヘマトキシリン・エオシン染色

HGBCL　high-grade B-cell lymphoma
高悪性度 B 細胞リンパ腫

HLA　human leukocyte antigen
ヒト白血球型抗原

HLA-DR　human leukocyte antigen D-related

HP　haptoglobin
ハプトグロビン

HPS　hemophagocytic syndrome
血球貪食症候群

HS　histiocytic sarcoma
組織球性肉腫

Ht　hematocrit
ヘマトクリット

HTLV-I　human T-cell leukemia virus type I
ヒト T 細胞白血病ウイルスタイプ I 型

HUS　hemolytic uremic syndrome
溶血性尿毒症症候群

HV-LPD　hydroa vacciniforme-like lymphoproliferative disorders
種痘様水疱症リンパ増殖異常症

ICSH　International Council for Standardization in Haematology
国際血液検査標準化協議会

IDCS　interdigitating dendritic cell sarcoma
指状嵌入樹状細胞肉腫

IDCT　indeterminate dendritic cell tumour
不確定型樹状細胞腫瘍

IDD　immune deficiency/dysregulation
免疫不全/調節不全

IEI-LPD　inborn error immunity-associated lymphoid proliferations and lymphomas
先天性免疫関連リンパ増殖性疾患

IEP　immunoelectrophoresis
免疫電気泳動

IFE　immunofixation electrophoresis
免疫固定法

Ig　immunoglobulin
免疫グロブリン

IgG4-RD　IgG4-related disease
免疫グロブリン G4 関連疾患

IgM-type LPL/WM　IgM-type lymphoplasmacytic lymphoma/Waldenström macroglobulinemia
IgM 型-リンパ形質細胞性リンパ腫/ワルデンストロームマクログロブリン血症

IL　interleukin
インターロイキン

IM　infectious mononucleosis
伝染性単核球症

iMCD　idiopathic multicentric Castleman disease
特発性多中心性 Castleman 病

iNK-LPD　indolent NK-cell lymphoproliferative disorder of the gastrointestinal tract
消化管インドレント NK 細胞リンパ増殖異常症

IP　inorganic phosphorus
無機リン

IPF　immature platelet fraction
幼若血小板比率

IP-LBCL　primary large B-cell lymphoma of immune-privileged sites
免疫特権部位原発大細胞型 B 細胞リンパ腫

ISFN　*in situ* follicular B-cell neoplasm
胚中心限局性 (*in situ*) 濾胞性 B 細胞腫瘍

ISMCN　*in situ* mantle cell neoplasm
マントル帯限局型 (*in situ*) マントル細胞腫瘍症

ITCL　intestinal T-cell lymphoma
腸管 T 細胞リンパ腫

iTCL-GI　indolent T-cell lymphoma of the gastrointestinal tract
消化管インドレント T 細胞リンパ腫

iT-LBP　indolent T lymphoblastic proliferation
インドレント T リンパ芽球増殖症

ITP　immune thrombocytopenia (idiopathic thrombocytopenic purpura)
免疫性血小板減少症 (旧称：特発性血小板減少性紫斑病)

IVLBCL　intravascular large B-cell lymphoma
血管内大細胞型 B 細胞リンパ腫

JMML　juvenile myelomonocytic leukemia
若年性慢性骨髄単球性白血病

JXG　juvenile xanthogranuloma
若年性黄色肉芽腫

K　potassium
カリウム

KSHV/HHV8⁺DLBCL　KSHV/HHV8-positive diffuse large B-cell lymphoma
KSHV/HHV8 陽性びまん性大細胞型 B 細胞リンパ腫

KSHV/HHV8⁺GLPD　KSHV/HHV8-positive germinotropic lymphoproliferative disorder
KSHV/HHV8 陽性胚向性リンパ増殖異常症

KSHV/HHV8⁻MCD　KSHV/HHV8-associated multicentric Castleman disease
KSHV/HHV8 関連多中心性 Castleman 病

LBCL　large B-cell lymphoma
大細胞型 B 細胞リンパ腫

LBCL-IRF4-R　LBCL with *IRF4* rearrangement
IRF4 再構成を伴う大細胞型 B 細胞リンパ腫

LCAT　lecithin cholesterol acyltransferase
レシチンコレステロールアシルトランスフェラーゼ

略語一覧

LCH Langerhans cell histiocytosis
ランゲルハンス細胞組織球症

LCS Langerhans cell sarcoma
ランゲルハンス細胞肉腫

LD lactate dehydrogenase
乳酸脱水素酵素

LDCHL lymphocyte depleted classic Hodgkin lymphoma
リンパ球減少型古典的ホジキンリンパ腫

LPL lymphoplasmacytic lymphoma
リンパ形質細胞性リンパ腫

LRCHL lymphocyte-rich classic Hodgkin lymphoma
リンパ球豊富型古典的ホジキンリンパ腫

LT-HSC long-term hematopoietic stem cell
長期自己複製型幹細胞

LYG lymphomatoid granulomatosis
リンパ腫様肉芽腫症

Lym lymphocyte
リンパ球

MBL monoclonal B-cell lymphocytosis
単クローン性B細胞リンパ球増加症

MCCHL mixed cellularity classic Hodgkin lymphoma
混合細胞型古典的ホジキンリンパ腫

MCH mean corpuscular hemoglobin
平均赤血球血色素量

MCHC mean corpuscular hemoglobin concentration
平均赤血球血色素濃度

MCL mantle cell lymphoma
マントル細胞リンパ腫

MCS mast cell sarcoma
肥満細胞肉腫

M-CSF macrophage colony stimulating factor
マクロファージコロニー刺激因子

MCV mean corpuscular volume
平均赤血球容積

MDS myelodysplastic neoplasms
骨髄異形成腫瘍

MDS-5q MDS with low blasts and 5q deletion
5q欠失を伴う低芽球比率骨髄異形成腫瘍

MDS-biTP53 MDS with biallelic TP53 inactivation
TP53の両アレル不活性化変異を伴う骨髄異形成腫瘍

MDS-F MDS with fibrosis
線維化を伴う骨髄異形成腫瘍

MDS-h MDS, hypoplastic
低形成骨髄異形成腫瘍

MDS-IB MDS with increased blasts
芽球の増加を伴う骨髄異形成腫瘍

MDS-LB MDS with low blasts
低芽球比率骨髄異形成腫瘍

MDS-MLD MDS with multilineage dysplasia
多血球系異形成を伴う骨髄異形成症候群

MDS/MPN myelodysplastic/myeloproliferative neoplasms
骨髄異形成／骨髄増殖性腫瘍

MDS/MPN-SF3B1-T MDS/MPN with SF3B1 mutation and thrombocytosis
SF3B1変異と血小板増加症を伴う骨髄異形成／骨髄増殖性腫瘍

MDS-RS-MLD MDS with multilineage dysplasia and ring sideroblasts
多血球系異形成と環状鉄芽球を伴う骨髄異形成症候群

MDS-RS-SLD MDS with single lineage dysplasia and ring sideroblasts
単一血球系の異形成と環状鉄芽球を伴う骨髄異形成症候群

MDS-SF3B1 MDS with low blasts and SF3B1 mutation
SF3B1変異を伴う低芽球比率骨髄異形成症候群

MDS-SLD MDS with single lineage dysplasia
単一血球系統の異形成を伴う骨髄異形成症候群

M/E比 myeloid/erythroid ratio
骨髄球系／赤芽球系比

MEITL monomorphic epitheliotropic intestinal T cell lymphoma
単形性上皮向性腸管T細胞リンパ腫

MF mycosis fungoides
菌状息肉症

MF myelofibrosis
骨髄線維症

MGK megakaryocyte
巨核球

MG染色 May-Grünwald Giemsa二重染色
メイ-グリュンワルド・ギムザ二重染色

MGRS monoclonal gammopathy of renal significance
腎障害を伴う単クローン性高グロブリン血症

MGUS monoclonal gammopathy of undetermined significance
臨床的意義不明のIgM単クローン性高グロブリン血症

MGZL mediastinal gray zone lymphoma
縦隔グレーゾーンリンパ腫

MN-pCT myeloid neoplasms post cytotoxic therapy
殺細胞性治療後の骨髄性腫瘍

Mo monocyte
単球

MPAL mixed phenotype acute leukemia
混合表現型急性白血病

MPDCP mature plasmacytoid dendritic cell proliferation
骨髄性腫瘍に伴う成熟形質細胞様樹状細胞増殖症

MPN myeloproliferative neoplasms
骨髄増殖性腫瘍

MPO myeloperoxidase
ミエロペルオキシダーゼ

MPP multipotential progenitor
多能性前駆細胞

MPV mean platelet volume
平均血小板容積

mRNA messenger ribonucleic acid
メッセンジャーリボ核酸

Na sodium
ナトリウム

NaF sodium fluoride
フッ化ナトリウム

NAP score neutrophil alkaline phosphatase score
好中球アルカリホスファターゼスコア

NCC nucleated cell count
有核細胞数

N/C比 nuclear/cytoplasm ratio
核／細胞質比

NEC non-erythroid cells
非赤芽球骨髄有核細胞

NK natural killer
ナチュラルキラー

NK-LGLL NK-large granular lymphocytic leukemia
NK大顆粒リンパ球性白血病

NLPHL nodular lymphocyte predominant Hodgkin lymphoma
結節性リンパ球優位型ホジキンリンパ腫

NMZL nodal marginal zone lymphoma
節性辺縁帯リンパ腫

nnMCL leukemic non-nodal mantle cell lymphoma
白血病性非節性マントル細胞リンパ腫

non-IgM MGUS non-IgM monoclonal gammopathy of undetermined significance
臨床的意義不明の非IgM単クローン性高グロブリン血症

NOS not otherwise specified
非特定型

NSCHL nodular sclerosis classic Hodgkin lymphoma
結節硬化型古典的ホジキンリンパ腫

nTFHL, AI nodal T follicular helper cell lymphoma, angioimmunoblastic-type
節性濾胞ヘルパーT細胞リンパ腫，血管免疫芽球型

nTFHL, F nodal T follicular helper cell lymphoma, follicular-type
節性濾胞ヘルパーT細胞リンパ腫，濾胞型

Nut neutrophil
好中球

O157 *Escherichia coli* O157:H7
腸管出血性大腸菌O157

P5N pyrimidine 5'-nucleotidase
ピリミジン-5'-ヌクレオチダーゼ

PAS染色 periodic acid-Schiff stain

PBL plasmablastic lymphoma
形質芽細胞リンパ腫

PCAETL primary cutaneous aggressive epidermotropic $CD8^+$ T-cell lymphoma
CD8陽性侵襲性表皮向性細胞傷害性T細胞リンパ腫

PCFCL primary cutaneous follicle center cell lymphoma
皮膚原発濾胞中心リンパ腫

PCGD-TCL primary cutaneous $\gamma\delta$ T-cell lymphoma
皮膚原発γ/δ T細胞リンパ腫

PCL plasma cell myeloma
形質細胞骨髄腫

PCLBCL-LT primary cutaneous diffuse large B-cell lymphoma, leg type
皮膚原発びまん性大細胞型B細胞リンパ腫・下肢型

PCMZL primary cutaneous marginal zone lymphoma
皮膚原発辺縁帯リンパ腫

PCNS-LBCL primary large B-cell lymphoma of the central nervous system
中枢神経原発大細胞型B細胞リンパ腫

pcPTCL primary cutaneous peripheral T-cell lymphoma
皮膚原発末梢性T細胞リンパ腫

PCR polymerase chain reaction
ポリメラーゼ連鎖反応

PCSM-LPD primary cutaneous CD4-positive small/medium T-cell lymphoproliferative disorder
皮膚原発CD4陽性小型または中型T細胞リンパ増殖異常症

PCT platelet clit
血小板クリット

PDW platelet distribution width
血小板粒度分布幅

PEL primary effusion lymphoma
原発性体腔液リンパ腫

pH potential of hydrogen
水素イオン指数

Ph染色体 philadelphia chromosome
フィラデルフィア染色体

PIG-A phosphatidyl glycan complementation group A

P-LCR platelet-large cell ratio
大型血小板比率

PLT platelet
血小板

PMBL primary mediastinal large B-cell lymphoma
縦隔原発大細胞型B細胞リンパ腫

PMF primary myelofibrosis
原発性骨髄線維症

PNMZL paediatric nodal marginal zone lymphoma
小児辺縁帯リンパ腫

POEMS症候群 Polyneuropathy, Olganomegaly, Endocrinopathy, M-protein, Skin changes syndrome

pre-B pre B cell
B細胞前駆細胞

pre-NK pre natural killer cell
NK細胞前駆細胞

pre-T pre T cell
T細胞前駆細胞

PS platelet satellitism
血小板衛星現象

PT prothrombin activity
プロトロンビン活性

PTCL peripheral T cell lymphoma
末梢性T細胞リンパ腫

PTFL pediatric-type follicular lymphoma
小児型濾胞性リンパ腫

PT-INR prothrombin time-international normalized ratio
プロトロンビン時間国際標準比

PT-LBCL primary large B-cell lymphoma of the testis
精巣原発大細胞型B細胞リンパ腫

PTs prothrombin time
プロトロンビン時間

PV polycythemia vera
真性赤血球増加症

PVR-LBCL primary large B-cell lymphoma of vitreoretinal
硝子体網膜原発大細胞型B細胞リンパ腫

RBC red blood cell
赤血球

RCC refractory cytopenia of childfood
小児不応性血球減少症

RCM red cell mass
循環赤血球量

RDD Rosai-Dorfman disease
ロサイ・ドルフマン病

RDW red cell distribution width
赤血球粒度分布幅

RET reticulocyte
網赤血球

RNA ribonucleic acid
リボ核酸

RP reticulated platelet
網血小板

RS ring sideroblats
環状鉄芽球

SCF stem cell factor
幹細胞因子

SD standard deviation
標準偏差

SDRPL splenic diffuse red pulp small B-cell lymphoma
脾びまん性赤脾髄小B細胞リンパ腫

略語一覧

SEBVTCL　systemic EBV-positive T-cell lymphoma of childhood
小児の全身性 EBV 陽性 T 細胞リンパ腫
SIgM　surface immunoglobulin M
sIL-2R　soluble interleukin-2 receptor
可溶性インターロイキン 2 レセプター
SM　systemic mastocytosis
全身性肥満細胞症
SMZL　splenic marginal zone lymphoma
脾辺縁帯リンパ腫
SPTCL　subcutaneous panniculitis-like T-cell lymphoma
皮下脂肪織炎様 T 細胞リンパ腫
SS　Sézary syndrome
セザリー症候群
STHSC　short-term hematopoietic stem cell
短期自己複製型幹細胞
T-ALL/LBL　T-lymphoblastic leukemia/lymphoma
T リンパ芽球性白血病 / リンパ腫
TAM　transient abnormal myelopoiesis
一過性骨髄異常増殖症
TB　total bilirubins
総ビリルビン
TC　total cholesterol
総コレステロール
TFH　T follicular helper
節性濾胞ヘルパー T 細胞
TG　triglyceride
中性脂肪
THRLBCL　T-cell/histiocyte-rich large B-cell lymphoma
T 細胞組織球豊富型 B 細胞リンパ腫
TI　thalassemia index
サラセミアインデックス
TIBC　total iron binding capacity
総鉄結合能
TK　thymidine kinase
チミジンキナーゼ
TKI　tyrosine kinase inhibitor
チロシンキナーゼ阻害薬
T-LGLL　T-cell large granular lymphocytic leukemia
T 大顆粒リンパ球性白血病
TMA　thrombotic microangiopathy
血栓性微小血管症
TP　total protein
総蛋白
T-PLL　T-cell prolymphocytic leukemia
T 前リンパ球性白血病
TPO　thrombopoietin
トロンボポエチン
TTP　thrombotic thrombocytopenic purpura
血栓性血小板減少性紫斑病
UA　uric acid
尿酸
UCD　unicentric Castleman disease
単中心性 Castleman 病
uFL　follicular lymphoma with unusual cytological features
異常な細胞学的特徴を伴う濾胞性リンパ腫
UIBC　unsaturated iron binding capacity
不飽和鉄結合能
UN　urea nitrogen
尿素窒素
USS　Upshaw-Schulman syndrome
アップショー・シュールマン症候群
VCA　viral capsid antigen antibody
VWF　von Willebrand factor
フォン・ヴィレブランド因子
WBC　white blood cell
白血球
WHO　World Health Organization
世界保健機関
WM　Waldenström macroglobulinemia
ワルデンストロームマクログロブリン血症
γGT　gamma glutamyl transpeptidase
γ-グルタミルトランスペプチダーゼ

査読者一覧

●査読者

有賀　　　祐	国立がん研究センター中央病院　臨床検査科	
安藤　秀実	日本大学病院　臨床検査部	
常名　政弘	東京大学医学部附属病院　検査部	
白波瀬浩幸	京都大学医学部附属病院　消化器内科	
新保　　敬	獨協医科大学病院　臨床検査センター	
菅原　新吾	東北大学病院　診療技術部臨床検査部門	
仙波　利寿	千葉大学医学部附属病院　検査部	
手登根　稔	浦添総合病院　臨床検査部	
野木岐実子	帝京大学医学部附属病院　中央検査部	
藤巻　慎一	国際医療福祉大学　保健医療学部　医学検査学科	

［五十音順，所属は2024年12月現在］

初版 査読者一覧

●初版（2018年）

| 安藤　秀実 | 小郷　正則 | 常名　政弘 | 新保　敬 |
| 東　克巳 | 藤巻　慎一 | 丸茂　美幸 | |

［五十音順］

索 引

●英数字

5q 欠失を伴う低芽球比率骨髄異形成腫瘍……132

ADAMTS13……56
AEL……110
AIHA……47, 54, 83
ALCL……179
 ALK 陰性――……180
 ALK 陽性――……180
 乳房インプラント関連――……180
Alder-Reilly 異常……18, 70
ALK 陰性 ALCL……180
ALK 陽性 ALCL……180
ALL……99, 114
AMKL……112
AML（→急性骨髄性白血病も見よ）……72
 AML-M2……103
 AML-M4……106
 AML-M5a……109
 AML-M5b……109
 AML-MR……120
 CBFB::MYH11 融合遺伝子を伴う――……126
 RUNX1::RUNX1T1 融合遺伝子を伴う――……72, 122
APL……124, 125
 PML::RARA 融合遺伝子を伴う――……73, 124
ATL/ATLL……175
atypical lymphocyte（→反応性リンパ球も見よ）……182

B-ALL/LBL, NOS……115
basket cell……38
BCR::ABL1 PCR 検査……144
BCR::ABL1 融合遺伝子……85, 128, 144
 ――を伴う B リンパ芽球性白血病／リンパ腫……128
BCR::ABL1 陽性慢性骨髄性白血病……86
Bernard-Soulier 症候群……82, 196
BL……161
BRAF V600E 変異……170
BSS……82, 196

Burkitt リンパ腫……161
B リンパ芽球性白血病／リンパ腫, 非特定型……115

Candida……187
CBFB::MYH11 融合遺伝子を伴う急性骨髄性白血病……126
cCD……97
CD……97
CD66c（KOR-SA）……129
Chédiak-Higashi 症候群……18, 70, 74
CLL……157
cluster of differentiation……97
cMDS-IB……141
CML……86, 143
CMML……152
c-Mpl……149
codocyte……11
cytoplasmic cluster of differentiation……97

DAB 法……98
diaminobenzidine……98
DIC……124
discocyte……10
DLBCL……159
Döhle-like bodies……70, 74

EA……182
early antigen antibody……182
EBNA……181
EBV……181
EBV 感染症……193
EDP……87
EDTA-2K……151
EDTA 依存性偽性血小板減少……87
Epstein-Barr virus……181
Epstein 症候群……84
EST 染色……98, 104, 107
ET……85, 149
Evans 症候群……47, 54, 82, 83

FAB 分類……92, 99
FCM……97
Fechtner 症候群……84
FL……163

G-CSF 投与……71, 75
Giemsa 染色……6
GPⅠb-Ⅸ-Ⅴ複合体……196
GPⅡb/Ⅲa……87
GPS……82
grape cell……70
gray platelet 症候群……82
Gumprecht の核影……18, 38

HbS 症……50
HCL……167
Helicobacter pylori……82
HPS……192
HTLV-Ⅰ……176
human parvovirus B19……47, 57
HUS……56
hypochromic cell……11

IM……181
IPF……81
ITP……54, 81, 82, 151, 197

JAK2……149
JAK2 V617F 変異……86, 149
Jordans 異常……16, 70, 76

leptocyte……11
leukoerythroblastosis……147
LPL……171

macrocyte……10
May-Grünwald-Giemsa 二重染色……7
May-Hegglin 異常……70, 74, 84, 194, 197
MCL……165
MCV……46
MDS……47, 71, 77, 78, 82, 86, 92, 132
 ――の病型分類……92
 cMDS-IB……141
 MDS-5q……132
 MDS-IB1……139
 MDS-LB……137
 MDS-LB and ring sideroblasts……136
 MDS-MLD……138
 MDS-*SF3B1*……135, 156
 MDS-SLD……138

索引

MDS/MPN……71, 77
 MDS/MPN, NOS……156
 MDS/MPN-RS-T, NOS……156
 MDS/MPN-*SF3B1*-T……154
M/E 比……133
MG 染色……7
microcyte……10
MM（→ PCL を見よ）
MN-pCT……130
mott 細胞……70
MPAL……116
MPN……82, 143
MPV……80
myeloid/erythroid ratio……133
MYH9 異常症……82, 84, 197
MYH9 遺伝子……84

NASDCA……104
NOTCH2 変異……170

PCR 法……67
PCL……61, 173
PCT……80
PDW……81
Pelger-Huët 核異常……18, 70, 77
P-LCR……81
PMF……86, 147
PML::RARA 融合遺伝子を伴う急性前骨髄球性白血病……73, 124
PS……89
PV……86, 145
P 抗原……47

reactive lymphocyte（→反応性リンパ球も見よ）……182
RP……81
RS（の定義）……155
RS を伴う低芽球比率 MDS……136
RUNX1::RUNX1T1 融合遺伝子を伴う急性骨髄性白血病……72, 122

schistocyte……11
schizocyte……11
Sebastian 症候群……84
Sézary 症候群……177
SF3B1 変異……135, 138, 156
 ——と血小板増加症を伴う骨髄異形成/骨髄増殖性腫瘍……154
 ——を伴う低芽球比率骨髄異形成腫瘍……135
smudge cells……38
SMZL……169
spherocyte……11
SS……177

TAM……56, 118
target cell……11
TMA……12, 56
toxic granule……16
TTP……55, 56, 83
type I blast……26, 31
type II blast……26, 31

Upshaw-Schulman 症候群……56

VCA……181
von Willebrand 因子切断酵素……56
von Willebrand 病……197
VWF 切断酵素……56

Waldenström マクログロブリン血症……172
WHO 分類……92
WM……172
Wright-Giemsa 二重染色……6
Wright 染色……6

α5β1 インテグリン……47
α-NB……107
α サラセミアマイナー……52
α サラセミアメジャー……52
β サラセミアマイナー……52
β サラセミアメジャー……52

● あ

アウエル小体……18, 70, 72, 73, 103, 106
悪性貧血……47
悪性リンパ腫（→リンパ腫を見よ）
アズール顆粒……26, 31, 71
圧挫伸展標本……19
アップショー・シュールマン症候群……56
アポトーシス細胞……38
アルダー・レイリー異常……18, 70
異型リンパ球（→反応性リンパ球を見よ）
異常前骨髄球……124
異染性……127
一次顆粒……26, 31, 71
一過性骨髄異常増殖症……56, 118
ウエッジ法……2
エステラーゼ（二重）染色……98, 104, 107
エバンス症候群……47, 54, 82, 83
エプスタイン・バーウイルス……181, 193
エンペリポレーシス……40
被いガラス法……2
大型血小板……82
大型血小板比率……81

温式抗体による自己免疫性溶血性貧血……55

● か

火焔（火炎）細胞……41
芽球の増加を伴う骨髄異形成腫瘍-1……139
芽球の増加を伴う小児骨髄異形成腫瘍……141
核周明庭……28, 41
核の異常……70
核分裂……28
核分裂像……43
家族性 Pelger-Huët 核異常症……77
カバーガラススリップ法……2
過分葉好中球……18, 70, 78
カボット環……13
鎌状赤血球……50
鎌状赤血球症……50
顆粒減少……70
顆粒消失……70
顆粒リンパ球……37
顆粒リンパ球増加……184
カルレティクリン……149
環状鉄芽球……136, 156
寒冷凝集……62
 冷式抗体による寒冷凝集素症……55
偽 Chédiak-Higashi 顆粒……70
偽 Pelger-Huët 核異常……18, 70, 71, 77
偽 Pelger-Huët 核異常好中球……139
奇形赤血球……48
偽性高 K 血症……150
ギムザ染色……6
球状赤血球……11
球状赤血球症……63
急性巨核芽球性白血病……112
急性骨髄性白血病（→ AML も見よ）……72
 ——最未分化型……97
 ——分化型……102
 ——未分化型……100
 CBFB::MYH11 融合遺伝子を伴う——……126
 RUNX1::RUNX1T1 融合遺伝子を伴う——……72, 122
 骨髄異形成関連の——……120
急性骨髄単球性白血病……105
急性赤芽球性白血病……110
急性赤白血病（→急性赤芽球性白血病を見よ）
急性前骨髄球性白血病……124
 PML::RARA 融合遺伝子を伴う——……73, 124
急性単芽球性白血病……109
急性単球性白血病……108, 109

索　引

急性リンパ性白血病……99, 114
巨核芽球……27, 39
巨核球……27, 40
巨赤芽球……47, 59
巨赤芽球性貧血……47, 58, 78
巨赤芽球性変化……47
巨大顆粒……74
巨大血小板……82
巨大後骨髄球……78
空胞変性……76
クロマチン濃染凝集……70
形質細胞……28, 41
形質細胞骨髄腫……61, 173
血球貪食細胞……42
血球貪食症候群……192
血小板……80
　　——の形態異常……14
　　大型——……82
　　巨大——……82
　　平均——容積……80
血小板衛星現象……89
血小板凝集……87
血小板クリット……80
血小板膜糖蛋白Ⅰb-Ⅸ-Ⅴ複合体……196
血小板粒度分布幅……80
血栓性血小板減少性紫斑病
　　……55, 56, 83
血栓性微小血管症……12, 56
嫌色庭……42
原発性骨髄線維症……86, 147
好塩基球……27
好塩基性顆粒……27
好塩基性赤芽球……26, 29
好塩基性斑点……13
行軍血色素尿症……12
後骨髄球……26, 32
好酸球……27
好酸性顆粒……27
好酸性後骨髄球……27, 34
好酸性骨髄球……27, 34
高色素性……11
好中球桿状核球……26, 33
好中球分葉核球……27, 33
好中性顆粒……71
骨髄異形成関連の急性骨髄性白血病
　　……120
骨髄異形成腫瘍
　　……47, 71, 77, 78, 82, 86, 92, 132
　　——の病型分類……92
　　5q欠失を伴う低芽球比率——……132
　　RSを伴う低芽球比率——……136
　　SF3B1変異を伴う低芽球比率——
　　……135
　　芽球の増加を伴う——-1……139
　　芽球の増加を伴う小児——……141

多血球系異形成を伴う——……138
単一血球系統の異形成を伴う——
　　……138
低芽球比率——……137
骨髄芽球……26, 31
骨髄癌腫症……190
骨髄球……26, 32
骨髄球系/赤芽球系比……133
骨髄巨核球……81
骨髄検査所見用紙……22
骨髄増殖性腫瘍……82, 143
混合表現型急性白血病……116
紺碧組織球……42

● さ

細胞質……70
　　——の空胞……70
　　——の形態異常……71
細胞質分裂……28, 43
殺細胞性治療後の骨髄性腫瘍……130
サラセミア……46, 52
ジアミノベンチジン……98
自己免疫性溶血性貧血……47, 54, 83
　　温式抗体による——……55
脂肪細胞……28, 42
重症感染症……71, 75, 76
シュフナー斑点……14
小球性貧血……46, 51
小赤血球……10
常染色体顕性（優性）遺伝疾患……77
常染色体潜性（劣性）遺伝疾患……74
ジョダン異常……16, 70, 76
神経芽腫……188
真性赤血球増加症……86, 145
スキャッターグラム……100
正球性貧血……46, 54
成熟B細胞腫瘍……172
成熟好塩基球……27, 35
成熟好酸球……27, 34
成熟単球……27
正常赤血球……10
成人T細胞白血病/リンパ腫……175
正染性赤芽球……26, 30
青藍組織球……42
赤芽球小島……42
セザリー症候群……177
赤血球
　　——の大きさ……10
　　——の形態……11
　　——の形態異常……11
　　——の色調……10
　　——の先天性変化……63
　　——の反応性変化……61
　　——への寄生……65
　　鎌状——……50

奇形——……48
球状——……11
小——……10
正常——……10
大——……10
破砕——……11
菲薄——……197
標的——……11
分裂——……11
平均——容積……46
赤血球凝集……14
赤血球封入体……12
赤血球連銭形成……14
前巨核球……27, 39
前骨髄球……26, 31, 73
前赤芽球……26, 29
前単球……27, 36
造血器腫瘍……92
造血微小環境……28
造骨細胞……28, 42
桑実細胞……41

● た

大球性貧血……46, 58
大赤血球……10
ダウン症候群……119
楕円赤血球症……64
多血球系異形成を伴う骨髄異形成症候群
　　……138
多染性……11
多染性赤芽球……26, 30
脱顆粒好中球……16, 71
多発性骨髄腫（→形質細胞骨髄腫を見よ）
単一血球系統の異形成を伴う骨髄異形成
　　症候群……138
単芽球……27, 36
単球……27, 36
単クローン性IgM血症……172
チェディアック・東症候群……18, 70, 74
地中海貧血……46, 52
中性脂質蓄積症……76
中毒性顆粒……16, 70, 71, 75
直接クームス試験陰性自己免疫性溶血性
　　貧血……54
低芽球比率骨髄異形成腫瘍……137
低顆粒好中球……71
低色素性……11
鉄欠乏性貧血……46, 51
デーレ小体……16, 70, 75, 197
デーレ様小体……70, 74
伝染性単核球症……181
特異顆粒……26, 27, 32
特異的エステラーゼ染色……104
特発性血小板減少性紫斑病（→免疫性血
　　小板減少症を見よ）

索引

塗抹用スライドガラス……3
ドラムスティック……70
トリソミー 12……157

● な

二次顆粒……26, 27, 32
二相性……11
乳房インプラント関連 ALCL……180
熱帯熱マラリア……65

● は

灰色血小板症候群……82
敗血症……187
ハウエル・ジョリー小体……12
バーキットリンパ腫……161
白赤芽球症……147, 188, 191
薄層塗抹標本……2, 19
破骨細胞……28, 42
破砕赤血球……11
播種性血管内凝固……124
白血球の形態異常……16, 70
白血病細胞……18
白血病診断……92
白血病裂孔……98
パッペンハイマー小体……14
針状封入体……72
反応性リンパ球……18, 27, 38, 182
脾 B 細胞リンパ腫および白血病……170
引きガラス……3
引きガラス法……2
微小巨核球……141
ヒト T 細胞白血病ウイルスタイプ I 型……176
非特異的エステラーゼ染色……107
ヒトパルボウイルス B19 感染症……47, 56
菲薄赤血球……197
脾辺縁帯リンパ腫……169
肥満細胞……28, 42

びまん性大細胞型 B 細胞リンパ腫……159
百日咳……183
標的赤血球……11
標本の最適な鏡検部位……10
貧血……46
ファゴット細胞……18, 70, 73
封入体……74
フォン・ヴィレブランド因子切断酵素……56
ブドウ状細胞……41
フローサイトメトリー……97
分裂赤血球……11
分裂像……28
平均血小板容積……80
平均赤血球容積……46
ヘマトゴン……37
ヘモグロビン A……52
ヘモグロビン S 症……50
ヘモグロビン尿……55
ペルゲル・フェット核異常……18, 70, 77
ベルナール・スーリエ症候群……82, 196
星空像……162
発作性寒冷ヘモグロビン尿症……55
本態性血小板血症……85, 149

● ま

マクロファージ……28, 42
マラリア……65
　　──迅速診断キット……67
　　熱帯熱──……65
　　三日熱──……65
　　四日熱──……66
マラリア原虫の鑑別……65
慢性骨髄性白血病……86, 143
慢性骨髄単球性白血病……152
慢性リンパ性白血病……157
マントル細胞リンパ腫……165
三日熱マラリア……65

未分化大細胞型リンパ腫……179
　ALK 陰性──……180
　ALK 陽性──……180
　乳房インプラント関連──……180
無顆粒……71
無顆粒球症……185
無顆粒好中球……71, 141
メイ-グリュンワルド・ギムザ二重染色……7
メイ・ヘグリン異常……70, 74, 84, 194, 197
免疫性血小板減少症……54, 81, 82, 151, 197
網血小板比率……81
毛様突起……167

● や

薬剤性無顆粒球症……186
有糸分裂……28, 43
有毛細胞白血病……167
溶血性尿毒症症候群……56
溶血性貧血……47
幼若血小板比率……81
幼若好塩基球……27, 35
幼若好酸球……27, 34
四日熱マラリア……66

● ら

ライト・ギムザ二重染色……6
ライト染色……6
裸核巨核球……40
ラッセル小体……18, 41, 70
リストセチン……196
輪状核球……18
リンパ球……27, 37
リンパ形質細胞性リンパ腫……171
リンパ腫……62, 157
冷式抗体による寒冷凝集素症……55
連銭形成……61
濾胞性リンパ腫……163

JAMT技術教本シリーズ
血液細胞症例集 第2版

令和7年1月30日　発　行

監修者　　一般社団法人　日本臨床衛生検査技師会

発行者　　池　田　和　博

発行所　　丸善出版株式会社
　　　　　〒101-0051 東京都千代田区神田神保町二丁目17番
　　　　　編集：電話(03)3512-3261／FAX(03)3512-3272
　　　　　営業：電話(03)3512-3256／FAX(03)3512-3270
　　　　　https://www.maruzen-publishing.co.jp

©一般社団法人　日本臨床衛生検査技師会, 2025
レイアウト・有限会社 アロンデザイン
組版・株式会社 リーブルプランニング
印刷・株式会社 加藤文明社／製本・株式会社 松岳社

ISBN 978-4-621-31054-0 C 3347　　　　　Printed in Japan

本書の無断複写は著作権法上での例外を除き禁じられています。